U0216297

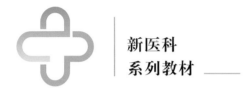

新医科
系列教材 ——

重症
康复评定

主　审　吴秀文　徐　亮

主　编　刘玉琪　董学峰

副主编　王志勇　王胜昱　孙　祯

厦门大学出版社　国家一级出版社
XIAMEN UNIVERSITY PRESS　全国百佳图书出版单位

图书在版编目（CIP）数据

重症康复评定 / 刘玉琪，董学峰主编. -- 厦门：
厦门大学出版社，2023.10
　　ISBN 978-7-5615-9173-4

　　Ⅰ．①重… Ⅱ．①刘… ②董… Ⅲ．①险症-康复医
学 Ⅳ．①R459.7②R49

中国版本图书馆CIP数据核字(2023)第200080号

出 版 人　郑文礼
责任编辑　郑　丹　杨红霞
封面设计　李嘉彬
技术编辑　许克华

出版发行　厦门大学出版社
社　　　址　厦门市软件园二期望海路39号
邮政编码　361008
总　　　机　0592-2181111　0592-2181406(传真)
营销中心　0592-2184458　0592-2181365
网　　　址　http://www.xmupress.com
邮　　　箱　xmup@xmupress.com
印　　　刷　厦门市竞成印刷有限公司

开本　787 mm×1 092 mm　1/16
印张　22
插页　2
字数　512 千字
版次　2023 年 10 月第 1 版
印次　2023 年 10 月第 1 次印刷
定价　55.00 元

厦门大学出版社
微信二维码

厦门大学出版社
微博二维码

本书编审委员会

主　审　吴秀文　徐　亮

主　编　刘玉琪　董学峰

副主编　王志勇　王胜昱　孙　祯

编　委（以姓氏汉语拼音为序）

陈建敏　福建医科大学附属第一医院

代　冰　中国医科大学附属第一医院

董学峰　泉州医学高等专科学校

杜振双　泉州医学高等专科学校附属人民医院

封辰叶　中国医科大学附属第一医院

高　凡　西安医学院第一附属医院

韩　琼　福建医科大学附属第一医院

洪晓琼　福建医科大学附属第二医院

李　玉　福建医科大学附属第一医院

林俊含　福建医科大学附属第一医院

刘清权　福建医科大学附属第二医院

刘玉琪　福建医科大学附属第二医院

马　丽　武汉科技大学附属天佑医院

史　旭　泉州医学高等专科学校

孙　祯　泉州医学高等专科学校

孙旭日　福建医科大学附属第二医院

谭国良　福建医科大学附属第二医院

田　瑶　西安医学院第一附属医院

王蓓蕾　西安医学院第一附属医院

王胜昱　西安医学院第一附属医院

王雅斓　福建医科大学附属第一医院

王志勇　福建医科大学附属第一医院

徐小莉　福建医科大学附属第一医院

杨鑫鑫　西安医学院第一附属医院

尤德源　福建医科大学附属第二医院

张翠翠　福建医科大学附属第一医院

张惠东　福建医科大学附属第一医院

主审简介

吴秀文　副主任医师、副教授、硕士生导师，工作于中国人民解放军东部战区总医院普通外科。现任中华医学会创伤分会感染学组委员、江苏省医学会外科学分会感染与危重症学组副组长、江苏省医师协会创伤外科医师分会委员、南京医学会普外科专科分会委员、世界外科感染学会委员、美国外科感染学会委员等多个学术职务。担任 *World Journal of Surgical Infection*、《肠外与肠内营养》、《中华重症医学电子杂志》和《中华生物医学工程杂志》等杂志编委。在国内外权威学术期刊上发表学术论文 150 余篇。获得国家和省部级科技奖 4 项，2016 年获国家科技进步奖二等奖，2020 年获江苏省科学技术奖一等奖。

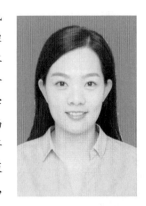

徐　亮　教授、主任医师。现任武汉科技大学附属武昌医院重症医学科主任、武汉市重症呼吸治疗临床医学研究中心主任。获武汉市政府津贴、武汉市"大城工匠"称号，2011 年荣获美国呼吸治疗学会国际访问学者奖。担任国际呼吸照护联盟国际委员会委员、亚太呼吸治疗学会副主席、中国医师协会康复医学分会呼吸康复专委会委员、福建省海峡两岸医药卫生交流协会呼吸治疗专业委员会副主任委员、湖北省病理生理学会危重病专业委员会常委、湖北省医师协会重症医学医师分会委员、武汉市医师协会重症医师分会副主任委员、武汉市重症医学质量控制中心副组长。

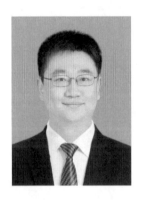

主要从事重症患者的救治与管理的临床、教学与科研工作。承担省、厅、市、局级科研项目 10 余项，参与项目获湖北省教学科研成果奖三等奖；发表论文 20 余篇；主编或参编学术专著 9 部，参译专业著作 2 部。

主编简介

刘玉琪　主任医师、副教授、硕士研究生导师。现任福建省呼吸医学中心副主任、福建医科大学附属第二医院重症医学科副主任。国际呼吸照护联盟(ICRC)中国区委员、基础教育支持推广专员，亚太呼吸治疗学会副主席，美国呼吸照护学会(AARC)2019国际访问学者。中国医师协会急重症外科专家工作组副组长；中华医学会外科感染与重症医学学组委员、呼吸病学分会呼吸治疗学学组委员；中国康复医学会意识障碍康复专业委员会副主任委员、社区康复工作委员会常务委员、重症康复专业委员会委员；福建省海峡两岸医药卫生交流协会呼吸治疗专业委员会主任委员，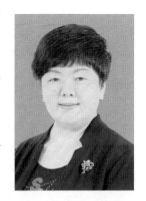福建省医学会呼吸病学分会呼吸治疗组组长，泉州市肠外肠内营养学会主任委员，泉州市呼吸治疗学会会长。

从事重症医学的临床、科研和教学工作30年，重点发展方向为脓毒症与器官保护、慢重症、呼吸治疗与重症康复。2015年创建海西呼吸治疗团队(2023年11月改为"惠世呼吸治疗团队")，面向全国培养呼吸治疗和重症康复的种子师资，积极致力发展国内呼吸治疗和重症康复的教育、推广和培训。参与国家重点课题1项，承担省、市级科研课题10余项，获得省、市级科技进步奖6项，主编科普书1本，参编、参译专业著作3本，获得国家专利3项，发表论文30余篇。

董学峰　副教授，现任泉州医学高等专科学校临床医学院院长。担任泉州市急诊急救学会理事，国家级临床医学教学团队成员。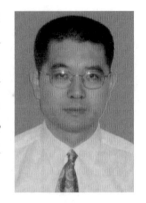

主持教育部教学资源库课程1门，省级精品课程1门。主持国家级医学仿真实训基地、省级临床医学专业群及临床医学专业教学资源库等项目建设。主编《诊断学》教材1部，参编《内科学》和《内科护理学》教材各1部；主持及参与科研课题研究12项；发表论文10篇；获国家发明专利2项。

副主编简介

王志勇 福建医科大学附属第一医院、复旦大学附属华山医院福建医院康复医学科的主治医师。

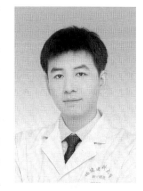

擅长吞咽障碍康复、神经康复、重症康复、神经源性膀胱康复等治疗，其中吞咽障碍康复治疗水平在国内领先。担任中国康复医学会运动康复专业委员会委员、中国康复医学会吞咽障碍康复专业委员会委员、福建省医学会物理医学与康复学分会青年委员会副主任委员、福建省医学会物理医学与康复学分会委员、福建省医师协会康复医学科医师分会委员兼秘书、福建省海峡两岸医药卫生交流协会康复医学专业委员会常务委员兼秘书长。获评2020年中国康复医学会"优秀青年康复医师"。参与国家自然基金（排名第2）等各类基金10余项，发表论文10余篇，其中SCI 13篇，编写（副主编）著作1本，参编著作5本，参编《中国脑卒中防治报告（2019）》《中国脑卒中防治报告（2020）》，*Frontiers in Neurology* 审稿专家。

王胜昱 医学博士、主任医师、教授、博士生导师，美国梅奥诊所访问学者。现任西安医学院医院发展管理处处长、西安医学院第一附属医院副院长。美国生理学会委员，美国呼吸治疗学会委员，中华医学会呼吸病学分会呼吸治疗学组委员，中华医学会变态反应学分会青年委员，中国医学装备协会呼吸病学装备技术委员会委员，中国康复医学会呼吸康复专业委员会委员，陕西省中西医结合学会重症医学专业委员会主任委员。2011年荣获美国呼吸治疗学会国际访问学者奖。2018年获评中国医师协会全国优秀住培教师。2020年荣获第四届"三秦最美医务工作者"称号。已发表SCI论文20余篇；编写和翻译著作6部；获国家发明专利1项；获陕西省科学技术进步奖三等奖1项，西安市科学技术进步奖三等奖1项，陕西省高等学校科学技术研究优秀成果奖二等奖及三等奖各1项。

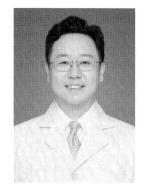

孙 祯 讲师、主治医师。泉州医学高等专科学校临床医学院内科教研室主任。主授课程"诊断学""内科学"。参与国家级教学质量工程1项；参与福建省临床医学专业教学资源库建设；主持福建省临床医学专业教学资源库"诊断学"课程建设；参与临床医学专业双高专业群建设和国家级医学虚拟仿真实训基地建设。

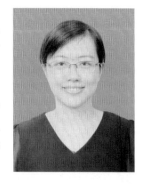

主要研究方向为内分泌代谢病学。主持福建省教育厅B级科技课题1项和泉州市科技局指导性科技计划项目1项。发表论文9篇，其中SCI论文1篇。参编专著1部，主编及参编校本教材3本。参加全国行业性教学微课比赛获特等奖1次，三等奖1次。指导学生参加全国行业性技能竞赛获三等奖2次。

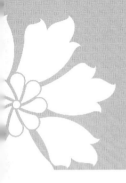

序

　　1934年，泉州地区医护人员极为匮乏，对护理人才的培养培训也较为稀缺。惠世医院（现福建医科大学附属第二医院）附设惠世护士学校应运而生，它便是泉州医学高等专科学校的前身，也是泉州历史上第一所中等医学专科学校。岁月如歌，初心如磐。近90载的办学历程，学校不忘"精诚惠世"初心，牢记全心全意为人民健康服务的宗旨，以人才培养为根本，以服务社会为己任，踔厉奋发，笃行不怠，为社会培养、输送了6万多名高素质技术技能型医药卫生人才。他们扎根八闽大地，为福建医疗卫生事业和人民健康做出了巨大的贡献。

　　脚踏实地，方能行稳致远。学校自2004年升格为大专院校以来，在国家高职教育发展的快车道中抢抓机遇，砥砺奋进，实现了一次又一次的超越：2008年，参加国家教育部高职高专院校人才水平评估，成绩名列全省前茅，获优秀等级；2009年，被确定为福建省示范性高等职业院校；2010年，被确定为国家示范性（骨干）高职院校立项建设单位；2014年，顺利通过国家验收，步入全国高等职业教育先进行列；2015年，通过高等职业院校第二轮人才培养工作评估；2020年，成为福建省示范性现代高等职业院校；2021年，获批福建省高水平职业院校和专业建设计划项目A类立项建设单位；2022年，开启应用型本科医学院校新征程。

　　习近平总书记指出："人民健康是民族昌盛和国家强盛的重要标志。""培养造就大批德才兼备的高素质人才，是国家和民族长远发展大计。"在大数据、云计算、人工智能等新科学技术大规模应用的背景下，医学也正向高度信息化和智能化方向发展。医学教育需要更新价值理念，以办人民满意的医学教育为目标培养新医科人才。2020年9月，国务院办公厅印发《关于加快医学教育创新发展的指导意见》，提出"把医学教育摆在关系教育和卫生健康事业优先发展的重要地位，立足基本国情，以服务需求为导向，以新医科建设为抓手，着力创新体制机制，分类培养研究型、复合型和应用型人才，全面提高人才培养质量，为推进健康中国建设、保障人民健康提供强有力的人才保障"。这一重大部署，吹响了我国新时代新医科建设的号角。

为党育人，为国育才。心怀"国之大者"，必须响应时代要求和群众需求，培养国家需要的、人民喜欢的、有温度的好医生。为了更好更快地服务"健康新福建""幸福泉州"建设，学校正举全校之力升格创建泉州健康医学院，致力于培育高素质应用型医学人才，打造人才培养新高地，全方位、全周期保障人民健康。

教材是课程建设的基石，课程建设是学科培育的关键，学科培育是人才培养的基础。编写本套新医科系列教材是学校响应时代发展需要、加强学科专业建设、培养高素质应用型医学人才的重要举措。《产时超声》站在学科发展前沿，顺应近10年来超声影像新学科的蓬勃发展，是编者根据多年的临床实践并结合国内外最新文献编写而成；融合"大健康"理念，《体育与大健康教育》对大学生健康从思想、心理、生理、传染病预防、体育锻炼、膳食营养、生活习惯、危机处理等几个方面做了全方位的阐述；立足大数据、云计算、物联网、人工智能在医疗领域的广泛应用，《新医科视域下的医学生信息素养》重构信息素养教材知识体系，以更好地满足新时代医学生专业素养的提升；《智能医学》主要介绍智能医学的基本理念、基础知识以及在医学领域的应用，既注重基础知识的讲解，又关注智能医学前沿技术发展的新趋势；《重症康复评定》全面阐述了重症康复过程中评估的重要性和技术要点，体系完整，逻辑清晰，通俗易懂，适合作为普通高等院校多个专业的新医科特色教材；《叙事医学能力培养》以叙事医学的文本细读、反思性写作和医患沟通为编写重点，理实融通，医文结合，为医学人文的落地找到着陆点；《口腔转化医学》覆盖了口腔各个学科及其他医学基础学科，研究口腔主要疾病的发病机制，并将最新研究成果转化为临床医疗新技术和新方法；《慢重症居家管理》全面阐述了常见的居家慢重症病种、特点、管理要点以及自我管理。总体来看，本套新医科系列教材囊括了目前医疗行业的各个热门领域，既具有医学研究的学理性、科学性和前瞻性，又突出了新医科人才培养的基础性、人文性和适用性，真正做到落实"大健康"、聚焦"胜任力"、服务"全周期"。

潜心问道,精益求精。在学校党委的大力支持和高度重视下,学校成立了新医科系列教材编审委员会,加强领导,统一部署,各学院、各部门通力合作,众多专家教师和相关单位的工作人员全身心地投入这项工作,尤其是每部教材的编写人员,他们在日常繁忙的教学和工作之余,投入了大量的时间和精力,刻苦钻研,潜心问道,在孜孜不倦中不断自我突破,力求打造精品,不负育人使命。我们期待本套教材的发行能为学校的人才培养、内涵建设以及高质量发展夯实基础;能成为学校申办本科院校、提升办学层次的强大助推器;能助推学校成为医学教育领域的典范,为国家新医科的发展贡献自己的力量。

泉州医学高等专科学校新医科系列教材编审委员会

主任委员:李伯群　吕国荣

副主任委员:王翠玲

2023 年 9 月 6 日

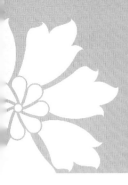

前言

　　无论是急危重症还是慢性危重症，都是涵盖临床各科室多病种的综合性病症，是严重影响患者及其家属、医疗机构以及社会健康管理的一类特殊的疾病状态。随着人民生活水平的提高，重症患者的医疗需要在挽救生命的同时尽可能提高患者预后生活品质，重症早期康复日益得到关注和重视。重症康复对改善患者心肺功能、减少并发症、提高生活品质、减轻医保负担以及缓和家庭与社会的矛盾都具有重要意义。重症患者治疗往往涉及跨系统跨专业的综合性知识，病情复杂性导致开展重症康复难度大、风险高，因此重症康复的评定至关重要，重症康复技师需要在医师的指导下提供跨领域的服务，同时要具备良好的病情评定能力来保障康复效果和安全性。

　　本教材从重症患者的实际康复需求出发，内容上整合重症医学、康复医学、全科医学以及呼吸治疗学的多领域知识，从病史采集和体格检查入手，结合实验室检查、影像学检查和心肺功能检查，以及对患者个体化的病情严重程度、营养状态、吞咽状态、生活能力状态、心理状态和精神状态等多方面展开教学，目的是教授即将进入临床实践的本科生，使其能将多学科知识和技能融会贯通，建立起对重症患者立体的临床思维，从而在全面评定的基础上确定康复治疗处方并学习判断具体项目的可行性、安全性以及康复疗效。作为新医科教材，我们希望涵盖从危重症早期康复评定到慢重症居家康复评定的全过程，让学生理解疾病不同阶段康复评定结果的动态变化和相应处方的调整。本版教材实践课安排占了三分之一的学时，每章节后均有习题供同学检验学习效果，这样编排的目的是给医学生更多的动手机会和实践体会，使他们更容易深刻理解所学的理论性知识。

　　本教材编写和修正过程正逢新冠肺炎疫情防控放开后的最关键时期，许多编写老师在繁重的临床工作之余夜以继日连续作战，还有很多老师顶着发热咳嗽各种不适逐字逐句地校对和斟酌,这种严谨的治学态度和高度负责的精神值得所有人敬佩。特殊时期准备仓促,虽经反复多次校对和严格修改,书中可能仍有不妥之处,恳请广大读者批评指正。

感谢曾奕明教授、吕国荣教授的关心和指导,感谢福建医科大学附属第二医院、泉州医学高等专科学校、武汉科技大学附属武昌医院、中国医科大学附属第一医院、复旦大学附属华山医院福建医院、西安医学院第一附属医院的大力支持!

刘玉琪　董学峰

2023 年 2 月 5 日

目 录

第一章 | 病情评定

+++++++++++++++++++++++++++++++++++++++
第一节　各系统疾病常见表现
+++++++++++++++++++++++++++++++++++++++

【重点难点】
 (1)重点:掌握各系统常见临床表现。
 (2)难点:各系统急危重症表现的识别。

一、呼吸系统

(一)咳嗽

咳嗽(cough)是呼吸道疾病的常见症状之一。这是人体的一种保护性措施,借以排出自外界侵入呼吸道的异物及呼吸道中的分泌物,消除呼吸道刺激因子,在呼吸道感染防御方面具有重要意义。咳嗽分为干性咳嗽和湿性咳嗽,其中干性咳嗽即刺激性咳嗽,指咳嗽而无痰或痰量甚少,湿性咳嗽伴有痰液,常由肺部炎症、过敏、肺水肿、肿瘤、理化刺激等引起。

 (1)突发性干咳、刺激性咳嗽:多与急性上、下呼吸道感染初期或与异物吸入、过敏有关。

 (2)较重的干咳:咳嗽变异性哮喘、咽炎、气管异物、胸膜炎、支气管肿瘤、服用血管紧张素转化酶抑制剂和胃食管反流等。

 (3)持续性干咳:慢性肺间质病变,尤其是各种原因所致的肺间质纤维化。

 (4)犬吠样咳嗽:急性会厌炎、喉部疾患或异物吸入。

 (5)金属音调咳嗽:纵隔肿瘤、主动脉瘤或支气管肺癌压迫气管。

 (6)嘶哑性咳嗽:喉炎、喉结核、喉癌和喉返神经麻痹等。

(二)咳痰

痰是气管、支气管的分泌物或肺泡内的渗出物,不包括口、鼻、咽喉的黏液。借助于支气管黏膜上皮细胞的纤毛运动、支气管平滑肌的收缩及咳嗽时的气流冲动,将呼吸道内的分泌物从口腔排出的动作称为咳痰(expectoration)。

(1)慢性咳嗽伴咳痰:慢性支气管炎、支气管扩张症、肺脓肿和空洞性肺结核等。

(2)黄绿色脓痰:感染。

(3)红色或红棕色痰:肺结核、肺癌、肺梗死出血。

(4)铁锈色痰:肺炎球菌肺炎。

(5)红褐色或巧克力色痰:阿米巴肺脓肿。

(6)粉红色泡沫痰:急性肺水肿。

(7)砖红色胶冻样痰:克雷白杆菌肺炎。

(8)痰有恶臭味:厌氧菌感染。

(三)咯血

咯血(hemoptysis)是指喉及喉部以下的呼吸道任何部位的出血,经口腔咯出。小量咯血有时仅表现为痰中带血,大咯血时血液从口鼻涌出,常可阻塞呼吸道,造成窒息死亡。我国咯血的前三位病因是肺结核、支气管扩张症和支气管肺癌。

(1)痰中带血。

(2)小量咯血:每天<100 mL。

(3)中等量咯血:每天 100~500 mL。

(4)大量咯血:每天>500 mL,或 1 次>300 mL。

(四)肺源性呼吸困难

肺源性呼吸困难(pulmonary dyspnea)指呼吸系统疾病引起患者自感空气不足、呼吸费力,并伴有呼吸频率、深度与节律异常的一种病症。严重时出现鼻翼翕动、张口或端坐呼吸。

(1)吸气性呼吸困难:喉头水肿、喉气管炎症、肿瘤或异物引起的上呼吸道机械性梗阻。

(2)呼气性呼吸困难:支气管哮喘和慢性阻塞性肺疾病。

(3)混合性呼吸困难:重症肺炎、重症肺结核、广泛性肺纤维化、大量胸腔积液和气胸等。

二、循环系统

(一)心源性呼吸困难

心源性呼吸困难(cardiac dyspnea)主要由左心衰竭和(或)右心衰竭引起,尤其左心衰竭时呼吸困难更为严重。依照严重程度可分为:劳力性呼吸困难、夜间阵发性呼吸困难、端坐呼吸等,治疗需紧急处理。

(1)劳力性呼吸困难:在日常体力活动时发生或加重,休息后可缓解或消失,常为左心衰竭最早出现的症状。引起呼吸困难的体力活动类型包括上楼、步行、穿衣、洗漱、吃饭、讲话等。

(2)夜间阵发性呼吸困难:在夜间入睡后因突然胸闷、气急而憋醒,被迫坐起,打开窗户,呼吸深快;轻者数分钟至数十分钟后症状逐渐缓解,重者可伴有咳嗽、咳白色泡沫痰、气喘、发绀、肺部哮鸣音。

(3)端坐呼吸:为严重肺淤血的表现,即静息状态下患者仍觉呼吸困难,不能平卧,依病情轻重依次可表现为被迫采取高枕卧位、半坐卧位、端坐位,甚至需双下肢下垂。

(二)心源性水肿

心源性水肿是心脏功能衰竭引发的机体水肿,各种原因所致的心脏病,当出现心力衰竭时即可出现水肿。最常见的病因是右心衰竭。心源性水肿的特点为:

(1)水肿逐渐形成,首先表现为尿量减少,肢体沉重,体重增加,然后逐渐出现下肢及全身水肿。

(2)水肿先从身体的下垂部位开始,逐渐发展为全身性水肿。一般首先出现下肢可凹陷性水肿,以踝部最为明显。

(3)伴有右心衰竭和静脉压升高的其他症状和体征,如心悸、气喘、颈静脉怒张、肝大,甚至胸、腹水等。

(三)胸痛

胸痛(chest pain)是临床上常见的症状。各种理化因素刺激肋间神经感觉纤维、脊髓后根传入纤维、支配心脏及主动脉的感觉纤维、支配气管与支气管及食管的迷走神经感觉纤维或膈神经的感觉纤维,均可引起胸痛。临床上引起胸痛最常见的病为急性冠脉综合征。

(1)稳定型心绞痛:多位于胸骨后,呈发作性压榨样痛,于体力活动或情绪激动时诱发,休息或含服硝酸甘油后可缓解。

(2)急性心肌梗死:疼痛多无明显诱因,程度较重,持续时间较长,可伴心律、血压改变,含服硝酸甘油多不能缓解。

(四)心悸

心悸(palpitation)是一种自觉心脏跳动的不适感或心慌感。当心率加快时感到心脏跳动不适,心率缓慢时则感到搏动有力。心悸时,心率可快、可慢,也可有心律失常,心率和心律正常者亦可有心悸。

(1)心律失常:心动过速、心动过缓、期前收缩、心房扑动或颤动等。

(2)心脏搏动增强:各种器质性心血管病(如二尖瓣、主动脉瓣关闭不全)及全身性疾病(如甲状腺功能亢进、贫血)。

(3)心血管神经症。

（4）生理性因素：健康人剧烈运动，精神紧张或情绪激动，过量吸烟、饮酒、饮浓茶或咖啡，以及应用某些药物如肾上腺素、阿托品、氨茶碱等均可引起心悸。

（五）阿-斯综合征

阿-斯综合征（Adams-Stokes syndrome），即心源性脑缺血综合征，是指突然发作的、严重的、致命性的缓慢性或快速性心律失常，使心排出量在短时间内锐减，产生严重脑缺血、神志丧失和晕厥等症状。常见病因包括严重心律失常（如病态窦房结综合征、房室传导阻滞、室性心动过速）和器质性心脏病（如严重主动脉瓣狭窄、梗阻性肥厚型心肌病、急性心肌梗死、急性主动脉夹层、心脏压塞、左房黏液瘤）。

三、消化系统

（一）腹痛

根据起病快慢、病程长短可将腹痛分为急性腹痛、慢性腹痛。当伴有腹肌强直、消化道出血、腹部包块，痛感不断加重，以及出现冷汗、心慌、乏力、血尿、皮肤发黄、停经等消化道外症状时，需要立即就诊。

（1）急性腹痛：可由穿孔、炎症、脏器扭转阻塞或破裂以及血管病变引起，如胃肠穿孔，急性胆囊炎，急性胰腺炎，急性阑尾炎，脏器扭转、破裂，急性肠系膜缺血。

（2）慢性腹痛：病因多样，与消化系统相关的疾病有胃溃疡、胃下垂、胆囊炎、胰腺炎、胃肠肿瘤、胃肠道寄生虫病、克罗恩病、慢性结肠炎等。

（二）腹胀

腹胀是胃肠道有大量气体积聚、胃肠功能紊乱、腹水、腹腔占位等引起的饱胀感，严重者可伴有呕吐和疼痛。

（1）肠梗阻、肠麻痹、胃肠功能障碍：与进食或生活方式相关，如顽固性便秘、功能性消化不良、胃轻瘫。

（2）胃肠器质性病变：有疾病史或伴随症状，如克罗恩病、小肠或腹腔肿瘤、肠道憩室。

（三）呕吐

呕吐是胃肠道内容物通过食管逆流而上的一种反射动作。常有恶心的先兆，当无内容物吐出时称为干呕，其发生与神经、消化道运动、腹内压等相关。

（1）食物中毒：与进食相关并常伴有腹痛，常群体性突然发病。

（2）幽门梗阻、胃轻瘫：呕吐物量多并有隔夜食物，多在进食后 1 h 发生。

（3）食管性呕吐：呕吐物中有未完全消化的食物。

（4）小肠低位梗阻：呕吐物有粪臭。

（5）尿毒症：有肾脏病史并伴有严重的恶心感。

(6)脑卒中:有高血压病史,常伴有头痛、恶心。

(7)脑肿瘤:喷射样呕吐。

(四)食欲减退

食欲减退指进食欲望降低或完全不思饮食。几乎所有的消化系统疾病都能够引起食欲减退,尤其明显的有急慢性胃炎、肝炎、肝硬化、胃癌、肠结核等。

(五)反酸、胃灼热

胃、十二指肠内容物经食管反流至口咽部,当反流物质为酸性时,称为反酸,此时常伴有上腹部或胸骨后灼烧或湿热感,即胃灼热,俗称烧心,反酸、烧心常一同出现。

(1)食管癌、贲门失弛缓症、食管狭窄:伴声音嘶哑、哽噎感或吞咽困难,反流物为中性或碱性食管内容物,严重者可带有血液。

(2)幽门不全梗阻、溃疡病、胃炎:伴腹胀,反流食物为酸性胃内容物。

(3)食管憩室:伴有吞咽困难,反流物为不消化的食物并伴有臭味,伴有烧心感。

(4)反流性食管炎:反流物为酸性物质,食管由于炎症损害而产生烧心、胸痛的感觉,但是烧心程度不一定与食管损伤程度成正比,根据损伤程度分为糜烂性和非糜烂性。

(六)嗳气

嗳气指胃里的气体一过性反流到食管和口腔,俗称打嗝,特别常见于十二指肠球部溃疡。

(1)胃溃疡:以十二指肠球部溃疡患者多见,常伴胃胀。

(2)慢性胃炎:胃酸分泌过多。

(3)消化不良、胃排空缓慢、胃扩张:胃内容物过多。

(七)吞咽困难

吞咽困难指吞咽时胸骨后或颈部有疼痛或梗阻感,食物难以下咽。

(1)口腔、食管的器质性病变:食管炎、食管溃疡、食管肿瘤、贲门失弛缓症、甲状腺肿大、纵隔肿物、扁桃体炎、肌无力等。

(2)神经精神因素:破伤风、狂犬病、酒精中毒、癔症等。

(八)呕血与黑便

1. 上消化道出血

上消化道出血指食管、胃、十二指肠、胃空肠吻合术后上段空肠以及胆胰疾病所致的出血,常表现为呕血、黑便。

(1)消化性溃疡:上消化道出血的最常见病因,可有长期节律性、周期性上腹部痛,受精神因素及饮食因素影响。

(2)急性胃黏膜损害:通常损伤程度轻、出血量少,病因解除后愈合快(24 h内)。

(3)食管胃底静脉曲张:有肝炎、肝硬化病史,可有黄疸等体征。

(4)食管贲门黏膜撕裂综合征:有饮酒或服药后发生剧烈呕吐史。

(5)胃癌:40 岁以上人群发病率高,多为少量出血,存在慢性出血。

2. 下消化道出血

下消化道出血指位于十二指肠悬韧带以下的结构的出血,常表现为血便、黑便、慢性出血或出血较多,还可伴贫血、乏力、休克等症状。

(1)大肠息肉、大肠癌:50 岁以上人群发病率高,常伴便血或大便隐血以及大便规律的改变,可有家族遗传倾向。

(2)血管发育不良:50 岁以上人群发病率高,可自行愈合,常伴有贫血症状。

(3)痢疾:细菌性痢疾为水样便,后期可有脓血;阿米巴痢疾大便为酱红色黏液样,有腥臭味。

(4)痔:伴有便秘、肛门疼痛、痔核脱出等情况。

(九)腹泻

腹泻指每日排便次数超过 3 次,大便呈稀便或水样便。根据病程是否在 2 个月内分为急性腹泻和慢性腹泻,偶尔腹泻常与饮食有关。经常腹泻不仅会损伤肠道,而且会影响营养物质吸收和体内电解质平衡。

1. 急性腹泻

急性腹泻常由食物、药物中毒或急性肠道感染等引起。

(1)急性小肠炎:每天排便 3~6 次,量多,大便常因有胆汁而呈黄绿色。

(2)急性结肠炎:每天排便 10~15 次,量少,伴里急后重,大便常有黏液、脓和血。

2. 慢性腹泻

慢性腹泻常由慢性消化系统疾病或全身性疾病等引起。

(1)肠易激综合征、消化功能差、肠道菌群失调等,大便带血且有里急后重感,则可能为溃疡性结肠炎。

(2)若发生于进食油腻或饮酒后,大便表面可见油花,则可能为胰源性腹泻。

(十)便秘

便秘指每周自发完全排便次数小于 3 次,并且排便困难、排便为干硬大便或球状大便。当这种排便习惯超过 3 个月,则为慢性便秘。

1. 功能性疾病

如便秘型肠易激综合征、肛门直肠功能障碍、精神心理因素。

2. 器质性疾病

(1)机械性肠梗阻:消化系肿瘤、狭窄,以及消化道手术后粘连。

(2)代谢性疾病:甲状腺功能亢进或减退、糖尿病、电解质紊乱、慢性肾功能不全。

(3)腹腔或盆腔内压迫:妊娠、大量腹水、子宫肌瘤。

(4)肌病:淀粉样标本、硬皮病、皮肌炎、强直性营养不良。

(5)神经病变：帕金森病、脊髓损伤、脑血管疾病、截瘫、多发性硬化症。

(6)肠神经病变：先天性巨结肠、慢性假性肠梗阻。

(7)肛门直肠疾病：肛裂、痔疮、肛周脓肿和溃疡、直肠炎。

3. 药物原因

抗胆碱能药物(抗组胺药、解痉药)、精神类药(抗抑郁药、抗精神病药、抗帕金森药、抗惊厥药)、镇痛药(阿片类药物、非甾体抗炎药)、抗高血压(钙通道阻滞剂、利尿剂)等。

(十一)黄疸

由于血清内胆红素升高而引起巩膜、皮肤、黏膜、体液和其他组织的黄染，称为黄疸，但并非所有黄疸都是由疾病造成。黄疸可分为假性黄疸、肝细胞性黄疸、胆汁淤积性黄疸和溶血性黄疸。

(1)假性黄疸：临床上表现为皮肤黄染，但血清胆红素水平正常，称为假性黄疸，多见于进食过多富含胡萝卜素的瓜果或蔬菜(如胡萝卜、南瓜、橘子、橘子汁等，其黄疸首先出现在手掌、足底、前额、鼻部)及服用米帕林、呋喃类等药物(其黄疸首先出现在皮肤，严重者可出现在巩膜，近角巩膜处重，远角巩膜处轻)。

(2)肝细胞性黄疸：肝细胞性黄疸是最常见的黄疸类型，由肝细胞病变造成其摄取、转化和排泄胆红素的能力降低。肝细胞性黄疸既有结合型胆红素的升高也有非结合型胆红素的升高，往往分布均匀，呈金黄色，由于此类患者面部毛细血管扩张呈红色，也被称为"红黄疸"。肝细胞性黄疸常见于各种肝实质性疾病，如病毒性肝炎、自身免疫性肝病、药物性肝损伤、中毒性肝炎、酒精性肝病、遗传代谢性肝病、全身感染性疾病导致的肝脏损害(如脓毒症、疟疾、钩端螺旋体病、伤寒等)以及各种原因导致的肝硬化、肝脏肿瘤等。

(3)胆汁淤积性黄疸：胆汁淤积性黄疸分为肝内胆汁淤积和肝外胆汁淤积两大类，其中以肝外胆汁淤积最为常见。胆汁淤积性黄疸以直接胆红素升高为主，同时伴有碱性磷酸酶的显著增高，远远高于转氨酶。肝内胆汁淤积可由病毒性肝炎(胆汁淤积型)、药物性肝损害(胆汁淤积型)、原发性胆汁性肝硬化、酒精性肝炎、EB病毒性肝炎、巨细胞病毒性肝炎等疾病引起；肝外胆汁淤积的病因包括胆总管结石、胰头癌、壶腹周围癌、原发性胆管癌、急性胆囊炎等。

(4)溶血性黄疸：溶血性黄疸是由各种病因导致溶血而引起的黄疸，其临床表现复杂多样，以间接胆红素升高为主，总胆红素多轻度升高，少数总胆红素也可明显升高达 340 $\mu mol/L$ 或以上。溶血的病因繁多，按照是否存在遗传因素，溶血性贫血分为先天性溶血性疾病和后天获得性溶血性疾病，前者包括红细胞膜病、红细胞酶病及血红蛋白病，后者又分为免疫性(如自身免疫性溶血、血型不合的输血后溶血、新生儿溶血等)和非免疫性溶血性贫血(如微血管性溶血性贫血、感染、直接创伤和药物引起的溶血等)。

四、泌尿生殖系统

(一)肾源性水肿

由肾脏疾病引起水肿称为肾源性水肿(renal edema)。肾源性水肿是临床上最常见的水肿,也是肾脏疾病的常见症状之一。

(1)肾炎性水肿:水肿多从眼睑、颜面部开始,指压凹陷不明显。

(2)肾病性水肿:多从下肢部位开始,常为全身性、体位性和凹陷性。

(二)尿路刺激征

尿路刺激征包括尿频、尿急、尿痛。尿频指单位时间内排尿次数明显增加。尿急指一有尿意即要排尿,不能控制。尿痛指排尿时膀胱区及尿道受刺激产生疼痛或烧灼感。尿路刺激征是一组临床症状,并不是指某一种疾病。临床上在中年妇女中往往出现尿路刺激征而尿培养找不到细菌。

(1)泌尿系统感染:包括膀胱、尿道、前列腺和阴道的炎症。

(2)膀胱黏膜受刺激:血液、肿瘤、异物、理化因素(如环磷酰胺、放射线)等。

(三)肾性高血压

肾性高血压主要是由于肾脏实质性病变和肾动脉病变引起的血压升高。

(1)按病因可分为肾血管性和肾实质性(主要由急性或慢性肾小球肾炎、慢性肾盂肾炎、慢性肾衰竭等肾实质性疾病所引起)。

(2)按发生机制可分为容量依赖型高血压(见于急、慢性肾炎和大多数肾功能不全)和肾素依赖型高血压。

(四)尿异常

1. 尿量异常

(1)少尿或无尿:少尿指每天尿量少于 400 mL 或每小时尿量少于 17 mL;无尿指每天尿量少于 100 mL 或 12 h 无尿液排出。常见病因有肾前性(如休克、心功能不全、肝肾综合征等)、肾性(如肾功能衰竭、弥散性血管内凝血、重金属中毒等)、肾后性(如结石、肿瘤、前列腺肥大或前列腺癌、糖尿病神经源性膀胱等)。

(2)多尿:指每天尿量超过 2500 mL,常见于内分泌与代谢疾病(如尿崩症、糖尿病等)。

(3)夜尿增多:指夜间尿量超过白天尿量,或夜间尿量超过 750 mL,常见于前列腺增生症和心功能衰竭。

(4)蛋白尿:每天尿蛋白定量超过 150 mg 或尿蛋白定性试验阳性,常见于肾前性蛋白尿(如大量肌组织损伤、较严重溶血、多发性骨髓瘤等)、肾性蛋白尿(如肾小球疾病、肾小管间质性肾病等）、肾后性蛋白尿（如下尿路感染、下尿路结石、肿瘤等）。

2. 血尿

血尿包括镜下血尿和肉眼血尿。前者指尿色正常，尿沉渣显微镜检查每高倍镜视野有 3 个以上红细胞。尿色外观呈洗肉水样或血色称肉眼血尿。

（1）泌尿系统疾病：肾小球疾病如急、慢性肾小球肾炎，IgA 肾病，遗传性肾炎和薄基底膜肾病；各种间质性肾炎，尿路感染，泌尿系统结石、结核、肿瘤，多囊肾，血管异常，以及尿道憩室、息肉和先天性畸形等。

（2）全身性疾病：很多全身性疾病可引起血尿，常见的有：感染性疾病，如脓毒症、流行性出血热、猩红热、钩端螺旋体病和丝虫病等；血液病，如白血病、再生障碍性贫血、血小板减少性紫癜、过敏性紫癜和血友病；免疫和自身免疫性疾病，如系统性红斑狼疮、结节性多动脉炎、皮肌炎、类风湿性关节炎、系统性硬化等引起肾损害时；心血管疾病，如亚急性感染性心内膜炎、急进性高血压、慢性心力衰竭、肾动脉栓塞和肾静脉血栓形成等。

（3）尿路邻近器官疾病：急、慢性前列腺炎，精囊炎，急性盆腔炎或脓肿，宫颈癌，输卵管炎，阴道炎，急性阑尾炎，以及直肠和结肠癌等。

（4）化学物品或药品对尿路的损害：如磺胺药、吲哚美辛、甘露醇，以及汞、铅、镉等重金属对肾小管的损害；环磷酰胺引起的出血性膀胱炎；抗凝剂如肝素使用过量也可出现血尿。

（5）功能性血尿：平时运动量小的健康人，突然加大运动量可出现运动性血尿。

3. 白细胞尿、脓尿和菌尿

（1）白细胞尿或脓尿：新鲜离心尿液每高倍视野白细胞＞5 个，见于泌尿系统感染、肾小球肾炎。

（2）菌尿：指中段尿涂片镜检，每个高倍视野均可见细菌，或尿细菌培养菌落计数超过 $10^5/mL$，仅见于尿路感染。

4. 管型尿

管型是蛋白质、细胞和细胞碎片在肾小管、集合管中凝固而形成的圆柱形蛋白聚体。管型尿（cylindruria）指尿液中的管型增多。

（1）白细胞管型：活动性肾盂肾炎的特征。

（2）上皮细胞管型：可见于急性肾小管坏死。

（3）红细胞管型：见于急性肾小球肾炎。

（4）蜡样管型：见于慢性肾衰竭。

（五）肾绞痛

肾绞痛（renal colic）是肾区或肋腹部突然发作的间歇或持续性、阵发性加剧的剧烈绞痛和放射痛（向下腹、外阴及大腿内侧等部位放射）。典型肾绞痛发生时患者辗转不安、面色苍白，伴恶心呕吐、大汗淋漓，继之伴肉眼或镜下血尿。绞痛以患侧肾为主，少数可双侧性（肾-肾反射）。一旦病因解除，疼痛突然缓解。肾绞痛常见于肾结石、输尿管结石、体外冲击波碎石术后、肾盂肾炎、输尿管炎症、肾脏肿瘤、肾坏死等。

(六)月经失调

月经失调也称月经不调,妇科常见病。表现为月经周期或出血量的异常,或是月经前、经期时的腹痛及全身症状。病因可能是器质性病变或是功能失常。

(1)不规则子宫出血:月经量过多或持续时间过长;月经过少,月经量减少或经期缩短;月经频发,即月经间隔少于 25 天;月经周期延长,即月经间隔长于 35 天。常见于子宫肌瘤、子宫内膜息肉、子宫内膜增殖症、子宫内膜异位症等。

(2)功能性子宫出血:指内外生殖器无明显器质性病变,而由内分泌调节系统紊乱所引起的子宫异常出血,是月经失调中最常见的一种,常见于青春期及更年期,分为排卵性和无排卵性两类,约 85% 的病例属无排卵性功能性子宫出血。

(3)绝经后阴道出血:指月经停止 6 个月后的出血,常由恶性肿瘤、炎症等引起。

(4)闭经:指从未来过月经或月经周期已建立后又停止 3 个周期以上,前者称为原发性闭经,后者为继发性闭经。

五、内分泌系统

(一)下丘脑-垂体病

1. 库欣病(Cushing disease)

由于垂体促肾上腺皮质激素(adrenocorticotropic hormone,ACTH)腺瘤或 ACTH 细胞增生,ACTH 分泌过多,导致肾上腺皮质增生、皮质醇产生过多从而引起的一系列物质代谢紊乱和病理变化,临床上表现为库欣综合征(Cushing syndrome)。典型临床表现为向心性肥胖、满月脸、水牛背、多血质、紫纹,多数女性性欲减退、月经稀少、闭经、溢乳、不孕。重型库欣综合征表现为体重减轻、高血压、水肿和低钾性碱中毒。

2. 原发性醛固酮增多症

原发性醛固酮增多症是由于肾上腺皮质球状带肿瘤或增生造成醛固酮分泌增多,导致潴钠排钾、体液容量扩张的一组病症。临床表现为烦渴、多饮、多尿,尤以夜尿增多显著;可合并高血压、高血钠、低血钾、高尿钾,并由此产生一系列神经、肌肉兴奋性降低的表现。

(二)甲状腺疾病

1. 甲状腺功能亢进症

甲状腺功能亢进症(hyperthyroidism)简称甲亢,是指甲状腺本身的病变引起甲状腺激素分泌增多引起的甲状腺毒症,其病因主要是格雷夫斯病(Graves disease)、毒性结节性甲状腺肿和自主性高功能甲状腺腺瘤。主要表现为各系统代谢亢进症状,如食欲亢进、排便次数增加、体重显著下降、心动过速、脉压增大、心房颤动、紧张焦虑、烦躁易怒、内分泌紊乱等。亚洲男性青壮年在活动时易发生周期性瘫痪,常伴低钾血症,表现为双侧对称性肌无力(双下肢显著),在劳累、进食碳水化合物、使用胰岛素时可加重。

2. 甲状腺功能减退症

甲状腺功能减退症(hypothyroidism)简称甲减,是由于甲状腺激素合成、分泌或生物效应不足所致的以甲状腺功能减退为主要特征的疾病。若发病始于胎儿及新生儿期,表现为生长和发育迟缓、智力障碍,称为呆小症。成人发病表现为全身性代谢减低,细胞间黏多糖沉积,称为黏液性水肿。

根据原发性病因的不同,甲状腺功能减退症可以分为:

(1)原发性甲减:由甲状腺病变所致。

(2)继发性甲减:因垂体促甲状腺激素(thyroid stimulating hormone,TSH)缺乏所致。

(3)三发性甲减:系下丘脑促甲状腺激素释放激素(thyrotropin-releasing hormone,TRH)缺乏所致。

(4)外周组织性甲减:由甲状腺激素受体或受体后病变所致。

3. 甲状腺危象

甲状腺危象常由术前准备不充分、甲亢症状未能得到很好控制及手术应激引起,多发生在术后 12～36 h 内。临床表现可归纳为上吐下泻、高热大汗、谵妄昏迷等。

4. 甲状腺肿大

甲状腺肿大(goiter)是指甲状腺体积和形态增大,表现为颈部甲状腺区肿大。常见于甲减、甲状腺炎、甲亢、肿瘤等。

(三)肾上腺疾病

1. 不依赖 ACTH 的库欣综合征

不依赖 ACTH 的库欣综合征包括肾上腺皮质腺瘤、肾上腺皮质癌、Meador 综合征(原发性色素性结节性肾上腺病)和不依赖 ACTH 的双侧肾上腺大结节性增生。临床上可见于:

(1)低钾性碱中毒:常见于肾上腺皮质癌和异位 ACTH 综合征。

(2)肾上腺皮质腺瘤:起病较慢,病情中等,多毛及雄激素增多体征少见。

(3)肾上腺皮质癌:起病急,病情重,多毛及雄激素增多体征多见,常有重度库欣综合征表现。

(4)异位 ACTH 综合征:代表性肿瘤为小细胞肺癌和阑尾类癌。

2. 嗜铬细胞瘤

嗜铬细胞瘤为起源于神经外胚层嗜铬组织的肿瘤,主要分泌儿茶酚胺。本病的临床表现个体差异甚大,阵发性高血压为嗜铬细胞瘤的特征性表现,但多数患者表现为持续性高血压;电解质与物质代谢表现为血糖、血脂增高,以及低钾和高钙。

(四)胰腺疾病

糖尿病(diabetes mellitus)是由遗传因素、免疫功能紊乱、微生物感染及其毒素、自由基毒素、精神因素等各种致病因子作用于机体导致胰岛功能减退、胰岛素抵抗等而引发的糖、蛋白质、脂肪、水和电解质等一系列代谢紊乱综合征,临床上以高血糖为主要特点,典型病例可出现多尿、多饮、多食、消瘦等表现,即"三多一少"症状。

六、神经系统

(一)头痛

头痛(headache)指眉弓、耳郭上部、枕外隆突连线以上部位的疼痛。

(1)脑脓肿:局部头痛,数天内加重,可伴恶心和呕吐、局部或全身性痉挛、嗜睡。

(2)硬膜下血肿:意识水平降低、嗜睡、易激惹、头痛、眩晕、人格改变、意识模糊。

(3)脑炎:严重的广泛头痛,头痛开始后 48 h 内的意识水平降低,伴发热、颈项强直、易激惹、痉挛、恶心和呕吐、畏光。

(4)硬膜外血肿:严重的进展性头痛、单侧痉挛、意识水平降低、偏瘫、高热。

(5)脑动脉瘤破裂:突发的严重的单侧或全头痛,可伴恶心、呕吐、意识水平的改变、视野改变。

(6)颅内出血:严重的广泛头痛、快速的意识水平下降、偏瘫、失语症、头晕、恶心、呕吐、不规则呼吸、巴宾斯基征阳性。

(7)脑肿瘤:局部的或广泛性头痛,晨起加重的间断性深部疼痛、人格改变,意识水平的改变。

(二)眩晕

眩晕(vertigo)是患者感到自身或周围环境物体旋转或摇动的一种主观感觉障碍,常伴有客观的平衡障碍,一般无意识障碍。典型的眩晕多由前庭系统功能障碍所致,称为真性眩晕或前庭系统性眩晕;否则称为一般性眩晕、假性眩晕或非前庭系统性眩晕。

(1)椎基底动脉供血不足性眩晕:可为旋转性、浮动性、移动性眩晕,出现双下肢发软、站立不稳、摇晃感、倾斜感等。可伴有单侧或双侧耳鸣和听力下降。

(2)梅尼埃病:主要表现为发作性眩晕、恶心呕吐、耳鸣、耳聋及眼球震颤。

(3)急性小脑出血或梗死:患者可出现急性眩晕伴有恶心呕吐、眼球震颤、吞咽困难、发音异常、病侧肌张力下降、共济失调等。

(4)脑桥小脑角肿瘤:以神经纤维瘤多见,尤其以听神经瘤常见。早期由于肿瘤的刺激症状,表现为患侧耳鸣、高音调,少数类似笛声,开始为阵发性,后逐渐成为持续性,伴有眩晕、进行性耳聋。

(5)前庭神经元炎:病变前多有病毒感染、受凉等诱因。发病突然,常在早晨发病,最突出的症状是严重的眩晕,重者可导致跌倒,伴有恶心、呕吐。患者不敢睁眼,闭目卧床不敢活动。

(6)第四脑室肿瘤、囊性肿物以及小脑蚓部肿物:当肿物突入第四脑室时,影响脑脊液的循环,可引起剧烈的眩晕、呕吐、头痛、视力障碍、复视、眼底视盘水肿和眼底出血等。

(7)前庭性癫痫(眩晕性癫痫):临床上类似梅尼埃病,为发作性,患者感到轻度的步态不稳,可有幻听,多伴有短暂性晕厥、自动症、不自主性的咀嚼、面部抽动甚至癫痫大发作等,应考虑颞叶癫痫。

(8)药物性眩晕:许多药物可以损坏第八对脑神经而导致眩晕,如链霉素、新霉素、卡那霉素、奎宁、苯妥英钠、水杨酸钠等。临床上以链霉素比较常见。

(三)晕厥

晕厥(syncope)是指一过性广泛脑供血不足所致短暂的意识丧失状态。发作时患者因肌张力消失不能保持正常姿势而倒地,一般为突然发作,迅速恢复,很少有后遗症。

(1)心源性晕厥:典型表现是突然开始和自发性的突然结束,其最常见的原因是心律失常。阿-斯综合征的晕厥特征是发作前无先兆,甚至坐着的患者也可发作。其他心律失常所致的晕厥常常在发生时及发生后伴有心悸。

(2)血管迷走神经性(血管抑制型)晕厥:其特征是受令人不悦的生理或情感因素的刺激而突然发生(如疼痛、惊吓、目击血液),通常发生在直立位,并在发生前有迷走神经张力增高的症状,如恶心、虚弱、打呵欠、忧郁、视物模糊和出汗等。

(3)直立性晕厥:由于存在低血容量及静脉池,直立性晕厥最常发生于老年患者长期卧床以后转为直立位时,该类患者常伴有严重的静脉曲张,还可发生在应用某些药物时。静脉池的存在可引起心脏充盈不足,即使在无体位变化时,如健康人在站立了很长时间而未活动时也可引起晕厥。

(4)癫痫发作:引起的晕厥是突然发生的,并伴有肌肉痉挛或抽搐、大小便失禁和咬舌(也可引起外伤),其后可有精神错乱。

(5)由于肺动脉栓塞引起的晕厥:常由肺栓塞引起,并常伴有呼吸困难、呼吸急促、胸部不适、咯血、发绀及低血压。

(6)代谢性疾病:逐渐发作的晕厥并缓慢清醒(有先兆症状),常提示为代谢性疾病,如低血糖或过度换气所致的低碳酸血症,其后常有感觉异常和胸部不适症状。

(四)感觉异常

感觉异常是指没有外界刺激而患者经常或间歇性地感到某些部位有不适感,如蚁走感、电击感、麻胀感、热感或凉感、针刺感或电击感等等。常由感觉路径受到刺激引起,多见于周围神经疾病、脊髓病变及脑部疾患等。

(五)意识障碍

当颅脑及全身的严重疾病损伤了大脑皮质及上行性网状激活系统,则出现各种不同程度或不同类型的觉醒状态及意识内容的异常。临床上将人的觉醒状态、定向力、意识内容出现障碍称为意识障碍(disturbance of consciousness)。

(1)嗜睡:是最轻的意识障碍,患者处于病理持续睡眠状态。轻刺激如推动或呼唤患者,可被唤醒,醒后能回答简单的问题或做一些简单的活动,但反应迟钝。刺激停止后又迅速入睡。

(2)意识模糊:是一种常见的轻度意识障碍,意识障碍程度较嗜睡重。可有简单的精神活动,但定向力有障碍,表现为对时间、空间、人物失去正确的判断力。

（3）谵妄:是一种以兴奋性增高为主的急性高级神经中枢活动失调状态。表现为意识模糊、定向力障碍,伴出现错觉、幻觉,躁动不安、谵语。谵妄常见于急性感染的高热期,也可见于某些中毒（如急性酒精中毒）、代谢障碍（如肝性脑病）等。

（4）昏睡:患者几乎不省人事,不易唤醒。强刺激下（如压迫眶上神经）可被唤醒,但不能回答问题或答非所问,且很快又再入睡。

（5）昏迷:患者意识丧失,任何程度的刺激都不能将其唤醒,是最严重的意识障碍,根据严重程度可分为浅昏迷和深昏迷。浅昏迷:意识大部分丧失,强刺激也不能唤醒,但对疼痛刺激有痛苦表情及躲避反应,角膜反射、瞳孔对光反射、吞咽反射、眼球运动等都存在。深昏迷:意识全部丧失,对疼痛等各种刺激均无反应,全身肌肉松弛,眼球固定,角膜反射、瞳孔对光反射等各种反射均消失,生命体征常不稳定。

七、运动系统

（一）腰腿痛

腰椎周围有许多韧带和肌肉等软组织,对维持体位,以及增强脊椎的稳定性、平衡性和灵活性起着重要的作用,一旦这些韧带、筋膜、肌肉、小关节内滑膜等组织发生病变时,可发生腰痛。椎管内及椎间有马尾神经及神经根走行,当神经受病变因素影响时则引起腰痛和（或）腿痛、麻木、无力、大小便功能障碍甚至下肢瘫痪,临床上将这一系列症状统称为腰腿痛。

1. 分类

根据起病急缓大致可分为急性腰腿痛和慢性腰腿痛。

（1）急性腰腿痛:疼痛突然发生,多较剧烈。

（2）慢性腰腿痛:疼痛持续发生,多是程度较轻或时重时轻。

2. 临床表现

（1）急性腰扭伤:多有明显的腰部闪转扭伤史,伤后立刻出现腰痛、活动受限等症状,腰部有明显压痛点,体位不能自如转换,疼痛为痉挛性疼痛。

（2）腰肌劳损:多为慢性腰痛,疲劳状态下发病,常与气候变化有关,疼痛多为膨胀性,休息后可缓解。

（3）腰椎间盘突出症:腰部多有损伤史,腰伴下肢放射性疼痛,症状时轻时重,活动受限,咳嗽、打喷嚏、弯腰则可加重症状,休息后疼痛缓解,棘突间或棘旁有明显压痛,直腿抬高试验阳性,并有相应的神经根支配区域感觉及运动障碍。

（4）腰椎管狭窄症:腰痛反复发作,下肢麻木行走无力,间歇性跛行。

（5）第三腰椎横突综合征:多有扭伤或劳损史,第三腰椎横突处明显压痛并向下腰及臀部放射,横突附近可触及条索状或结节状物。

(二)关节痛

关节痛(arthralgia)是关节疾病最常见的症状。根据不同病因及病程,关节痛可分急性和慢性。急性关节痛以关节及其周围组织的炎性反应为主,慢性关节痛则以关节囊肥厚及骨质增生为主。

(1)外伤性关节炎:急性外伤性关节炎常在外伤后即出现受损关节疼痛、肿胀和功能障碍。慢性外伤性关节炎有明确的外伤史,反复出现关节痛,常由过度活动、负重,以及气候寒冷等刺激诱发,药物及物理治疗后缓解。

(2)化脓性关节炎:起病急,全身中毒症状明显,早期有畏寒、寒战和高热症状,体温可达 39 ℃甚至更高。病变关节红肿热痛,位置较深的肩关节和髋关节则红肿不明显。患者常感病变关节持续疼痛,功能严重障碍,各个方向的被动活动均引起剧烈疼痛,患者常不愿活动患肢。

(3)结核性关节炎:儿童和青壮年多见。负重大、活动多、肌肉不发达的关节易患结核,其中脊柱最常见,其次为髋关节和膝关节。早期症状和体征不明显。活动期常有疲劳、低热、盗汗及食欲减退症状。病变关节肿胀疼痛,但疼痛程度较化脓性关节炎轻,活动后疼痛加重。晚期有关节畸形和功能障碍。如关节旁有窦道形成,常可见干酪样物质流出。

(4)风湿性关节炎:起病急剧,常在链球菌感染后出现,以膝、踝、肩和髋关节多见。病变关节出现红肿热痛,呈游走性,肿胀时间短、消失快,常在1~6周内自然消肿,不留下关节僵直和畸形改变。

(5)类风湿关节炎:多由一个关节起病,常以手中指指间关节首发疼痛,继则出现其他指间关节和腕关节的肿胀疼痛,也可累及踝、膝和髋关节,常为对称性。病变关节活动受到限制,有僵硬感,以早晨为重,故称晨僵,可伴有全身发热。晚期病变关节附近肌肉萎缩、关节软骨增生而出现畸形。

(6)退行性关节炎:早期表现为步行、久站和天气变化时病变关节疼痛,休息后缓解。如受累关节为掌指及指间关节,除关节疼痛外,患者常感觉手指僵硬肿胀,活动不便。如病变在膝关节则常伴有关节腔积液、皮温升高,关节边缘有压痛。晚期病变关节疼痛加重,持续并向他处放射,关节有摩擦感,活动时有响声。关节周围肌肉挛缩常呈屈曲畸形,患者常有跛行。

❋ 综合测试题

1. 非特异性食管炎的典型症状为( )
A.进食异物感　　　　　　　　　　B.吞咽困难
C.进食后烧灼感、疼痛为主,部位不定　　D.发热
E.呕吐
2. 以下一般不能引起吞咽困难的是( )
A.口腔、咽、喉病变　　　　　　　　B.食管炎

C.食管癌   D.食管憩室

E.肝硬化

3. 下面关于发绀的说法错误的是（   ）

A.发绀常发生在口唇、甲床等

B.正常血液中含血红蛋白为 15 g/dL

C.发绀是由于血液中还原血红蛋白的绝对量减少所致

D.中毒可引起发绀

E.严重贫血常不表现发绀

4. 发绀伴杵状指主要见于（   ）

A.发绀型先心病   B.中毒

C.急性心力衰竭   D.肺水肿

E.严重贫血

5. 下面关于水肿的临床表现说法错误的是（   ）

A.心源性水肿从足部开始，下垂部位明显

B.肝源性水肿不是凹陷性水肿

C.肾源性水肿伴随高血压，尿量减少

D.内分泌性水肿通常从胫前或眼眶周围开始水肿

E.营养不良性水肿常伴有胸腹水

6. 关于心血管疾病，如高血压、低血压等所致眩晕特点，不正确的是（   ）

A.一般无真正旋转感   B.多伴有听力减退

C.少有耳鸣   D.无眼球震颤

E.有原发病的表现

7. 心悸伴有消瘦、出汗多见于哪种情况（   ）

A.高血压   B.胃溃疡   C.心绞痛   D.甲亢

E.贫血

8. 以下可导致肾前性少尿的是（   ）

A.消化道大出血   B.急性肾炎

C.急性间质性肾炎   D.输尿管结石

E.前列腺肥大

9. 突然剧烈头痛伴呕吐，脑膜刺激征阳性，不发热，见于（   ）

A.脑梗死   B.高血压病

C.蛛网膜下腔出血   D.脑肿瘤

E.化脓性脑膜炎

10. 支气管哮喘患者呼吸困难特点为（   ）

A.间断性吸气性   B.持续性吸气性

C.反复发作性呼气性   D.间歇叹息性

E.反复发作混合性呼吸困难

❋ 参考答案

1. C　2. E　3. C　4. A　5. B　6. B　7. D　8. A　9. C　10. C

参考文献

[1]万学红,卢雪峰.诊断学[M].9 版.北京:人民卫生出版社,2018.
[2]葛均波,徐永健,王晨.内科学[M].9 版.北京:人民卫生出版社,2018.
[3]贾建平,苏川.神经病学[M].9 版.北京:人民卫生出版社,2018.

（杜振双编，马丽审定）

第二节　病史采集

【重点难点】
(1)掌握重症康复评定病史采集内容。
(2)掌握病史采集沟通技巧。

一、概述

病历是医务人员与患者和知情人谈话时收集到的患者所有信息汇总编排后所作的记载。正确、完整的病史采集能帮助医生建立诊断、鉴别诊断并且进行诊疗方案的实施。在病史采集的流程中,运用熟练的交流技能可以在某种程度上起到"事半功倍"的功效,住院医师标准化考试中已把与患者的沟通交流作为培训必需的六种技能之一。

二、病史组成

(1)基本服务项目:患者名字、年龄、籍贯、职务、民族、婚姻史等。
(2)主诉:指引起患者就医的重要病症(或体征)和时间。要根据主诉初步情况判断病症的大体程度。内容力求简明概括,一般不多于 20 个词。
(3)现病史:即患者本次病情出现、发展和治疗的整个过程,是病历的关键部分,要以主诉病情为重点,按时间先后梳理,如起病时间、有无诱发原因(如有无着凉、淋雨、劳累、进食、用药、外伤、心情等)、主要症状特征(如疼痛强度、种类、位置、特性、频率、缓急、持续性、加速或减缓的原因及方式)、伴随症状(如有无发热、咳嗽、咳痰,有无胸闷、胸痛,有无恶心、呕吐,有无咯血、黑便,有无乏力、关节痛、皮疹等)、起病后治疗状况及治疗效果[是不是曾到医院/诊所就医,做过什么检测及具体检查结果(如血尿粪三大常规、生化、炎症指标、心电图、彩超等),具体治疗药品、方式、剂量、疗效及演变,疗效如何]、睡眠、精神、饮食、体重和大小便等常见状况的改变,以及与鉴别诊断相关的阳性或阴性信息等。与此次病情虽无密切关联,但目前仍在处理的其他伴随病症及其用药状况也需记录。

(4)既往史:即患者过去的身体健康与病情状况,包括以往健康状况、慢性病史、感染史、预防性注射史、手术外伤史、输液史、药敏感史。为防止遗忘,可按身体各系统顺序查询。如出现特定病症历史,应记下病症名称、发病日期和就诊转归。

(5)个人史:家庭的居住状况,出生地和原住址,有无疫区、疫水居住史,有无烟酒嗜好,有无毒品接触史。

(6)月经史:包含月经初潮时间、月经周期天数及经血期持续时间、经量多少、经期有无伴随病症。例:11 岁初潮,月经周期 28~30 d,持续 4 d。经量多少可通过查看每天换卫生棉次数计算。经前和月经期间伴随症状如胸部胀痛、血管水肿、精神压抑或烦躁或容易兴奋等。还应询问经血有无血块,有无痛经及疼痛部位、特性、影响严重程度和痛感开始与消失日期。常规咨询末次经期(last menstrual period,LMP)开始时间、经量和持续性。若流血状况不同于既往正规月经时,还应进一步咨询前次经期(past menstrual period,PMP)开始时间。更年期病患应咨询绝经年龄,绝经后有无阴道大出血、阴道分泌物增加或其余病症。

(7)婚育史:结婚年龄,有无存在近亲结婚(直系血亲及三代旁系血亲)情况,婚姻配偶双方身体健康状况等。生产史包括足月产、早产和堕胎的次数以及现存子女数量,按四位阿拉伯数字排列显示,如足月生产 1 次,无早产,自然流产 1 人,现有孩子 1 人,可记作 1-0-1-1 或仅以孕 2 产 1(G2P1)表示。询问生育时间,有无难产、剖宫产,新生儿出生状况,有无产后大出血及产褥感染的病史。询问自然流产及人工流产时间,末次生育及堕胎的时间,已采取避孕措施及时间。

(8)家族史:双亲、兄弟姐妹健康状况。家庭成员之间有无遗传性疾患(如血友病、白化病等)、潜在与基因遗传相关的疾患(如糖尿病、高血压、结直肠癌、卵巢癌等)及传染性疾病(如肺结核、乙型肝炎等)。

(9)社会心理因素:社会、家庭关系,心理焦虑、抑郁状态,以及个人角色变化冲突等。

三、病史采集模型

(一)病史采集的国际借鉴

现实中,医疗问题与争议也经常见诸报端,甚至偶尔还可以在网络上冲上热搜,成为某一时段内社会持续关注的焦点,同时也是难点议题所在。导致医护病患关系紧张的主要因素不少,而最大问题主要和患者不良就诊体验密切相关。国内有关部门对医院投诉的调查结果表明,约80%的医疗纠纷情况与医患之间沟通不到位相关,而只有不足20%的情况与医院服务相关。美国联邦政府对全美大多数医院的健康服务评价报告也表明,住院患者普遍对医院的健康及后续服务表示不满意,并指责医院的护理能力不足,不少患者自认为并没有受到医师和护士的认可和礼遇。在接受评定问卷的患者中,近25%的患者认为医师和护士不能与患者良好地交流。

(二)AIDET沟通5项基本要素

为防止内容遗漏,西方发达国家已经将交流手段模块化,将交流场景分为5项基本要素,分别为:问候式(acknowledge:医生主动询问患者);自我介绍(introduce:简短自我介绍,包括工作和临床技能);充分的交流时长(duration:给患者合理的治疗预期时间);良好的交流理解(explanation:对彼此的需要有足够的认识);道谢(thank you:表示对患者的慰问)。以上5种内容都是不可或缺的基本要素(简称AIDET)。为了增进医务人员和患者之间的彼此了解,必须注意的是,AIDET沟通5个基本要素,在具体医疗实际中绝非机械性地死板挪用,需要灵活把握,尤其是在人员庞杂的门诊环境中,干扰与阻碍因素颇多,循规蹈矩地套用AIDET,恐出现以偏概全的错误。

(三)RESPECT模型

医疗问题的RESPECT模型是由加利福尼亚大学健康研究中心于2002年建立的,至今仍是最普遍使用的医护患者沟通方式。实际上大众对"respect"这一英文单词并不陌生,意指"尊重",由此可见,不管在国内外,在对待医患关系的理念与愿景是相同的。RESPECT模型的核心内容包括7个要素结构(见表1-2-1)。医师的治疗过程,实际上也是患者通过观察了解医师是否可信的机会。获得患者的信赖和配合,让患者笃信医师会全心全意地为其治疗,才能够得到患者的依从和协助,取得较好的疗效。

表1-2-1 RESPECT模型

项目	
融洽(rapport)	与患者构建和谐关系; 从患者的角度分析问题; 避免以貌取人、先入为主
同理心(empathy)	谨记患者是来寻求帮助的; 接受患者的想法,感同身受; 不苛责; 了解对方的情绪,将心比心
支持(support)	问询并掌握影响患者依从性的因素; 争取家属的参与; 让患者有依赖感

续表

项目	
伙伴关系(partnership)	保持相处的灵活性； 共同努力解决疾患
沟通解释(explanation)	互相理解； 语言交流技巧
文化技能(cultural competence)	尊重患者的教育程度与信仰； 谨记"人无完人"； 医生的看病风格可能不适用于每一位患者
信任(trust)	建立自信和互信

注：依据 2002 年加利福尼亚大学健康研究中心 RESPECT 模型制表。

四、病史采集技巧

(一)采集病史能力的缺陷

病历记录内容简单、缺项漏项，往往只随便记录了一些阳性症状、体征和辅助检查等方面的零星资料，不能很好地反映病情发生发展的一系列过程。根本原因在于医务人员在收集病史时因对疾病诊断考虑不充分、基本功不足等不太会针对性地发掘"自主性现病史"，更多的是单纯记载患者提供的"被动性现病史"。所谓"被动性现病史"是指在病史采集过程中，医务人员全部或基本根据患者讲述的病史信息内容予以记载，只是单纯被动接受，不能主动、积极地发掘或探究病史中出现的矛盾冲突及不合理、过程不连续的具体内容或主要问题。对病史的采集只能起到"录音机"的功能。而"自主性现病史"是指在病历采集过程中，医务人员不但要全面、完整、正确地记录患者自我叙述的病历信息，同时还须有倾向性、有针对性、仔细认真地发掘患者尚未主动提出却有可能影响病历完整性、准确性和真实性的信息，从而使病历有一个系统、全面、正确、真实性的展现，让人能够清楚、便捷地了解到病情发生演变进程、因果关系。

(二)病史采集需注意的细枝末节

患者能否准确地提供患病时间、病程等主要是由患者的认知力和记忆力等决定的。在诊查过程中，医生切忌先入为主或过早、武断地得出错误结果。由于部分患者心理敏感，可能因为医生的处理方式过于轻率而造成错误印象，所以问诊流程中必须反复验证病历中的问题，以提高病历内容和患者心理感受的真实性；要使患者感受到，医师一直在仔细倾听诉述。病历采集过程中坚实的基础知识无疑是关键的，但最关键的还是要不断地进行临床实践，经过不断地锻炼，真正了解病历采集的方法。

(三)重视患者的背景

病历采集中,针对不同年龄、知识水平和文化背景的患者,询问的语气也应不同。要用患者能听得懂的话语和词汇简单询问所需要了解的病史内容,既要避免居高临下地和患者交流,又要避免使用太多的专业性词汇,在必要时也可以根据患者的语言习惯使用方言进行更好的沟通交流,以便更清楚地获得患者最真实的表述。谈话沟通中注重患者的隐私防护,使患者感觉愉快、轻松。所采集的症状,应记录明确、思路清晰、要点突出、去伪存真。对复杂的病例,首先要根据临床情况加以甄别,并把握要点,按内容分为阳性症状和有鉴定意义的阴性症状。

(四)重视多次就诊患者

对于多次就诊患者,以下两个方面的信息必须特别慎重:一是患者对症状的主观表述;二是多次就诊过程中所产生的相关记录(包括有关辅助检查、诊断考虑、治疗方案、疗效情况、病情转归等)。其中患者自身表现尤为关键,从患者自己的讲述中掌握疾病的第一手信息,切忌照搬既往的病历记载。不少患者总是重复讲述既往的疾病,却忽视自己疾病的具体细节,此时应改变话题,引导患者更多地讲述自身的症状与体会。个别情况下,如受患者记忆模糊、认知错误等特殊原因的限制,对患者提交的诊断和检查病历,应当采取慎重的态度,不要随意转述其他医生的诊断资料,允许并引导患者详细介绍自己的情况,从中得到详尽的病历信息。

(五)倾听与引导

收集病历的过程中,倾听尤为重要,尽量避免打断患者的叙述,也是对患者的一种尊重。但当患者就一些明显不相干的话题喋喋不休时,需要及时转换方向,结束该话题或者引导患者提供医务人员所需要的信息并进行提炼,高效率地获取更多更有价值的病历信息。目前病历收集流程中,医患双方应由谁来把控对话的节奏,没有一成不变的模式,可以视情况而定。

有些患者介绍病史的语言内容不详或没有边际,在极少情况下患者可以简单地介绍出有关疾病的内容,但更多的时候是在诉述无关紧要的内容。最好的病史收集方法是既要避免生硬的"审问方式",也要将患者的焦点聚焦于与疾病相关的问题上。在患者出现停顿进而又回忆起一些无关情节时,应适当引回到原话题。在患者的叙述条理清楚、焦点突出之后,避免打断其思路,最后再对一些关键的信息逐一重复核实。经验丰富的医师往往一边询问病史一边建立诊断思路,从而获得更清晰准确的判断。这之间可能贯穿了一些关键的问题,从而提炼出有助于诊断和鉴别诊断的依据。传染性疾病的诊断需要更精确的时间,如:"反复胸闷 5 年";近 1~2 年发作者,询问必须精确到每月,如"周期性腹痛 6 个月";近 1 个月内发病者,必须精确至日,如"右下腹痛 2 日";急症则必须精确到小时,比如"右下腹痛 1 小时"。

(六)个体化因势利导

收集病史进程中,采用因人而异的方式。患者的疾病多样,收集病史的方法也要有所区别。当患者腼腆或情绪低落不想表述时,应适当地安抚与引导;对于反复表述不清的患者,如大字不识的老年人或者钻牛角尖、自以为是的"百度病者",则需要适时转换话题,以免把大部分时间耗费在无关紧要的叙述上;对故意隐藏疾病信息的患者,要耐心追问,比如针对未成年女性,急性下腹痛就诊,性生活史尤为重要;对有躁狂情绪或偏执型患者,询问言语要慎重,安抚为主,防止产生无谓的矛盾;对于主诉多或含糊不清的患者,须以专业角度主动、深入地挖掘病史信息。通过听取病史叙述,还可以间接认识到患者的性格特征,性格耿直的患者或许会掩饰或忽视一些"不重要"的病症;抑郁焦虑症者则常常会扩大自我的感受,干扰对实际病情程度的判断;敏感或疑病症者则过分重视自己的病症,重复讲述本人主观的症状。类似的病症,各个患者或许会有明显不同的表现。

通过收集病史,能够观察患者的言谈举止、活动以及情感反应是否正常,这些方面都有可能提供重要的诊断信息。如在叙述症状或回答家族史、婚姻史等具体细节提问时,要关注到患者有无局促或坐立不安、迟疑等表现,言语动作和精神情感反应能否得体自如。通过患者对问题的反应、表现,能够帮助评定患者的个性、人格及其情感状况。

(七)甄别信息的有效性

针对患者所提供的病史需要甄别信息的有效性,可能部分患者及其家属因为某些问题(如传染病、恶性肿瘤),会不好意思说或善意隐瞒,导致病史信息不全;一些患者对病症的认识或许出现错误;有些则很可能是有意改变或隐瞒病情的。凡此种种,并不鲜见。有些患者反应迟钝,不能准确描述主要症状;有的则舍本逐末,所提供的信息与疾病关系不大;还有些患者的主诉内容繁多、含糊其词。在极端情形时,患者意识模糊、身体痛苦不堪或心情痛苦、悲痛欲绝,出现语言障碍甚至智力降低等情况,均无法给出令人满意的全部病史信息,此时就必须通过咨询患者陪同人员或亲属,获取有意义的资料以作补正或修改,更极端的情形下甚至全部病史都由他人提出。而通过咨询患者的亲属,有助于认识患者在行为、记忆力、语言功能上的改变。在患者有行为能力时,要尽量避免完全由亲属代为诉述病情或补充病史。采集病史尽量避免直接查阅患者过往的病历信息。在获得判断以前,如果不了解既往的诊断,就难免先入为主,进而干扰自我的诊断。因此必须先逐一问诊,再进行查体,然后再查阅、回顾过去的病史信息,才可以更加证实自己诊断的正确性。

(八)理性对待其他医生的素材

关于其他医生的诊断信息,包括病史资料和患者提供的描述,有三种情况:①你完全认可的诊断观点,接受以前的判断结果;②先前的诊治经历和自己的判断完全相悖,不予采纳;③采取中性观点,合理使用这些信息。必须提醒的是,由于医学的不确定性、异质性,对于其他医疗单位及个人的诊断均需要带有批判精神,根据患者提供的信息或后续产生的检查记录等信息进行对比分析,可能是补充既往诊断,也可能是否定。当患者抱怨过去或别人的诊断过程时,应当委婉加以劝阻,更不对既往诊治过程妄加评论,甚至指出既往诊疗过程中可能存在的"失误"。尤其是遇到有关医疗事故、纠纷乃至法医学问题时,如实记录一份翔实、正确、客观的病历尤为重要。

(九)统筹兼顾,运筹帷幄

提升治疗效果的一个重要方法就是在病史采集过程中,适当借鉴过去的病史记载。如果以前的记载条理清晰、资料齐全,可把其复述给患者加以验证,特别适合于病史较长的患者,这个做法可以起到事半功倍的作用。总结既往的检验成果,说明患病原因等,可以采用手绘表格方式,以使所收集的信息简明扼要、一目了然。采集病史时,我们提倡边交流边录入,这样不但可以提高病历的真实性,也能够统筹安排时间,避免遗忘重要信息。必须注意的是,在患者描述症状时应注重提取重要信息,切忌掺杂自己的主观判断。

病史采集是医生诊断病情的第一步,一份真实的病历资料是病情的检查、鉴定治疗与管理的基础,同时也是拉近医患关系重要的一环。所以,掌握完整、全面、准确地采集病史的技巧是一名优秀医生应该掌握的基本技能。病史的采集实际上是医务人员和患者的情感沟通过程,交流得越彻底,内容越多,病历的准确性越高。

❀ 综合测试题

男,58 岁,发热、咳嗽咳痰 2 天。既往有"心肌梗死"病史。

要求:作为住院医师,请围绕以上简要病史,将应该询问的患者现病史及相关病史的内容写在答题纸上。

❀ 参考答案

1. 现病史

(1)根据主诉及相关鉴别询问:

①发病诱因:有无劳累、感染、情绪激动。

②发热、咳嗽咳痰程度如何,阵发性或是持续性,有无夜间发作,加重或缓解因素(与体位及活动的关系)。

③伴随症状:有无心悸、胸痛、出汗、咯血、腹胀、双下肢水肿。

(2)诊疗经过:

①是否曾到医院就诊,做过哪些检查。

②治疗情况。

(3)一般情况:

发病以来饮食、睡眠、大小便及体重变化情况。

2. 其他相关病史

(1)有无药物过敏史。

(2)"心肌梗死"的诊治情况。

(3)与该病有关的其他病史:有无高血压病史,有无慢性肺部疾病、肝病、肾病病史。有无烟酒嗜好,婚育史,有无心脏病家族史。

参考文献

[1]万学红,卢雪峰.诊断学[M].9版.北京:人民卫生出版社,2018.

[2]张师前.基础为本,夯实基本功:病史采集的刍议与商榷[J].中国实用妇科与产科杂志,2022,38(1):73-77.

[3]黄丽彬,金泓宇,张蔓,等.引入疾病临床表现的症状学及病史采集教学现状及改革探究[J].中华医学教育探索杂志,2021,20(4):399-402.

[4]MUTHA S, ALLEN C, WELCH M. Toward culturally competent care: a toolbox communication strategies[M].San Francisco:Center for Health Professions,2002.

[5]何志成,郑南南.病史采集和体格检查医学行为的人文思考[J].医学与哲学(临床决策论坛版),2006(1):63-64,79.

[6]王筝扬.如何做好病史采集指导?[J].中国毕业后医学教育,2019,3(1):45.

[7]贯彻全科医学理念践行全科医疗:有效全面的病史采集[J].中国全科医学,2018,21(22):2643.

[8]秦淼,刘秀梅,侯春丽,等.医学生病史采集开放课堂教学探索与实践[J].现代职业教育,2018,136(34):290-291.

[9]桑爱民,周庆,戴林,等.关于提高实习生病史采集和病历书写质量的思考[J].淮海工学院学报(社会科学版),2011,9(18):99-100.

[10]吴钟琪.病史采集:问诊[J].中国实用乡村医生杂志,2020,27(1):16-18.

(杜振双编,马丽审定)

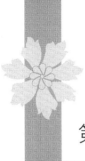

第二章 | 体格检查评定

第一节　体格检查评定的主要内容

【重点难点】

(1)重点:掌握全身体格检查主要内容的临床意义。

(2)难点:熟悉全身体格检查的主要内容。

一、生命体征

(1)体温:临床上一般测腋温,正常为 36～37 ℃。超过 37 ℃称为发热。

(2)脉搏:正常成人静息状态下,脉搏为 60～100 次/min。

(3)呼吸:正常成人静息状态下,呼吸为 12～20 次/min,呼吸与脉搏之比为 1∶4。

(4)血压:在安静、清醒的条件下采用标准测量方法,至少 3 次非同日血压值达到或超过收缩压 140 mmHg 和(或)舒张压 90 mmHg,诊断为高血压。血压低于 90/60 mmHg 时称低血压,持续的低血压状态常见于休克、急性心肌梗死、心力衰竭、急性心脏压塞等。

二、一般状况

(一)神志

判断神志多采用问诊的方式,通过与患者对话来了解其思维、反应、情感活动、计数、定向力(即对时间、人物、地点的判断分析能力)等,必要时还要做痛觉试验、角膜反射、瞳孔对光反射等检查,以判定其神志是否正常。正常人神志清晰,异常情况由轻到重分为嗜睡、意识模糊、昏睡、昏迷。

（二）发育

通常以年龄与智力、体格成长状态（包括身高、体重及第二性征）之间的关系综合判断发育情况。发育正常者，年龄与智力、体格成长状态、第二性征之间的关系是均衡一致的。一般判断成人发育正常的指标是：头部的长度为身高的 $1/8 \sim 1/7$；胸围等于身高的一半；两上肢伸展后两个中指之间的距离约等于身高；坐高等于下肢长度。如果明显不对称，即属于发育异常。

（三）营养

判断营养状态最简便的方法是查看皮下脂肪充实的程度。判断皮下脂肪充实程度最适宜、最方便的部位是前臂的屈侧或上臂伸侧下 $1/3$。测量一定时期内体重的变化也是观察营养状态的方法之一。营养状况临床上一般分为良好、中等、不良三个等级。正常人是良好。

（四）面容与表情

正常人表情自然，神态安逸。患有疾病者可出现痛苦、忧虑或疲惫的面容与表情。有些疾病有特殊的面容与表情。

（五）体位

正常人或患病较轻者身体活动自如。患病较重者可出现被动体位或强迫体位。

（六）皮肤黏膜

正常人皮肤红润有光泽。皮肤苍白见于贫血、休克、主动脉瓣关闭不全等。皮肤发绀见于还原血红蛋白增多或异常血红蛋白血症。皮肤发红见于发热性疾病、一氧化碳中毒等。黄疸见于溶血性黄疸、肝细胞性黄疸、胆汁淤积性黄疸。皮肤瘀点、紫癜、瘀斑及血肿见于血液系统疾病、重症感染。皮肤皮疹类型有斑疹、丘疹、斑丘疹、玫瑰疹或荨麻疹，可见于斑疹伤寒、风湿性多形性红斑、丹毒、药物疹、麻疹、猩红热、湿疹等。蜘蛛痣及肝掌见于慢性肝炎或肝硬化。水肿临床上分为轻、中、重三度，全身性水肿见于心源性水肿、肾源性水肿、肝源性水肿；局部性水肿见于血栓性静脉炎或下肢静脉曲张等。正常人无皮下结节，欧氏小结在指尖、足趾、大小鱼际肌腱处，呈蓝色或粉红色并有压痛，见于感染性心内膜炎；结节性多动脉炎的结节沿末梢动脉分布。溃疡常由外伤、炎症、局部血液循环障碍、恶性肿瘤等原因引起。瘢痕见于外伤、感染及手术后等。皮肤出汗增多见于风湿病、结核病、甲状腺功能亢进症或布鲁氏菌病；夜间睡眠中出汗见于结核病；冷汗见于休克或虚脱；皮肤少汗或无汗见于维生素 A 缺乏、甲状腺功能减退、尿毒症、脱水、硬皮病等。

（七）淋巴结

正常人淋巴结一般不易触及，直径多在 $0.2 \sim 0.5$ cm 之间，质地柔软，表面光滑，单个散在,无压痛,与周围组织无粘连。淋巴结肿大检查内容有部位、大小、数目、硬度、压痛、活动度、有无粘连,以及局部皮肤有无红肿、瘢痕、瘘管等。

局部淋巴结肿大见于非特异性淋巴结炎、淋巴结结核、恶性肿瘤淋巴结转移;全身性淋巴结肿大见于淋巴瘤、白血病、系统性红斑狼疮、艾滋病、布鲁氏菌病、钩端螺旋体病、丝虫病等。

三、头部及其器官

(一)头颅

头颅大小、形态,头发颜色、有无光泽、分布是否均匀。观察头部的运动是否有异常:头部活动受限,见于颈椎疾病;头部不受控制地颤动,见于帕金森病(Parkinson's disease,PD);与颈动脉搏动一致的点头运动见于严重主动脉瓣关闭不全。

(二)眼

1. 眼眉

正常人眉毛的疏密不完全相同,一般内侧与中间部分比较浓密,外侧部分较稀。外1/3眉毛过于稀疏或脱落见于黏液性水肿、腺垂体功能减退、麻风病等。小片眉毛脱落可见于梅毒。

2. 眼睑

睑内翻见于沙眼。单侧上睑下垂见于脑外伤、脑炎、脑脓肿等。双侧眼睑闭合障碍可见于甲状腺功能亢进;单侧眼睑闭合障碍见于面神经麻痹。眼睑水肿见于肾炎、营养不良等。

3. 泪囊

挤压泪囊区有黏液脓性分泌物自泪点流出,见于慢性泪囊炎。

4. 结膜

结膜发红见于结膜炎、角膜炎;苍白见于贫血;发黄见于黄疸;散在出血点见于亚急性感染性心内膜炎、败血症;结膜下大片出血见于高血压、动脉硬化;颗粒与滤泡见于沙眼;球结膜水肿见于颅内压增高、肺性脑病、流行性出血热等。

5. 巩膜

正常人巩膜呈瓷白色。巩膜发黄见于黄疸;巩膜内眦部出现黄色斑块见于脂肪沉着;巩膜周围黄染见于血液中胡萝卜素增多。

6. 角膜

角膜周围血管增生见于严重沙眼;角膜软化见于维生素 A 缺乏。

7. 虹膜

正常人虹膜纹理呈放射性排列。纹理模糊或消失见于炎症、水肿。虹膜形态异常或有裂孔见于虹膜后粘连和外伤等。

8. 瞳孔

正常人瞳孔为圆形,直径为 3～4 mm,双侧等圆、等大。瞳孔缩小见于虹膜炎症和中毒(有机磷类农药、毒蕈中毒等)等;瞳孔扩大见于青光眼绝对期、外伤和视神经萎缩等;双侧瞳孔大小不等见于脑疝。

对光反射检查,对光反射迟钝常见于浅昏迷,完全消失见于深昏迷。

调节与集合反射检查,调节反射和集合反射均消失见于动眼神经功能损害;对光反射消失而集合反射存在见于多发性硬化、脑外伤等。

9. 眼球

双侧眼球突出见于甲状腺功能亢进;单侧眼球突出见于局部炎症、眶内占位性病变等。双侧眼球下陷见于严重脱水,单侧下陷见于霍纳综合征、眶尖骨折等。

眼球运动检查,眼球运动障碍伴复视见于动眼神经、滑车神经、展神经麻痹。

自发的眼球震颤见于耳源性眩晕、小脑疾病和视力严重低下等。

眼压检查,如眼球张力异常,进一步用眼压计测量。眼压增高见于颅内压增高、青光眼;眼压降低见于严重脱水、眼球萎缩等。

(三)耳

1. 耳郭及外耳道

耳郭红肿伴热、痛见于急性炎症。耳郭皮下触及小而硬的结节称痛风石,见于痛风患者。外耳道局部红肿,耳屏有压痛见于外耳道疖肿;外耳道流血见于局部外伤、中耳肿瘤或颅底骨折;外耳道有浆液或脓性分泌物,见于外耳道炎或中耳炎,中耳炎多伴有恶臭。

2. 鼓膜

正常人鼓膜平坦,颜色灰白,呈圆形。检查是否有内陷、外凸、颜色改变,是否有穿孔及穿孔部位等。

3. 乳突

耳郭后方皮肤红肿,乳突压痛,有时伴有瘘管或瘢痕,见于化脓性中耳炎,严重时可继发耳源性脑脓肿或脑膜炎。

(四)鼻

1. 鼻外观

检查时应注意其形态、皮肤颜色。外鼻普遍性增大见于肢端肥大症、黏液性水肿等。鼻骨破坏、鼻梁塌陷见于鼻骨骨折或先天性梅毒等。鼻翼扩大、鼻腔完全堵塞、鼻梁增宽变平呈蛙状见于肥大性或多发性鼻息肉。鼻梁皮肤出现红色斑块,并向两侧面颊部蔓延呈蝴蝶形,见于系统性红斑狼疮。有鼻翼翕动见于呼吸困难或高热患者。

2. 鼻腔

鼻腔通气不畅见于鼻腔炎症,长期单侧鼻腔通气不畅见于息肉或肿瘤。有大量清水样鼻涕见于过敏性鼻炎或麻疹、猩红热等;有黄绿色黏稠带腥味的鼻涕见于化脓性鼻窦炎或慢性鼻炎等。鼻腔分泌物减少,黏膜干燥,鼻腔扩大伴嗅觉减退或消失,见于萎缩性鼻炎。双侧鼻出血多见于某些传染病(流行性出血热、伤寒等)、血液病(白血病、血小板减少性紫癜、再生障碍性贫血等)、高血压病、风湿热、维生素 C 或维生素 K 缺乏,以及肝、脾疾病等。单侧鼻出血见于外伤、鼻腔感染、局部血管损伤、肿瘤(如鼻咽癌)等。

3. 鼻窦

鼻窦压痛伴鼻塞、流涕、头痛等见于鼻窦炎。

(五)口

1. 口唇

正常人口唇红润光泽。苍白见于贫血、虚脱、主动脉瓣关闭不全等;发绀见于心肺功能不全;口唇颜色深红见于发热性疾病或一氧化碳中毒。口唇干燥并有皲裂见于严重脱水。口唇疱疹为口唇黏膜与皮肤交界处发生的成簇的半透明小水疱,见于大叶性肺炎、流行性脑脊髓膜炎或疟疾等。口唇突然出现无痛性、非炎症性肿胀,见于血管神经性水肿。口角糜烂见于维生素 B_2 缺乏。口角歪斜见于面神经麻痹。

2. 口腔黏膜

正常人口腔黏膜光洁,呈粉红色。蓝黑色色素沉着斑片见于肾上腺皮质功能减退症。出现大小不等的黏膜下出血点或瘀斑见于维生素 C 缺乏。鹅口疮(雪口病)见于衰弱患者、长期使用抗生素或抗癌药者。

3. 牙齿

检查时应注意有无龋齿、残根、缺牙和义齿等。

4. 牙龈

正常人牙龈呈粉红色,质坚韧,和牙颈部紧密贴合。牙龈水肿见于慢性牙周炎,牙龈挤压后有脓液溢出见于慢性牙周炎、牙龈瘘管等。牙龈缘出血见于牙石或血液系统疾病等。

5. 舌

正常人舌质淡红、湿润、柔软,活动自如,伸舌居中,无震颤,舌苔薄白。舌体肥大见于肢端肥大症或黏液性水肿;舌乳头萎缩、舌体变小见于缺铁性贫血、恶性贫血或慢性萎缩性胃炎。舌面光滑呈粉红色或红色见于猩红热或长期发热患者;舌上皮有不规则隆起,状如地图,见于维生素 B_2 缺乏;舌面敷有黑色或黄褐色毛称毛舌,见于久病衰弱或长期使用广谱抗生素的患者。伸舌常有震颤见于甲状腺功能亢进患者;伸舌偏向一侧见于舌下神经麻痹患者。

6. 咽部与扁桃体

咽部黏膜充血、红肿,黏膜腺分泌增多见于急性咽炎。咽部黏膜充血、表面粗糙,淋巴滤泡呈簇状增殖见于慢性咽炎。扁桃体隐窝内有黄白色分泌物,或有渗出物形成的苔片状假膜,见于扁桃体炎或咽白喉,扁桃体炎患者假膜很易剥离,而白喉假膜不易剥离,若强行剥离,易引起出血。

7. 喉

急性嘶哑或失音常见于急性喉部炎症,慢性失音者见于喉癌或纵隔肿瘤。

8. 口腔气味

正常人口腔无特殊气味。口腔有特殊气味可见于牙龈炎、龋齿、牙周炎。腥臭味见于牙槽脓肿;烂苹果味见于糖尿病酮症酸中毒;尿味见于尿毒症;肝臭味见于肝性脑病。

(六)腮腺

正常人腮腺腺体薄而软,触诊时摸不出腺体轮廓。腮腺迅速肿大,先为单侧,继而可累及对侧,检查时有压痛,腮腺导管可见红肿,见于急性流行性腮腺炎;腮腺肿大多为单侧,按压腮腺导管口处可见脓性分泌物溢出,见于急性化脓性腮腺炎;腮腺质韧呈结节状,边界清楚,可移动,见于腮腺混合瘤;腮腺质硬,有痛感,发展迅速,与周围组织粘连,伴面瘫,见于恶性肿瘤。

四、颈部

正常人颈部直立时两侧对称。

(一)颈静脉

正常人处于立位或坐位时,颈静脉常不显露,平卧时可见颈静脉充盈,45°半卧位时充盈水平限于锁骨上缘至下颌角距离的下 2/3 内。颈静脉怒张见于右心衰竭、缩窄性心包炎、心包积液或上腔静脉阻塞综合征。

(二)颈动脉

正常人在安静状态下不易看到颈动脉搏动,在安静状态下颈动脉明显搏动,见于主动脉瓣关闭不全、甲状腺功能亢进或严重贫血患者。

(三)甲状腺

正常人甲状腺不易触及。甲状腺肿大,为弥漫性,也可为结节性,不伴有甲状腺功能亢进体征者,见于单纯性甲状腺肿。甲状腺肿大的腺体质地较柔软,两侧可对称或不对称。触诊可有震颤,听诊有血管杂音,见于甲状腺功能亢进。甲状腺肿大,触诊不规则结节,质硬,可与周围组织发生粘连,甲状腺移动受限,见于甲状腺癌。甲状腺肿大,不对称,有结节,不光滑,质硬,无震颤及血管杂音,见于结节性甲状腺肿。甲状腺肿大生长缓慢,多为单个,呈圆形或椭圆形,无压痛,质地较韧,见于甲状腺瘤。

(四)气管

正常人的气管位于颈前正中部。气管推向健侧,见于大量胸腔积液、气胸、纵隔肿瘤或单侧甲状腺肿大等;气管拉向患侧,见于肺不张、肺纤维化、胸膜粘连等。

五、胸部

(一)胸廓

正常人胸廓两侧大致对称,呈椭圆形。成年人胸廓的前后径与左右径的比例约为1:1.5;老年人胸廓的前后径略小于左右径或两者几乎相等。扁平胸见于肺结核、恶性肿瘤晚期等。桶状胸见于慢性阻塞性肺疾病、部分老年人或矮胖体型者。佝偻病胸(佝偻病串珠、鸡胸、肋膈沟、漏斗胸)见于佝偻病儿童。脊柱畸形引起的胸廓改变,常见于脊柱结核等。胸廓局部隆起,见于心脏明显扩大、心包大量积液、升主动脉夹层、胸壁肿瘤等。胸廓一侧膨隆,见于一侧胸腔积液、气胸或胸腔巨大肿瘤等。胸廓局部或一侧凹陷,可见于肺不张、肺纤维化和广泛胸膜粘连等。

(二)肺

1. 视诊

(1)呼吸运动:正常人的呼吸自主有节律,通常为混合式的呼吸运动。男性和儿童呼吸以腹式呼吸为主,女性呼吸以胸式呼吸为主。胸式呼吸减弱,腹式呼吸增强见于肺炎、肺结核和胸膜炎等肺和胸膜疾病。腹式呼吸减弱,胸式呼吸增强见于腹膜炎、大量腹腔积液、肝脾极度肿大或腹腔巨大肿物等疾病。

双侧呼吸运动增强,见于剧烈运动后、代谢性酸中毒或呼吸道部分阻塞;单侧或局部呼吸运动增强,见于代偿性增强。

双侧减弱或消失,见于慢性阻塞性肺疾病、双侧胸腔积液或气胸、呼吸肌麻痹及碱中毒等;一侧减弱或消失,见于单侧大量胸腔积液、气胸、胸膜粘连、膈神经麻痹或大叶性肺炎等。

(2)呼吸频率及深度:正常成人静息状态下,呼吸频率为12～20次/min,呼吸与脉搏之比为1:4。呼吸频率超过20次/min,见于发热、疼痛、大叶性肺炎、气胸、贫血、甲状腺功能亢进及心功能不全等;呼吸频率低于12次/min,呼吸浅慢,见于麻醉剂(如吗啡)或镇静剂(如巴比妥类)过量、颅内压增高等。深大呼吸,见于糖尿病酮症酸中毒或尿毒症;呼吸浅快,多见于肺炎、胸腔积液、气胸或大量腹腔积液等。

(3)呼吸节律:正常人在静息状态下,呼吸的节律基本上是均匀而整齐的。在病理状态下,会出现各种呼吸节律的变化。如潮式呼吸和间停呼吸,两者多见于脑炎、脑膜炎、颅内压增高、巴比妥中毒等;部分老年人因脑动脉硬化,在熟睡时,亦可出现潮式呼吸。

2. 触诊

(1)胸廓扩张度:正常人两侧胸廓扩张度一致。病侧胸廓扩张度减弱见于大量气胸、胸腔积液、肺不张或大叶性肺炎等。

(2)语音震颤:正常人语音震颤与年龄、性别、体型及部位有关。语音震颤减弱或消失,见于肺气肿、大量胸腔积液或气胸、阻塞性肺不张、严重胸膜肥厚等;语音震颤增强见于大叶性肺炎实变期、肺栓塞、空洞性肺结核、肺脓肿或压迫性肺不张等。

(3)胸膜摩擦感:正常人无胸膜摩擦感。胸膜摩擦感见于纤维素性胸膜炎、渗出性胸膜炎早期或胸腔积液被吸收尚未形成粘连时。

3. 叩诊

正常人胸部叩诊呈清音。正常肺脏的清音区范围内,若出现浊音和实音,见于肺炎、胸腔积液、肺不张、肺结核、重度肺水肿、肺肿瘤、未液化的肺脓肿或胸膜粘连等;过清音见于慢性阻塞性肺疾病;鼓音见于气胸、空洞性肺结核、液化的肺脓肿、癌性肺空洞或肺囊肿等。

4. 听诊

正常人双肺呼吸音清晰。

(1)异常呼吸音:肺泡呼吸音减弱或消失,见于阻塞性肺气肿、重症支气管哮喘、压迫性肺不张、胸腔积液或气胸等。双侧肺泡呼吸音增强,见于贫血及代谢性酸中毒、发热等。一侧肺或胸膜患病时,健侧肺可出现代偿性肺泡呼吸音增强。呼气音延长见于慢性阻塞性肺疾病或支气管哮喘等。

(2)异常支气管呼吸音:异常支气管呼吸音见于大叶性肺炎的实变期、肺栓塞、肺脓肿、空洞性肺结核或压迫性肺不张等。

(3)啰音:双侧肺部干啰音见于支气管哮喘、慢性支气管炎;局限性干啰音见于支气管结核或肿瘤。双肺满布湿啰音见于急性肺水肿或严重肺炎;双侧肺底湿啰音见于肺淤血或支气管肺炎等;局限性湿啰音见于肺结核、肺炎、支气管扩张症等。

(4)胸膜摩擦音:正常人无胸膜摩擦音。胸膜摩擦音见于纤维素性胸膜炎、肺梗死、肺炎、胸膜肿瘤、转移癌或尿毒症等。

(三)心

1. 视诊

正常人心尖搏动位于左侧第 5 肋间左锁骨中线内侧 0.5～1.0 cm 处,搏动范围以直径计算,为 2.0～2.5 cm,部分正常人未见心尖搏动。心尖搏动向左下移位,见于左心室增大,如高血压性心脏病;心尖搏动向左侧移位,见于右心室增大,如风湿性心脏病、二尖瓣狭窄。

2. 触诊

(1)心尖搏动及心前区搏动:在视诊未发现心尖搏动时,触诊常能发现心尖搏动的位置、强弱和范围。心尖部抬举性搏动,见于左心室肥厚;胸骨左下缘收缩期抬举性搏动,见于右心室肥厚。

(2)震颤:正常人无震颤。触及震颤,见于心脏瓣膜狭窄及先天性心血管疾病。震颤分为收缩期震颤、舒张期震颤和连续性震颤三种。震颤的时期、部位及其临床意义见表 2-1-1。

表 2-1-1 心前区震颤的临床意义

部位	时期	常见病变
胸骨右缘第 2 肋间	收缩期	主动脉瓣狭窄
胸骨左缘第 2 肋间	收缩期	肺动脉瓣狭窄
胸骨左缘第 3～4 肋间	收缩期	室间隔缺损
胸骨左缘第 2 肋间	连续性	动脉导管未闭
心尖区	舒张期	二尖瓣狭窄

（3）心包摩擦感：在心前区或胸骨左缘第 3、4 肋间触及心包摩擦感，见于心包炎。

3. 叩诊

正常心浊音界见表 2-1-2。

表 2-1-2 正常心浊音界

右/cm	肋间	左/cm
2～3	Ⅱ	2～3
2～3	Ⅲ	3.5～4.5
3～4	Ⅳ	5～6
	Ⅴ	7～9

注：左锁骨中线距前正中线 8～10 cm。

心浊音界呈靴形，见于高血压性心脏病或主动脉瓣关闭不全；心浊音界呈梨形，见于二尖瓣狭窄；心界向两侧扩大，心浊音界外形随体位改变而变化，坐位时心界呈三角形烧瓶样，卧位时心底部增宽，见于心包积液。

4. 听诊

（1）心率：正常成人在安静情况下，心率为 60～100 次/min。成人窦性心律的频率超过 100 次/min，称为窦性心动过速；心率低于 60 次/min，称为窦性心动过缓。

（2）心律：正常成人心律规整，部分青年人可出现窦性心律不齐，一般无临床意义。心律不齐还可见于期前收缩或心房颤动等。

（3）心音：第一心音增强，见于二尖瓣狭窄、完全性房室传导阻滞、高热、贫血、甲状腺功能亢进等；第一心音减弱，见于心肌梗死、心肌炎、心肌病、二尖瓣关闭不全或主动脉瓣关闭不全等；第一心音强弱不等，见于心房颤动、室性期前收缩、完全性房室传导阻滞等心律失常。

第二心音分别为主动脉第二心音（A_2）和肺动脉第二心音（P_2），通常 A_2 在主动脉瓣听诊区最清晰，P_2 在肺动脉瓣听诊区最清晰。一般情况下，青少年 $P_2 > A_2$，成年人 $P_2 = A_2$，老年人 $P_2 < A_2$。A_2 增强，见于高血压、动脉粥样硬化；A_2 减弱，见于主动脉瓣狭窄、主动脉瓣关闭不全等。P_2 增强，见于肺心病、左至右分流的先天性心脏病（如房间隔缺损、室

间隔缺损、动脉导管未闭等)等;P_2减弱,见于肺动脉瓣狭窄、肺动脉瓣关闭不全等。

(4)额外心音:舒张期奔马律,见于心力衰竭、急性心肌梗死、高血压性心脏病、心肌病、二尖瓣关闭不全或室间隔缺损等;开瓣音见于二尖瓣狭窄,而且二尖瓣瓣叶弹性及活动尚好;心包叩击音见于缩窄性心包炎;收缩中、晚期喀喇音见于急性心肌梗死、原发性二尖瓣脱垂、心肌病或某些先天性心脏病等。

(5)心脏杂音:大多数正常人无杂音,部分正常人在肺动脉瓣区和(或)心尖区可闻及2/6级或以下柔和、吹风样杂音。器质性收缩期杂音见于风湿性心脏病、高血压性心脏病、冠心病、先天性心脏病、扩张型心肌病等。

(6)心包摩擦音:心包摩擦音见于感染性心包炎、急性心肌梗死、尿毒症、系统性红斑狼疮等。

六、腹部

(一)视诊

1. 腹部外形

健康正常成年人平卧时,腹部外形为腹部平坦。腹部饱满见于肥胖者,腹部低平见于消瘦者及老年人。

(1)腹部膨隆:全腹膨隆,见于腹腔积液(肝硬化腹水、心力衰竭、缩窄性心包炎、腹膜癌转移、肾病综合征、胰源性腹水或结核性腹膜炎等)、腹内积气(肠梗阻或肠麻痹)、腹内巨大肿块(巨大卵巢囊肿、畸胎瘤、足月妊娠)等。上腹中部膨隆见于胃癌、幽门梗阻、胃扭转、肝左叶肿大、胰腺肿瘤或囊肿等。右上腹膨隆见于肝肿瘤、肝脓肿、肝淤血、胆囊肿大或结肠肝曲肿瘤等。左上腹膨隆见于脾肿大、结肠脾曲肿瘤或巨结肠。腰部膨隆见于巨大肾上腺肿瘤、肾盂大量积水或积脓、多囊肾。脐部膨隆见于脐疝、结核性腹膜炎致肠梗阻。下腹膨隆见于子宫肌瘤、妊娠、膀胱胀大。右下腹膨隆常见于阑尾周围脓肿、回盲部结核、回盲部肿瘤、克罗恩病等。左下腹膨隆见于降结肠、乙状结肠肿瘤。此外,游走下垂的肾脏、卵巢癌或囊肿也可致下腹膨隆。

(2)腹部凹陷:全腹凹陷见于恶性肿瘤、结核病、脱水患者。局部凹陷可由手术后腹壁瘢痕收缩所致。

2. 腹壁静脉

正常人的腹壁静脉一般看不清楚,但在腹壁皮肤薄而松弛的老年人尚可看出。腹壁静脉显露或曲张见于肝硬化门静脉高压,上、下腔静脉回流受阻。

3. 脐部

正常人脐与腹壁相平或稍凹陷,腹壁肥胖者脐常深陷;腹壁菲薄者脐略突出。脐明显突出见于大量腹腔积液患者。脐轻度隆起变硬,表面凹凸不平,发生溃疡见于脐癌。

4. 胃肠型和蠕动波

正常人腹部一般看不到胃和肠的轮廓及蠕动波形,腹壁菲薄或松弛的老年人、经产妇或极度消瘦者可能见到。胃型及蠕动波见于幽门梗阻;肠型及蠕动波见于肠梗阻。

5. 上腹部搏动

上腹部搏动大多由腹主动脉搏动传导而来,可见于消瘦者,还可见于腹主动脉或其分支的动脉瘤、右心室肥大等。

(二)触诊

1. 腹壁紧张度

正常人腹壁有一定张力,但触之柔软。

(1)腹壁紧张度增加:全腹壁紧张,如板状腹,见于急性弥漫性腹膜炎,揉面感见于结核性腹膜炎、癌性腹膜炎,腹壁紧张度增加还见于肠胀气或气腹、大量腹腔积液患者。局部腹壁紧张,如上腹或左上腹肌紧张见于急性胰腺炎;右上腹肌紧张见于急性胆囊炎;右下腹肌紧张见于急性阑尾炎,也可见于胃穿孔。

(2)腹壁紧张度减低:全腹紧张度减低,见于恶性肿瘤、结核病、大量放腹腔积液后、经产妇、老年体弱或脱水的患者,还见于脊髓损伤所致腹肌瘫痪和重症肌无力患者。

2. 压痛与反跳痛

正常腹部触诊时不引起疼痛,深压时仅有一种压迫不适感。压痛见于脏器的炎症、淤血、肿瘤、破裂、扭转以及腹膜的刺激(炎症、出血等)等。麦克伯尼点压痛见于阑尾炎;左腰部压痛见于胰体和胰尾的炎症和肿瘤;胆囊点压痛见于胆囊炎;下腹部压痛见于膀胱炎、子宫及附件的炎症。反跳痛标志炎症波及壁腹膜,见于腹膜炎。

3. 肿块

腹部肿块常由肿瘤、某些实质性脏器(肝、脾)增大或扩大的空腔性内脏(如胆囊)、囊肿、炎性组织或增大的淋巴结等引起。腹部触及肿块时,应注意肿块部位、大小、形态、质地与硬度、压痛、活动度、搏动。肿块与邻近脏器组织粘连,不易推动,压痛明显,以炎性最为可能;肿块边界清楚,活动度较大,压痛不明显,表面光滑,质地不硬,可能是良性肿瘤;肿块巨大,质地坚硬,边界模糊,表面不平,移动度差,提示恶性肿瘤。

4. 肝脏触诊

正常成人的肝下缘通常在右肋缘下不能触及,仅少数人能被触及,但在右肋缘下 1 cm 以内,剑突下多在 3 cm 以内。正常成人的肝质地柔软,表面光滑,无压痛。肝轻度增大,表面光滑,边缘较钝,质地尚软,轻度压痛,见于急性肝炎;早期肝异常增大,晚期则缩小,质较硬,边缘锐利,表面可触及结节,无压痛,见于肝硬化;肝脏明显增大,质坚硬,表面有大小不等的结节及巨块,边缘不整,压痛明显,见于肝癌;肝明显增大,且常以左叶为主,表面平滑,边缘圆钝,也有轻度压痛,肝颈静脉反流征阳性,见于肝淤血;肝大,表面光滑,质地柔软或稍韧,压痛常不明显,见于脂肪肝。

5. 胆囊触诊

正常人胆囊不能触及。胆囊肿大见于胆囊炎、胆道结石、胰头癌等。

(三)叩诊

1. 腹部叩诊音

正常人腹部叩诊大部分区域均为鼓音,只有肝、脾所在部位,增大的膀胱和子宫占据的部位,以及两侧腹部近腰肌处叩诊为浊音。鼓音范围缩小,见于肝、脾或其他脏器极度肿大,腹腔内肿瘤或大量腹水;鼓音范围明显增大,见于胃肠高度胀气或胃肠穿孔患者。

2. 移动性浊音

移动性浊音见于腹腔内游离腹水在 1000 mL 以上的患者。

3. 肋脊角叩击痛

正常人肋脊角处无叩击痛。叩击痛见于肾结石、肾盂肾炎、肾结核及肾周围炎等。

(四)听诊

1. 肠鸣音

正常人肠鸣音每分钟 4~5 次。肠鸣音活跃,见于急性胃肠炎、消化道大出血;肠鸣音亢进,见于机械性肠梗阻;肠鸣音减弱,见于急性腹膜炎、肠麻痹。

2. 振水音

正常人饮大量液体后,可出现振水音。在饭后 6 h 以上仍有振水音,见于幽门梗阻、胃扩张等。

3. 血管音

正常人腹部无血管音。在脐上部正中线稍外侧(尤其是左侧)可听到强弱不等吹风样杂音,较粗糙,见于肾动脉狭窄。在腹部可听到较响亮的收缩期杂音,并可触及一个搏动性肿块,见于腹主动脉夹层。在肝区可听到血管音,见于肝癌或肝血管瘤。

七、肛门及生殖器

检查有无肛裂、痔疮,阴毛分布情况,外阴发育情况。

八、脊柱四肢

脊柱有无畸形,棘突有无压痛、叩痛,脊柱四肢活动度,关节有无红肿、强直,有无杵状指(趾),肌肉有无萎缩、压痛,下肢静脉有无曲张。

九、神经系统

肌张力情况,肌力分级。浅反射是否存在,深反射是否正常对称,有无增强或减弱。病理反射是否为阴性,脑膜征是否为阴性。瘫痪患者需鉴别是中枢性瘫痪还是周围性瘫痪,见表 2-1-3。中枢性瘫痪见于急性脑血管疾病或脑肿瘤等;周围性瘫痪见于急性脊髓灰质炎或急性感染性多发性神经炎等。

表 2-1-3 中枢性瘫痪与周围性瘫痪的鉴别

临床特点	中枢性瘫痪	周围性瘫痪
瘫痪的分布	范围较广,偏瘫、单瘫和截瘫	范围局限,以肌群为主
肌张力	增高、呈痉挛性瘫痪	减低、呈弛张性瘫痪
反射	腱反射亢进,浅反射消失	腱反射减弱或消失,浅反射消失
病理反射	阳性	阴性
肌萎缩	无,可有轻度的失用性萎缩	显著,且早期出现

(孙祯编,马丽审定)

第二节 常见疾病体格检查评定

【重点难点】

(1)重点:掌握常见慢性重症疾病的体征。

(2)难点:熟悉常见慢性重症疾病的体格检查内容。

一、慢性阻塞性肺疾病

(一)概念

慢性阻塞性肺疾病(chronic obstructive pulmonary disease,COPD),简称慢阻肺,存在持续存在的呼吸系统症状和气流受限,常见病因与显著暴露于有害颗粒或气体引起的气道和(或)肺泡异常有关。确诊主要依据是肺功能检查,在吸入支气管扩张剂后,第 1 秒用力呼气容积(FEV_1)占用力肺活量(FVC)之比(FEV_1/FVC)<70%表明存在持续气流受限。COPD 是一种常见的、可以预防和治疗的疾病。

(二)体征

慢性阻塞性肺疾病在早期的体征一般不明显,随着病情加重,肺部的残气量越来越多,肺的弹性越来越差,逐渐出现以下体征:

(1)视诊:桶状胸、呼吸浅快,严重者有缩唇呼吸,低氧血症者可出现黏膜及皮肤发绀等。伴右心衰竭者可见剑突下心脏搏动、下肢水肿。

（2）触诊：双侧胸廓扩张度对称减弱，双侧语音震颤减弱。伴右心衰竭者可有肝脏增大。

（3）叩诊：呈过清音，心浊音界缩小，肺下界和肝浊音界下降。

（4）听诊：双肺呼吸音减低、呼气延长。部分患者可有湿啰音和（或）哮鸣音。心音遥远。

二、高血压病

（一）概念

高血压（hypertension）是以体循环动脉压升高为主要表现的临床综合征。原发性高血压（essential hypertension）又称高血压病，是一种以血压升高为主要临床表现而病因尚未明确的独立疾病，占所有高血压患者的 90% 以上。

（二）体征

缓进型高血压病的体征较少。重点检查的内容是血管杂音、心脏杂音、周围血管征搏动等。

（1）神经系统：头枕部或颈项板紧感。

（2）心血管系统：早期体检可无特殊发现，或仅有脉搏或心尖搏动较强有力。心脏听诊主动脉瓣区第二心音亢进。患者患有高血压心脏病时，心界向左、向下扩大呈靴形，心脏呈抬举性搏动，心尖部可闻及 3/6 级收缩期吹风样杂音。

（3）肾脏表现：早期无任何临床表现。后期血管杂音可能出现在背部两侧肋脊角、上腹部脐两侧。

（4）其他：出现急性大动脉夹层者根据病变部位可出现剧烈的胸痛或腹痛；有下肢周围血管病变者可出现间歇性跛行。

三、慢性心力衰竭

（一）概念

心力衰竭（heart failure）简称心衰，是各种心脏结构或功能性疾病导致心室充盈和（或）射血功能受损，心排血量不能满足机体组织代谢需要，以肺循环和（或）体循环淤血、器官和组织血液灌注不足为临床表现的一组综合征，主要表现为呼吸困难、体力活动受限和体液潴留。心功能不全或心功能障碍理论上是一个更广泛的概念，伴有临床症状的心功能不全称为心力衰竭。

慢性心力衰竭是慢性心功能不全出现症状时的称谓，是各种病因所致心脏疾病的终末阶段。

(二)体征

1. 慢性左心衰竭

(1)肺部体征:双肺底对称性湿啰音是左心衰竭时肺部淤血的主要体征。患者如长时间取侧卧位,则下垂一侧湿啰音较多;发生肺水肿时,则双肺满布湿啰音与哮鸣音。

(2)心脏体征:除基础心脏疾病的体征外,常有心尖搏动向左下移位、心率增快、肺动脉瓣区第二心音亢进、心尖部舒张早期奔马律等体征,其中心尖部舒张早期奔马律是左心衰竭的重要体征。左心室扩大导致二尖瓣相对性关闭不全,产生心尖区收缩期杂音。

(3)可出现交替脉。

2. 慢性右心衰竭

(1)心脏体征:除原有心脏病的体征外,可在剑突下或三尖瓣听诊区闻及右室舒张期奔马律;心率增快;可因右心室扩大,于剑突下见异常搏动;右心室明显增大导致功能性三尖瓣关闭不全,三尖瓣听诊区可闻及收缩期吹风样杂音,吸气时杂音增强。

(2)颈静脉充盈:是右心衰竭最早出现的体征。压迫肝脏,可见颈静脉充盈加重,即肝颈静脉反流征阳性。

(3)肝脏肿大:是右心衰竭较早出现的体征之一,多发生在皮下水肿之前。早期肝脏增大、质地较软,有压痛;长期慢性右心衰竭患者可致心源性肝硬化,肝脏质地较硬,压痛常不明显。

(4)水肿:为右心衰竭的典型体征,多在颈静脉充盈及肝大后出现。其特征为水肿出现于身体低垂部位,呈对称性、凹陷性,严重者可发展到全身水肿,乃至胸、腹水。也可产生心包积液,一般不引起心脏压塞。

(5)其他:长期右心衰竭可有发绀、营养不良、消瘦甚至恶病质等体征。

3. 全心衰竭

全心衰竭多见于心脏病晚期,左、右心衰竭的临床表现并存。由于右心排血量减少,可减轻左心衰竭导致的肺淤血症状。

四、肝硬化

(一)概念

肝硬化(hepatic cirrhosis)是各种病因长期作用于肝脏引起的慢性、进行性、弥漫性肝病的终末阶段。在肝细胞广泛坏死的基础上产生肝脏弥漫性纤维化、再生结节和假小叶,这导致肝小叶正常结构和血液供应遭到破坏。临床上,肝硬化起病隐匿,病程发展缓慢,晚期以肝功能减退和门静脉高压为主要表现,肝硬化晚期患者常死于肝性脑病。

(二)体征

肝硬化患者常呈肝病病容,面色黝黑而无光泽。晚期患者消瘦、肌肉萎缩。皮肤可见蜘蛛痣、肝掌,男性可见乳房发育。腹壁静脉以脐为中心显露至曲张,严重者脐周静脉突起呈水母状并可听见静脉杂音。黄疸提示肝功能储备已明显减退,黄疸呈持续性或进行性加深提示预后不良。腹水伴或不伴下肢水肿是失代偿期肝硬化最常见的表现,部分患者可伴肝性胸腔积液,以右侧多见。

肝脏早期肿大可触及,质硬而边缘钝;后期缩小,肋下常触不到。半数患者可触及肿大的脾脏,常为中度,少数重度。

五、慢性肾衰竭

(一)概念

慢性肾衰竭(chronic renal failure,CRF)是各种慢性肾脏病(chronic kidney disease,CKD)持续进展至后期的共同结局,是以代谢产物潴留,水、电解质及酸碱平衡失调和全身各系统症状为表现的一组临床综合征。

(二)体征

各个系统均会出现相关的体征,如呼出气体中出现尿味及金属味,血压升高及高血压心脏病体征,心功能不全时出现呼吸困难、发绀等,急性肺水肿时出现双肺野满布湿啰音;酸中毒时出现库斯莫尔呼吸,进入尿毒症期可出现尿毒症肺、尿毒症性胸膜炎及肺钙化相关体征;周围神经病变时可出现下肢痛觉过敏(运动后消失),进一步发展出现肢体无力、步态不稳、深反射减弱,部分患者出现自主神经功能障碍;贫血时出现面色苍白或黄褐色,有出血倾向时出现皮肤瘀点、瘀斑;运动系统受累出现严重肌无力,企鹅样步态等。

六、糖尿病

(一)概念

糖尿病(diabetes mellitus)是由遗传和环境因素共同引起的一组以糖代谢紊乱为主要表现的临床综合征,以慢性高血糖为主要特征,是由于胰岛素分泌和(或)作用缺陷所引起。长期碳水化合物以及脂肪、蛋白质代谢紊乱可引起多系统损害,导致眼、肾、神经、心脏、血管等组织器官的慢性进行性病变、功能减退及衰竭;病情严重或应激时可发生急性严重代谢紊乱,如糖尿病酮症酸中毒、高血糖高渗状态等。糖尿病使患者生活质量降低,寿命缩短,病死率增高,应积极防治。

(二)体征

当糖尿病出现慢性并发症时,将会出现多系统受累的体征。如出现感觉神经病变时,体格检查常出现振动觉、触觉、痛觉、温度觉和踝反射缺失,同时也常存在外周自主神经病变功能紊乱的体征如皮肤干燥、皮温低；第3对脑神经受累时，体格检查显示眼睑下垂和眼肌麻痹，但瞳孔对光反射正常；糖尿病肾病Ⅴ期会出现水肿、高血压等。

七、脑血管疾病

(一)概念

脑血管疾病(cerebrovascular disease,CVD)是脑血管病变导致脑功能障碍的一类疾病的总称，包括血管腔闭塞或狭窄、血管破裂、血管畸形、血管壁损伤或通透性发生改变等各种脑血管病变引发的局限性或弥漫性脑功能障碍，但不包括血流动力学异常等因素导致的全脑缺血或缺氧所引发的弥漫性脑功能障碍。

脑卒中(stroke)为脑血管疾病的主要临床类型，包括缺血性卒中和出血性卒中，以突然发病、迅速出现局限性或弥漫性脑功能缺损为共同临床特征，为一组器质性脑损伤导致的脑血管疾病。

(二)体征

脑卒中患者常出现瘫痪，严重者伴有头痛、呕吐和不同程度的意识障碍。不同部位脑卒中瘫痪表现不同：壳核病变表现为对侧偏瘫、偏身感觉缺失和同向性偏盲，双眼向病灶侧凝视；脑叶病变表现为头痛、呕吐、癫痫发作，昏迷少见；脑干病变表现为交叉性瘫痪和共济失调性偏瘫，两眼向病灶侧凝视，麻痹性或核间性眼肌麻痹；小脑病变轻者有头痛、呕吐，眩晕和共济失调等症状，可伴有枕部疼痛，重者血液进入第四脑室，挤压脑干，导致脑干受压、双侧瞳孔缩小至针尖样、呼吸不规则、昏迷及枕骨大孔疝而死亡，病情十分严重。

❋ 综合测试题

1. 慢性阻塞性肺疾病的危险因素不包括

A.吸烟　　　　　　B.感染　　　　　　C.空气污染　　　　　　D.职业性粉尘

E.糜蛋白酶含量增高

2. 在我国，原发性高血压最常见的死亡原因是

A.心律失常　　　　B.尿毒症　　　　　C.脑血管意外　　　　　D.心力衰竭

E.高血压危象

3. 诊断右心衰竭时，最可靠的体征是

A.肝颈静脉回流征阳性　　　　　　　　B.肝大

C.下肢水肿　　　　　　　　　　　　　D.腹水

E.胸腔积液

4. 肝硬化患者肝功能减退的临床表现不包括

A.齿龈出血　　　　B.脾大　　　　　　C.黄疸　　　　　　　　D.水肿

E.肝掌

5. 我国现阶段慢性肾功能衰竭最常见的病因是

A.遗传性肾小球肾炎   B.慢性肾盂肾炎

C.慢性肾小球肾炎   D.糖尿病肾病

E.高血压性肾损害

6. 脑出血最常见的病因是

A.脑外伤   B.糖尿病

C.高血压及动脉硬化   D.血液病

E.颅内动脉瘤

✽ 参考答案

1.E   2.C   3.A   4.B   5.C   6.C

参考文献

[1]葛均波,徐永健,王辰.内科学[M].9版.北京:人民卫生出版社,2019.

[2]贾建平,陈生弟.神经病学[M].8版.北京:人民卫生出版社,2018.

[3]王吉耀,葛均波,邹和建.实用内科学[M].16版.北京:人民卫生出版社,2022.

(孙祯编,马丽审定)

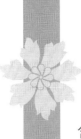

第三章 | 临床检验评定

第一节　临床检验分析评定

　　临床检验评定是重症患者康复评定的重要组成部分,有利于发现患者存在的问题,为康复评定提供客观依据。重症患者临床检验评定内容多,本节介绍常见检验项目,包括血液学、凝血功能、生化指标、心肌损伤标志物、组织灌注、心功能标志物等。

一、血液学评定

　　重症患者的血液学评定主要通过血常规检查进行判定。血常规是指通过分析患者血液中各种血细胞的数量变化及形态分布,进而判断患者的血液学状况,并进行疾病诊断、疗效随访的一种检查。其检查内容主要包括红细胞(red blood cell,RBC)、血红蛋白(hemoglobin,Hb)、白细胞(white blood cell,WBC)和血小板(platelet,PLT)等,通常可分为三大系统,即红细胞系统、白细胞系统和血小板系统。

(一)RBC

　　单位体积血液中红细胞的数量正常值为:男性 $4.5 \times 10^{12} \sim 5.5 \times 10^{12}/L$,女性 $3.5 \times 10^{12} \sim 5.4 \times 10^{12}/L$,新生儿 $6.0 \times 10^{12} \sim 7.0 \times 10^{12}/L$。红细胞中的最主要成分是 Hb,其主要承担着机体将氧气输送到器官、组织、细胞,并将二氧化碳运出至肺部最终呼出的主要功能。Hb 的临床意义同 RBC,其正常参考值:男性 $120 \sim 180$ g/L,女性 $110 \sim 160$ g/L,新生儿 $170 \sim 200$ g/L。RBC 增多可分为生理性增多和病理性增多,其中生理性增多常见于新生儿、高原居住者;病理性增多见于真性红细胞增多症、代偿性红细胞增多症,后者常见于先天性心脏病、慢性阻塞性肺疾病、严重脱水等。RBC减少见于贫血、各种急慢性失血、白血病等。

(二)WBC

单位体积血液中白细胞数量的正常值为:成人 $4.0\times10^9\sim10.0\times10^9/L$,新生儿 $15.0\times10^9\sim20.0\times10^9/L$。WBC也被称为免疫细胞,是机体免疫系统的重要组成部分。根据形态、功能和来源部位的不同可以将WBC分为粒细胞、单核细胞和淋巴细胞,它们分别承担着不同的生理作用。WBC生理性增高见于情绪紧张、剧烈运动、饱食、排卵期、妊娠末期、分娩、新生儿等;病理性增高常见于感染,特别是急性细菌性感染,且WBC增高程度往往与感染严重程度成正比,还可见于白血病、急性出血、尿毒症、组织损伤等。另外,某些医疗干预措施也可能引起WBC升高,如糖皮质激素的应用。WBC病理性减少则多见于病毒感染(如新型冠状病毒感染、艾滋病)、再生障碍性贫血、肝硬化脾功能亢进、放疗化疗等。

(三)PLT

单位体积血液中血小板的数量正常值为 $100\times10^9\sim300\times10^9/L$。PLT是凝血系统的重要组成部分,其主要功能是修补破损的血管,参与凝血和止血,对机体的止血功能极为重要。PLT增多见于原发性血小板增多(如慢性粒细胞白血病、真性红细胞增多症等)、溶血后、急性感染、出血性血小板增多症、多发性骨髓瘤、慢性粒细胞性白血病及某些恶性肿瘤的早期等,部分手术如脾切除术也可导致PLT升高;PLT减少见于骨髓造血功能受损,如再生障碍性贫血、急性白血病。血小板破坏过多,如脾功能亢进、原发性血小板减少性紫癜等;血小板消耗过多,如严重感染、弥散性血管内凝血等。

二、凝血功能评定

正常的凝血功能是机体维持血管壁完整性、防止出血的基础。凝血功能的评定对于了解患者的凝血/纤溶状态、评定疾病严重程度具有重要意义。凝血功能评定内容主要有血浆凝血酶原时间(prothrombin time,PT)、活化部分凝血活酶时间(activated partial thromboplastin time,APTT)、血浆纤维蛋白原(fibrinogen,FIB)、D-二聚体(D-dimer)等项目。

(一)PT

PT是主要反映外源性凝血系统功能的筛选试验,主要影响因素为血浆中凝血因子Ⅰ、Ⅱ、Ⅴ、Ⅶ、Ⅹ的活性。PT系监测口服抗凝剂用量的首选指标,也可反映肝脏合成蛋白质的功能。

(1)PT正常值:10~14 s,较正常对照变化3 s以上有临床意义。

(2)PT 延长:见于 Ⅱ、Ⅴ、Ⅶ、Ⅹ 单独或联合缺乏,纤维蛋白原减少,获得性凝血因子缺乏(如弥散性血管内凝血消耗性低凝期、维生素 K 缺乏等),血循环中存在抗纤凝物质(如肝素、口服抗凝剂等),原发性纤溶亢进等。

(3)PT 缩短:见于弥散性血管内凝血高凝期、血栓栓塞性疾病、先天性凝血因子 Ⅴ 增多症、口服避孕药等。

(二)APTT

APTT 是一种对内源凝血系统更为敏感的筛选试验,可用于确认先天性或获得性凝血因子 Ⅷ、Ⅺ、Ⅻ 的缺陷或其对应的抑制物是否存在。由于肝素主要是经内源性凝血途径产生抗凝作用,所以 APTT 成为监测普通肝素作用的首选指标。

(1)APTT 正常值:35~45 s,较正常值延长 10 s 以上有临床意义。

(2)APTT 延长:见于凝血因子 Ⅷ、Ⅺ、Ⅻ 缺乏症,血友病甲、血友病乙、部分血管性假血友病患者,严重的凝血酶原(因子 Ⅱ)及凝血因子 Ⅴ、Ⅹ 减少和纤维蛋白原缺乏,血循环中有抗凝药物存在,系统性红斑狼疮及一些免疫性疾病。

(3)APTT 缩短:见于凝血因子 Ⅷ、Ⅹ 活性增高,血小板增多症,血液高凝状态,妊娠高血压综合征和肾炎综合征,血栓前状态和血栓栓塞性疾病。

(三)FIB

FIB 是由肝细胞合成和分泌的、具有凝血功能的蛋白质,又称为凝血因子 Ⅰ,是参与凝血过程中的主要蛋白质。

(1)FIB 正常值:2~4 g/L。

(2)FIB 增高:生理性升高可见于应激反应和妊娠晚期。病理性升高常见于各种感染(如脓毒症、各种慢性炎症等)、无菌性炎症(如肾病综合征、自身免疫性疾病、糖尿病等)、心血管疾病(如动脉粥样硬化、急性心肌梗死等)、烧伤、多发性骨髓瘤、妊娠高血压综合征及急性肾炎、尿毒症等疾病状态。

(3)FIB 减少:见于肝脏疾病(如重症肝炎、肝硬化)、弥散性血管内凝血(disseminated intravascular coagulation,DIC)、原发性纤溶亢进、原发性纤维蛋白原缺乏症和溶栓治疗时。

(四)D-二聚体

D-二聚体系交联纤维蛋白被纤溶酶降解的一种片段,是确定体内有无血栓形成及继发性纤溶的特异性标志物之一,可作为体内高凝状态和纤溶亢进的标志。D-二聚体主要反映纤维蛋白溶解功能,其水平升高表明体内存在着频繁的纤维蛋白降解过程。D-二聚体是诊断深静脉血栓、肺栓塞和 DIC 的关键性指标之一。

D-二聚体正常值<500 ng/mL,随着年龄增高,D-二聚体有增高趋势。继发性纤维蛋白溶解功能亢进如深静脉血栓、肺动脉栓塞、急性心肌梗死、血液高凝状态、DIC、肾脏疾病、器官移植排斥反应、溶栓治疗后等,可出现 D-二聚体增高或阳性。

三、血液生化评定

生化检查是评定血液生化的主要方法,指对人体的肝功能、血脂、血糖、肾功能、尿酸、肌酶、电解质等指标应用生物或化学的方法进行检查。其中与重症康复评定关系较为密切的检查项目包括血浆白蛋白、血尿素氮、血肌酐和电解质(如钾、钠、钙等)。

(一)血浆白蛋白(albumin,ALB)

ALB是人体血浆中最主要的、含量最多的蛋白质,由肝细胞合成,具有维持血浆胶体渗透压和运输激素、脂类、维生素、钙与其他微量元素等生理作用。同时,ALB也是人体内一种重要的营养物质,其水平可以反映机体的营养状况、疾病的严重程度,因而也作为营养不良的评价指标之一。

ALB正常值为38~48 g/L,占血浆总蛋白的40%~60%。ALB增高常见于血液浓缩如严重腹泻、呕吐、烧伤等导致的严重脱水。ALB降低通常见于血液稀释、体内水分过多、蛋白质丢失过多、分解代谢增加、摄入不足、吸收不良或肝脏疾病而导致的蛋白合成降低。严重低白蛋白血症(通常<25 g/L)会导致血管内胶体渗透压降低,血管中的水分过多进入组织液,而出现水肿(如组织水肿、肺水肿、腹水、胸腔积液等)影响器官功能。

(二)血尿素氮(blood urea nitrogen,BUN)

BUN是人体蛋白质主要的终末代谢产物,主要通过肾脏由肾小球过滤排出。血尿素氮正常值为3.2~7.1 mmol/L,各种肾脏疾病引起肾功能不全、BUN排泄障碍,从而引起BUN升高,称为氮质血症。除了受肾功能影响外,BUN浓度还受到饮食、感染、消化道出血等肾外因素影响,这些情况可引起蛋白质分解代谢增加,导致BUN升高。BUN降低则可能与蛋白质摄入太少、妊娠、肝衰竭导致蛋白合成减少有关。

(三)肌酐(creatinine,Cr)

Cr系人体肌肉的代谢产物,通过肾小球排泄。Cr的产生主要有两种来源,各种肉类食物在机体内代谢后的产物称为外源性肌酐,体内肌肉组织的代谢产物称为内源性肌酐。正常人的Cr值为53~110 μmol/L,各种原因引发的肾功能不全均可能导致Cr升高,机体肌肉量减少、多尿、肉类食物摄入过少等情况则可能导致Cr降低。临床上常联合检测BUN、Cr进行肾脏功能以及营养状态评定。

(四)钠(sodium,Na$^+$)

Na$^+$是血液中浓度最高的电解质,具有维持血管内正常晶体渗透压、保持血管内血容量、调节酸碱平衡和维持细胞正常的生理功能等重要作用,同时也参与维持神经-肌肉的正常应激性。钠的平衡及代谢是维持人体内环境稳定的重要因素之一。血清钠正常值:135~145 mmol/L。血清钠升高可见于以下几种情况:钠盐摄入过多(如注射高浓度盐水)、严重脱水(如大量出汗、高热、大面积烧伤、中枢性尿崩等)、肾上腺皮质功能亢进、醛固酮增多症。血清钠降低的原因有:肾脏失钠(如肾皮质功能不全、糖尿病等)、消化道失钠(如胃肠减压引流、幽门梗阻、呕吐及腹泻)、抗利尿激素使用过多、水潴留、水分摄入过多等。

(五)钾(potassium, K^+)

K^+ 是细胞内的主要阳性离子电解质,存在于细胞外(血液中)的钾离子很低,但对于维持正常的生理功能具有重要的意义:维持细胞的正常代谢、维持机体渗透压及酸碱平衡、维持神经肌肉和心肌细胞的应激性及功能。血清钾正常值:3.5~5.5 mmol/L,其升高或降低均可引起包括膈肌在内的肌无力,还会引起心律不齐甚至恶性心律失常。

四、心肌损伤标志物评定

心肌损伤标志物是指心肌细胞内特异性蛋白质或酶类等物质,在心肌细胞损伤后释放入血、能够被临床检测到的物质,主要有心肌酶谱、肌钙蛋白、肌红蛋白等三大类。

(一)心肌酶谱

心肌酶包括天门冬氨酸转氨酶(AST)、乳酸脱氢酶(LDH)、α-羟丁酸脱氢酶(α-HBDH)、肌酸激酶(CK)、肌酸激酶同工酶(CK-MB)等。AST 是最早开展的急性心肌梗死(acute myocardial infarction, AMI)的生物学标志物,但它的组织特异性不够,肝炎、肝脏损伤、肾炎、溶血等疾病都可以导致其升高,故不能单纯依靠 AST 的升高来诊断心肌损伤。LDH 用于诊断 AMI 的敏感性较高,因为只要少量的心肌细胞损伤就可引起血清 LDH 升高,且梗死面积越大其活性越高。但 LDH 广泛存在于心脏、肝脏、肺、脑、骨骼肌、脾脏、红细胞、血小板等组织细胞,特异性较低。α-HBDH 也可辅助诊断 AMI,α-HBDH 升高的持续时间甚至长达 2 周以上,但在 AMI 诊断特异性这方面还存在一定的限制性。CK 主要分布在骨骼肌、心肌和脑组织,因此特异性不高,但其同工酶 CK-MB 主要存在于心肌细胞内(又称心型同工酶),占 CK 总量的 6%~25%,正常血液中几乎检测不到。若 CK-MB 升高,且 CK-MB/CK 在 6%~25% 之间,则可以认为系心肌损伤或者坏死引起。

(二)心肌肌钙蛋白(cardiac troponin, cTn)

由于 94%~97% 的 cTn 存在于心肌细胞的细肌丝上,因此对于诊断 AMI 的特异性非常高,并且其阳性出现较早,最早可在症状发作后 2 h 内出现,敏感性高,并且消退也较 CK-MB 延迟,在诊断 AMI 上具有重要作用,尤其是非 ST 段抬高心肌梗死(NSTEMI)首选的诊断标志物。临床上用于诊断 AMI 的 cTn 主要有肌钙蛋白 T 和肌钙蛋白 I 两种。cTn 升高,同时出现下列至少 1 项即可诊断 AMI,包括:胸痛、胸闷等心肌缺血的临床症状,心电图出现新的心肌缺血变化或病理性 Q 波,影像学证据显示新的心肌活力丧失或区域性室壁运动异常,冠脉造影显示病灶血管狭窄/堵塞。

（三）肌红蛋白（myoglobin，Mb）

只有心肌和骨骼肌中才有 Mb，包括平滑肌在内的其他组织都不含有这种蛋白。当心肌/骨骼肌受损时，Mb 即从心肌/骨骼肌细胞内弥散进入血液循环，结合患者胸闷、胸痛等其他症状，可协助诊断 AMI。

五、心功能标志物评定

利钠肽主要包含 B 型利钠肽（B-typenatriuretic peptide，BNP）和氨基末端 B 型利钠肽原（NT-proBNP）两个亚型，是目前多个指南中对所有疑似心力衰竭患者唯一推荐的心脏功能标志物。

（一）B 型利钠肽（BNP）

B 型利钠肽又称脑钠肽（brain natriuretic peptide，BNP），因其首先从猪脑组织中被分离出而得名，但其主要于心室肌细胞中表达。BNP 具有重要的生物学活性，包括排钠、排尿，拮抗肾素-血管紧张素-醛固酮系统（RAAS）的缩血管作用，降低体循环血管阻力，减轻心脏前、后负荷，在抵御心脏容量过负荷及心功能衰竭方面发挥重要作用。当左心室功能不全时，左心室负荷及室壁张力明显上升，心肌细胞扩张而快速合成 BNP 并释放入血、发挥其生理功能。BNP 可以反映左室收缩、右室舒张功能下降和左室肥大的程度，并且 BNP 的升高水平与心功能分级（纽约心脏病协会分级，NYHA 分级）成正相关，与左心射血分数成负相关，在心力衰竭的诊断、预后及疗效评定方面具有很大临床应用价值。另外，BNP 升高的幅度与心力衰竭的病因有关，通常缺血性心肌病和扩张性心肌病的 BNP 升幅较大，而以心肌缺血更为明显。BNP 可作为心力衰竭的筛查指标：当血清 BNP＜100 pg/mL 时，基本上可排除心力衰竭；当 BNP＞400 pg/mL 时，则基本可诊断心力衰竭；介于两者之间应结合临床综合考虑。

（二）氨基末端 B 型利钠肽原（NT-proBNP）

和 BNP 一样，NT-proBNP 也主要由扩张的左心室分泌。在心室容量/压力负荷增加时，心室肌细胞首先合成前脑钠肽原（pre-proBNP），并将其裂解为脑钠肽原（proBNP）和信号肽，proBNP 被释放入血后裂解为无活性 NT-proBNP 和具有生物活性的 BNP，因此 NT-proBNP 升高的临床意义与 BNP 一样，主要用于心力衰竭的诊断、危险分层、预后评定、辅助临床决策的判断。当 NT-proBNP＜300 pg/mL 可排除急性心力衰竭，但由于 NT-proBNP 主要在肾脏进行排泄清除，因此根据 NT-proBNP 诊断急性心力衰竭时应考虑肾功能的因素，需要根据年龄及肾功能不全的程度进行分层诊断：50 岁以下的成人血浆 NT-proBNP 浓度＞450 pg/mL，50 岁以上血浆浓度＞900 pg/mL，75 岁以上＞1800 pg/mL，肾功能不全（肾小球滤过率＜60 mL/min）时应＞1200 pg/mL，方可诊断心功能不全。

六、组织灌注评定

严重疾病常出现血流动力学紊乱而影响患者的组织灌注、细胞代谢进而引起器官功能障碍,因此组织灌注的评定对于血流动力学的评定至关重要,有助于疾病严重程度的诊断、指导治疗、效果评价,对于危重患者的抢救具有重要意义。组织灌注评定可分为整体灌注指标以及局部灌注指标,前者常见指标有乳酸(lactic acid,Lac)、经皮动脉血氧饱和度(SpO_2)、混合静脉血氧饱和度(SvO_2)/中心静脉血氧饱和度($ScvO_2$)、中心静脉-动脉血二氧化碳分压差 Pcv-aCO_2 等;后者有毛细血管充盈时间(capillary refilling time,CRT)、外周灌注指数(peripheral perfusion index,PPI)、组织氧饱和度(tissue oxygen saturation,StO_2)、舌下微循环等。其中以 Lac、SvO_2/$ScvO_2$、Pcv-aCO_2 应用广泛。

(一)乳酸(Lac)

Lac 是丙酮酸在无氧代谢状态下产生的代谢产物,正常值为<2.0 mmol/L,其水平升高可作为组织灌注不良的早期敏感指标。大量的研究表明乳酸和乳酸清除率是重症患者预后不良的标志,是休克复苏的重要辅助工具。研究发现,存在休克且 Lac>3 mmol/L 的患者死亡率升高,2 h 内 Lac 下降超过 20% 者病死率明显下降。

(二)混合静脉血氧饱和度(SvO_2)

SvO_2 是混合静脉血中血红蛋白与氧结合的程度,能反映全身组织灌注和氧合情况,也可反映心输出量、动脉血氧含量和机体氧耗情况。SvO_2 正常值为 65%~75%,若 SvO_2 降低,说明供氧量小于需氧量,组织灌注不足,常见于心力衰竭导致的周围循环衰竭、心源性休克、肺部疾病所致氧合下降;若 SvO_2 过高,说明组织摄氧不足,常见于脓毒症休克、氰化物中毒、低体温等情况。但获取混合静脉血需经肺动脉漂浮导管,操作较为复杂,且为有创,风险较高。

(三)中心静脉血氧饱和度($ScvO_2$)

临床上通过留置颈内或锁骨下静脉导管抽血检查获得 $ScvO_2$,其监测创伤较小,风险较低,临床上应用较 SvO_2 多。但由于只抽取上腔静脉的血液,故主要反映上半身(包括脑循环)组织的灌注和氧合情况,所以 $ScvO_2$ 的绝对值比 SvO_2 略高一些。

$ScvO_2$ 与 SvO_2 有较好的相关性,动态监测可反映机体组织灌注和氧代谢状况,也可作为指导重症患者治疗的有效参考指标,对重症患者进行病情评定和预后状况的评定。

(四)中心静脉-动脉血二氧化碳分压差 Pcv-aCO_2

Pcv-aCO_2 可评定心输出量(CO)是否充足,也可以评定组织灌注情况。Pcv-aCO_2 正常值为 2~5 mmHg。Pcv-aCO_2 与 CO 成反比。Pcv-aCO_2 正常时,表明 CO 充足;Pcv-aCO_2 升高提示 CO 减少。

七、感染标志物评定

重症患者合并感染在早期常缺乏特异性的症状,为了达到早诊断、早治疗、降低多器官功能衰竭发生率、降低病死率的目的,临床上可通过检测感染标志物协助早期识别脓毒症及脓毒症休克。传统的细菌感染生物标志物包括血培养、外周血白细胞总数及分类、中性粒细胞碱性磷酸酶、红细胞沉降率、C反应蛋白(CRP)等,近年来随着技术的发展,降钙素原(procalcitonin,PCT)、白细胞介素-6(interleukin-6,IL-6)、肝素结合蛋白(heparin-binding protein,HBP)等逐渐在临床开始应用,并获得临床广泛认可,对于感染的治疗、抗感染效果评定等具有重要指导意义。

(一)降钙素原(PCT)

PCT是一种由116个氨基酸组成的降钙素前肽类物质,在正常情况下是由甲状腺滤泡旁细胞分泌产生的,但分泌量极少、血中含量低,健康人的PCT小于$0.05\ \mu g/L$,老年人、慢性疾病患者以及少数健康人可达$0.1\ \mu g/L$,但一般小于$0.3\ \mu g/L$。但若出现细菌感染,在细菌脂多糖(LPS)、肿瘤坏死因子-α和IL-6等的刺激下,肝脏的巨噬细胞和单核细胞、肺及肠道组织的淋巴细胞和内分泌细胞迅速合成PCT并释放入血,导致血清PCT水平显著升高。细菌感染3 h后即可在外周血中检出,$6\sim12$ h后达到峰值,可高达$1000\ \mu g/L$。

由于发生病毒感染、过敏、自身免疫性疾病时PCT不会升高,因此PCT可用于鉴别细菌感染和非细菌性感染,并且PCT升高程度往往与细菌感染的严重程度成正相关,因此临床上可根据PCT水平的动态变化,判断感染的严重程度,评定治疗效果和预后,并可用于指导抗菌药物的合理使用。

(二)白细胞介素-6(IL-6)

细菌感染后,机体固有免疫系统能立即感知,并迅速合成并大量分泌IL-6,并在2 h达到高峰,其升高时间早于CRP和PCT,而且持续时间长,可用来辅助诊断早期急性感染。同时IL-6升高水平与感染的严重程度成正相关,可用于感染严重程度的评定和预后判断,动态检测有助于了解感染进展和对治疗的反应。IL-6$>1000\ \mu g/L$提示感染严重、预后不良。在某些非感染状态下,如手术、创伤、自身免疫性疾病等,IL-6也可出现轻微升高。

(三)肝素结合蛋白(HBP)

HBP系存在于中性粒细胞颗粒中唯一的可分泌蛋白质,因有较强的结合肝素的能力而得名,又因其为从嗜苯胺蓝颗粒(嗜天青颗粒)中分离出的具有杀菌活性的嗜苯胺蓝蛋白,故又名天青杀素。当机体受到细菌感染后,中性粒细胞表面的β_2整合素与细菌蛋白或感染部位产生的趋化因子白细胞介素-8(IL-8)相交联而被激活,含HBP的分泌小泡迅速出胞,释放入血,参与炎性反应、趋化作用,可提高血管通透性,具有抗菌作用。

作为一个新型感染标志物,HBP 与 IL-6 一样,在细菌感染早期就出现升高趋势,其可在感染后 1 h 内被检测到,早于 PCT,在感染的早期诊断方面也有较高价值。另有研究显示,在已经进展为脓毒症的感染者中,有 78% 的患者出现 HBP 水平升高(>30 ng/mL),因此 HBP 可作为脓毒症进展的独立预测因子,其水平越高,则提示感染越严重、预后越差。动态监测血浆 HBP 水平可实现对脓毒症休克的早期干预,预防感染进展,同时由于 HBP 半衰期短,可迅速反映抗生素治疗效果及患者的疾病进展/好转情况,指导抗生素调整甚至停药。

(孙旭日编,徐亮审定)

第二节　血液气体分析评定

血液气体分析是指对血中的 pH、氧分压、二氧化碳分压等各个参数进行监测,有助于了解机体的氧气供应和酸碱平衡状况,指导患者的肺部支持治疗,是重症康复的重要评定指标之一。血液气体分析可采自动脉血和静脉血,但静脉血不能反映氧合情况,故临床上常用动脉血。动脉血气分析(arterial blood gas analysis,ABGs)可检测与呼吸功能有关的参数[如动脉血中的氧分压(PaO_2)、二氧化碳分压($PaCO_2$)],以及与酸碱失衡相关的血液酸碱度(pH),其结果的分析判断包括两个方面:呼吸功能和酸碱失衡。

血气分析仪可直接测定的项目有 PaO_2、$PaCO_2$、pH 值,然后根据上述三个测定值,按相关方程式计算衍生出其他多个指标,如 HCO_3^-[实际碳酸氢盐(AB)和标准碳酸氢盐(SB)]、CO_2 总量(TCO_2)、动脉血氧饱和度(SaO_2)、碱剩余(BE)、缓冲碱(BB)等指标。

一、酸碱度

血液中的 H^+ 浓度很低,约为 40 nmol/L,为了方便计算,临床上使用 H^+ 浓度的负对数(即 pH 值)来表示,因此使用 pH(酸碱度)表示血液中 H^+ 的浓度。

pH 取决于血液中碳酸氢盐缓冲对(HCO_3^-/H_2CO_3)的比值,其中 HCO_3^- 由肾脏调节,H_2CO_3 由肺部调节,当两者之比为 20∶1 时,血液 pH 即为 7.4。正常 pH 范围为 7.35~7.45,机体在正常情况下经过自身调节维持 pH 在正常范围内,但若超过自身调节能力,如 pH$<$7.35 则出现失代偿性酸中毒,pH$>$7.45 则为失代偿性碱中毒。血液 pH 既受呼吸因素又受代谢因素的影响,故 pH 必须结合临床及 $PaCO_2$、HCO_3^- 等综合分析才能作出判断。

pH 值的大小决定了机体是酸血症还是碱血症,二者是非黑即白的关系,不能同时存在。但酸中毒与碱中毒可以同时存在,因此 pH 本身不能区分酸碱平衡紊乱的性质。

二、血氧

(一)动脉血氧分压(PaO_2)

PaO_2 是指 O_2 物理溶解在动脉血中时所产生的压力,正常值为 $80\sim100$ mmHg。健康成年人 PaO_2 会随年龄增加而逐渐下降,一般认为 60 岁以上的正常人,年龄每增大 1 岁,PaO_2 下降 1 mmHg。

$$PaO_2 = 100 \text{ mmHg} - (\text{年龄} \times 0.33) \pm 5 \text{ mmHg}$$

PaO_2 可作为判断机体是否存在低氧血症即呼吸衰竭的标准,同时也可作为判断缺氧程度的指标:轻度缺氧 PaO_2 $60\sim80$ mmHg,中度缺氧 PaO_2 $40\sim60$ mmHg,重度缺氧 $PaO_2 < 40$ mmHg。

(二)氧合指数

氧合指数指 PaO_2(mmHg)与吸入气氧浓度(FiO_2)的比值(即 PaO_2/FiO_2,P/F),正常值范围 $400\sim500$ mmHg。吸氧条件下,$P/F < 300$ mmHg,表明患者存在呼吸功能衰竭。急性呼吸窘迫综合征(acute respiratory distress syndrome,ARDS)根据 P/F 分为 3 个程度:轻度 ARDS 的 P/F 为 $200\sim300$ mmHg,中度 ARDS 的 P/F 为 $100\sim200$ mmHg,重度 ARDS 的 $P/F < 100$ mmHg。

(三)肺泡-动脉血氧分压差($P_{A-a}O_2$)

$P_{A-a}O_2$ 指肺泡氧分压(P_AO_2)与 PaO_2 之差。

$$P_{A-a}O_2 = P_AO_2 - PaO_2 = (PiO_2 - PaCO_2 \times 1/R) - PaO_2$$
$$PiO_2 = (PB - PH_2O) \times FiO_2$$

其中 PiO_2 为吸入气氧分压;PB 为大气压,其值为 760 mmHg;PH_2O 指气道内的饱和水蒸气在体温 37 ℃时的压力,其值为 47 mmHg;R 为呼吸商,是即每分钟 CO_2 的产量与摄 O_2 量之比,通常情况下,人体每分钟产 CO_2 约 200 mL,摄取 O_2 约 250 mL,所以 $R = 200/250 = 0.8$。

$P_{A-a}O_2$ 是评价肺换气功能的重要指标,受气体弥散率、通气血流比例和静脉血分流的影响。在正常生理条件下,吸空气时 $P_{A-a}O_2$ 为 $5\sim15$ mmHg,吸纯氧时 $P_{A-a}O_2$ 应小于 60 mmHg。但在 ARDS 时,由于肺泡透明膜形成、无效腔通气增加、肺内功能性分流增加,导致吸空气时 $P_{A-a}O_2$ 增大,可增至 50 mmHg,而吸纯氧时 $P_{A-a}O_2$ 常可超过 100 mmHg。

(四)动脉血氧饱和度(SaO_2)

SaO_2 即单位 Hb 含氧百分数,系动脉血氧与血红蛋白的结合程度的比率,其计算公式为:

$$SaO_2 = (HbO_2/\text{全部 Hb}) \times 100\% = (\text{血氧结合量}/\text{血氧含量}) \times 100\%$$

其中 HbO_2 为氧合血红蛋白。SaO_2 正常值范围为 95%～99%，反映了组织缺氧的程度，可用于对组织缺氧状况进行评定。

SaO_2 与氧分压（PO_2）间的关系可制成氧解离曲线，即以 PO_2 为横坐标，血红蛋白氧饱和度为纵坐标所表达的曲线（见图 3-2-1）。氧解离曲线近似 S 形，可分为上、中、下三段。上段反映的是在 PO_2 在 60～100 mmHg 之间的 SaO_2，反映 Hb 与 O_2 结合的部分，曲线较为平坦，表明在该范围内 PO_2 的变化对 SaO_2 影响不大，只要 PO_2 不低于 60 mmHg，SaO_2 仍可保持在 90% 以上，血液可携带足够量的 O_2，不会发生明显的低氧血症。中段反映的是在 PO_2 在 40～60 mmHg 之间的 SaO_2，即 HbO_2 释放 O_2 的部分，该段曲线较陡，表明 Hb 与 O_2 的亲和力存在显著的变化，Hb 随 PaO_2 升高能快速结合运输，HbO_2 也易解离释放，有效地保证了氧气由肺部载入运输和在周身组织的释放利用。下段反映的是在 PO_2 15～40 mmHg 之间的 SaO_2，即 Hb 与 O_2 解离的部分，只要 PO_2 稍有下降，SaO_2 就可大幅度下降，大量释放 O_2 以适应组织活动增强时的需要。

P_{50} 指 SaO_2 达 50% 时的 PO_2，表示 Hb 对 O_2 的亲和力。P_{50} 正常值范围为 26～27 mmHg。P_{50} 升高，提示 Hb 对 O_2 的亲和力下降，氧解离曲线右移；P_{50} 下降，提示 Hb 对 O_2 的亲和力上升，氧解离曲线左移。

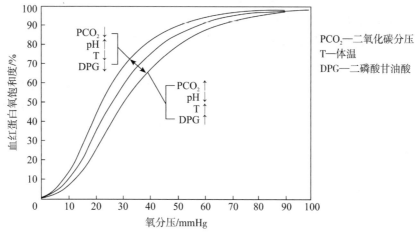

图 3-2-1 血红蛋白的氧解离曲线及其影响因素

（五）动脉血氧含量（CaO_2）

CaO_2 指单位容积的动脉血中 Hb 结合氧和物理溶解氧的总量，其计算公式如下：

$$CaO_2 = 1.34 \times Hb(g/dL) \times SaO_2 + 0.0031 \times PaO_2$$

其中 1.34 mL/g 是 O_2 与 Hb 的结合能力指数（Hüfner 常数，理论值为 1.39 mL/g），主要由于存在少量的其他 Hb 形式，实验测量值在 1.31 mL/g 和 1.37 mL/g 之间；0.0031 是氧在血中的物理溶解系数，单位为 mL/(dL·mmHg)。

CaO_2 正常值为 20 mL/dL±1 mL/dL，CaO_2 可以真实地反映动脉血液中氧的含量，对于缺氧、低氧血症的诊断是一个比较可靠的客观指标。

三、动脉血二氧化碳分压(PaCO$_2$)

PaCO$_2$是指动脉血中物理溶解的CO$_2$所产生的压力,正常值为35～45 mmHg,静脉血CO$_2$分压较动脉血高5～7 mmHg。

PaCO$_2$与二氧化碳生成量($\dot{V}CO_2$)成正比,而和每分钟肺泡通气量($\dot{V}_A$)成反比,公式如下:

$$PaCO_2 = K \times \frac{\dot{V}CO_2}{\dot{V}_A}$$

其中 K 为常数。根据公式可以看出,若出现通气不足,$\dot{V}_A$ 减少,则 PaCO$_2$ 升高,当 PaCO$_2$>45 mmHg 时,应考虑为呼吸性酸中毒或代谢性碱中毒的呼吸代偿;若出现过度通气,$\dot{V}_A$ 增加,则 PaCO$_2$ 降低,当 PaCO$_2$<35 mmHg,应考虑为呼吸性碱中毒或代谢性酸中毒的呼吸代偿。但若 PaCO$_2$>60 mmHg 或<15 mmHg 时,则分别表示呼吸性酸中毒和呼吸性碱中毒为原发或为主要情况。

因此,通过测定 PaCO$_2$ 可以了解肺泡通气的情况,而 PaCO$_2$ 也是唯一衡量酸碱失衡中呼吸因素的指标。在临床上 PaCO$_2$ 有较好的指导意义。①判断呼吸衰竭:海平面水平、安静休息、呼吸空气条件下,PaO$_2$<60 mmHg,PaCO$_2$ 正常或下降,为Ⅰ型呼吸衰竭;当 PaO$_2$<60 mmHg,PaCO$_2$>50 mmHg,则为Ⅱ型呼吸衰竭。②判断肺性脑病:PaCO$_2$升高越明显,产生肺性脑病的可能性就越大,但需结合临床进一步判断。③判断机械通气治疗效果:在机械通气治疗时,通过动态监测血气分析可判断机械通气的效果,并指导呼吸机参数调节。

四、碳酸氢根(HCO$_3^-$)

(一)标准碳酸氢盐(SB)

SB 指血液在标准状态时(即温度38 ℃,Hb 完全饱和、经 PaCO$_2$ 为 40 mmHg 的气体平衡后)所测量的血浆 HCO$_3^-$ 的浓度。因为 SB 不受呼吸因素的影响,所以其可作为反应酸碱平衡中代谢性因素作用的指标,其值在代谢性酸中毒时降低,而代谢性碱中毒时升高。正常值为22～27 mmol/L,平均值为 24 mmol/L。由于肾脏的代偿作用,在慢性呼吸性酸中毒或慢性呼吸性碱中毒时,SB 也可以继发性升高或降低。

(二)实际碳酸氢盐(AB)

AB 是指血液标本在实际 PaCO$_2$、体温和血氧饱和度的情况下测得的实际血浆 HCO$_3^-$ 浓度,反映机体此时真实的 HCO$_3^-$ 含量,由于 PaCO$_2$ 受呼吸影响大,故 AB 会同时受呼吸和代谢两方面因素的影响。

正常情况下 AB＝SB,两者数值均下降说明存在代谢性酸中毒,两者数值均增高说明存在代谢性碱中毒。而 AB 与 SB 的差值反映的是酸碱平衡受到呼吸因素的影响大小;若 AB＞SB,表明 $PaCO_2＞40$ mmHg,见于呼吸性酸中毒或代偿后的代谢性碱中毒;AB＜SB,表明 $PaCO_2＜40$ mmHg,见于呼吸性碱中毒或代偿后的代谢性酸中毒。

五、缓冲碱(BB)

BB 是指血液中一切具有缓冲作用的碱性物质(负离子)在标准条件下测量值的总和,主要包括血浆和红细胞中的 HCO_3^-、血红蛋白(Hb^-)、血浆蛋白(Pr^-)和磷酸根离子(HPO_4^{2-})。正常范围为 45～52 mmol/L,平均值为 48 mmol/L。BB 是反映酸碱失衡中代谢性因素的指标,BB 降低提示代谢性酸中毒,而升高则提示代谢性碱中毒。

六、碱剩余(BE)

BE 指在标准条件下,用酸或碱滴定 1 L 全血标本至 pH＝7.40 时所需的酸或碱的量,正常值为 ±3 mmol/L,反映了全血或血浆中酸碱储备量增加或减少的量的情况,是判定酸碱失衡中代谢性因素的重要指标。BE 为正值表示缓冲碱增加,固定酸减少;BE 为负值表明缓冲碱减少,固定酸增加。

七、CO_2 总量(TCO_2)

TCO_2 是血液中化学结合的 CO_2 量和物理溶解的 CO_2 量的总和,其计算公式如下:
$$TCO_2＝[HCO_3^-]＋PaCO_2×\alpha$$
其中系数 $\alpha＝0.03$。

TCO_2 正常值为 28 mmol/L。TCO_2 升高可见于通气不足或代谢性碱中毒,降低则见于过度通气或代谢性酸中毒。

八、二氧化碳结合力(CO_2CP)

CO_2CP 是指血液中化学结合的 CO_2 的量,反映血浆中 HCO_3^- 的含量,正常值为 23～32 mmol/L。CO_2CP 升高提示代谢性碱中毒或代偿后的呼吸性酸中毒,CO_2CP 下降提示代谢性酸中毒或代偿后的呼吸性碱中毒。

九、阴离子隙(AG)

AG 指血浆中未测定阴离子(UA)与未测定阳离子(UC)的差值,即 AG＝UA－UC。

正常生理状态下，血浆中阴阳离子呈"电中和"，其总量是相等的。因此，已测定阳离子（主要为 Na^+）＋未测定阳离子（UC）＝已测定阴离子（Cl^- ＋HCO_3^-）＋未测定阴离子（UA），经过换算，即可得出 $AG=[Na^+]-([Cl^-]+[HCO_3^-])$。

AG 反映血浆中固有酸含量的变化，主要由 SO_4^{2-}、HPO_4^{2-} 及有机酸根组成，也受 Pr^- 的影响。AG 的正常值范围 12 mmol/L±2 mmol/L。AG 增加提示代谢性酸中毒，如乳酸酸中毒、酮症酸中毒、尿毒症，目前判断 AG 增高型代谢性酸中毒多以 AG＞16 mmol/L 作为诊断界限。AG 正常时可为正常型酸中毒，也可是失碱性代谢性酸中毒或高氯性代谢性酸中毒。其中以 AG 增高的意义较大，可协助诊断混合性酸碱平衡紊乱，并判断代谢性酸中毒的类型。

十、潜在 HCO_3^-

潜在 HCO_3^- 指排除高 AG 代谢性酸中毒对 HCO_3^- 掩盖作用之后测得的 HCO_3^-，即潜在 HCO_3^- ＝实测 HCO_3^- ＋ΔAG，能正确反映高 AG 代谢性酸中毒时等量的 HCO_3^- 下降；提示被高 AG 代谢性酸中毒掩盖的代谢性碱中毒和三重酸碱失衡中代谢性碱中毒的存在。

（孙旭日编，徐亮审定）

第三节　血气分析的临床应用

血气分析在临床应用广泛，对于重症康复患者，可用于呼吸功能衰竭类型的判定，以及呼吸功能（换气、通气）和酸碱平衡紊乱的评定。

一、判断呼吸衰竭类型

根据动脉血气分析结果可以诊断呼吸衰竭并进行分型。在海平面水平、平静休息、呼吸空气条件下，血气分析提示 PaO_2＜60 mmHg，$PaCO_2$ 降低或正常，诊断为 Ⅰ 型呼吸衰竭，多见于肺炎、ARDS、弥漫性肺间质化等；血气分析提示 $PaCO_2$＞50 mmHg，PaO_2＜60 mmHg，则诊断为 Ⅱ 型呼吸衰竭，多见于 COPD、呼吸肌功能不全等疾病。

而在临床上，常常遇见患者已进行氧疗，血气分析中 PaO_2 也不低，这种情况下可以通过计算 P/F 判断是否存在呼吸功能衰竭及类型。

例：患者，男性，67 岁，外伤后小肠破裂术后第 5 天，出现发热、气促，给予经鼻导管吸氧（氧流量 4 L/min），SpO_2 达 95％。查动脉血气分析：pH 7.45，$PaCO_2$ 35.8 mmHg，PaO_2 83 mmHg。

第一步:计算吸入气氧浓度(FiO$_2$)。FiO$_2$=0.21+0.04×4=0.37。

第二步:计算 P/F 比值。P/F=83 mmHg÷0.37≈224.3 mmHg。

患者 P/F<300 mmHg,PaCO$_2$正常,因此患者存在Ⅰ型呼吸衰竭。

Ⅱ型呼吸衰竭患者经吸氧治疗后 PaO$_2$上升,常可超过 60 mmHg,若此时 PaCO$_2$仍高于 50 mmHg,应判定为氧疗后的Ⅱ型呼吸衰竭。此时,必须严格控制给氧浓度,以免加重肺性脑病。

二、呼吸功能评定

(一)通气功能评定

由于限制性通气不足、阻塞性通气不足等造成通气功能障碍时,血气分析常提示 PaCO$_2$升高,PaO$_2$下降。而如果是单纯肺泡通气不足,缺 O$_2$和 CO$_2$潴留的程度通常是相平行的。

例:患者,男性,59 岁,因慢性房颤行胸腔镜下心脏射频消融术,既往有 COPD 病史,术后出现呼吸困难,意识障碍,查体双肺呼吸音低,呼气相延长,可闻及呼气相干啰音,经鼻高流量吸氧(吸入氧浓度 35%,吸气流量 50 L/min),动脉血气分析:pH 7.19,PaCO$_2$ 85 mmHg,PaO$_2$ 67 mmHg。

计算 P/F 比值。P/F=67 mmHg÷0.35≈191.4 mmHg。

患者 P/F 低于 300 mmHg,PaCO$_2$升高,因此该患者存在通气功能障碍,导致Ⅱ型呼吸衰竭。

(二)换气功能评定

当肺换气功能发生障碍时,如肺弥散障碍、肺泡通气/血流比例失调、解剖分流等,会出现 PaO$_2$降低,但由于 CO$_2$弥散力强,为 O$_2$的 20 倍,故通常不引起 PaCO$_2$升高,并且由于低氧血症对化学感受器有刺激作用,还可驱动呼吸加深和加快,CO$_2$排出增多,使得 PaCO$_2$降低。

例:患者,男性,49 岁,以"发热、气喘 7 天"为主诉入院,入院前 7 天自觉"受凉"后出现发热,最高体温达 39.8 ℃,伴气喘,活动后加重,转诊我院,胸部 X 线检查提示"双肺多发浸润"。急诊科在未吸氧状态下急查动脉血气分析,结果显示:pH 7.53,PaCO$_2$26.6 mmHg,PaO$_2$ 42 mmHg。

血气分析显示该患者 PaO$_2$、PaCO$_2$均降低,提示该患者存在肺换气功能障碍。

(三)通气与换气功能障碍并存

呼吸衰竭患者同时兼有通气与换气功能障碍时,在不吸氧情况下,PaO$_2$的降低明显大于 PaCO$_2$的升高。

对于重症康复患者的呼吸功能评定,在不吸氧情况下,PaO$_2$在单纯换气功能障碍时降低,而 $PaCO_2$ 正常或降低;单纯通气功能障碍时,$\Delta PaCO_2\uparrow\approx\Delta PaO_2\downarrow$;通气与换气功能障碍并存时 $\Delta PaO_2\downarrow>\Delta PaCO_2\uparrow$。

三、酸碱平衡紊乱类型评定

对于重症康复患者来说,维持机体在酸碱度适宜的体液环境尤为重要,而重症患者出现酸碱平衡紊乱的概率更高。因此动态监测血气分析了解酸碱平衡并及时进行干预具有重要的意义。

由于机体具有强大的缓冲能力和调节功能,能自动纠正酸碱紊乱,但若严重的疾病超出机体的调节能力或机体调节机制出现障碍,则可能出现酸碱负荷过量,造成酸碱平衡紊乱。

(一)酸碱平衡紊乱类型

酸碱平衡紊乱根据原发改变是代谢因素还是呼吸因素,是单一的酸碱失衡还是两种以上的酸碱失衡同时存在,可分为单纯型酸碱平衡紊乱和混合性酸碱平衡紊乱。单纯型酸碱平衡紊乱有四种类型:代谢性酸中毒、呼吸性酸中毒、代谢性碱中毒和呼吸性碱中毒。混合性酸碱平衡紊乱包括二重酸碱平衡紊乱和三重酸碱平衡紊乱。

1. 单纯型酸碱平衡紊乱

(1)代谢性酸中毒:

代谢性酸中毒是最常见的酸碱平衡紊乱类型,常见原因有三大类。

①机体 H^+ 产生过多:常见有糖尿病控制欠佳、长期饥饿、急慢性酒精中毒等可引起酮症酸中毒;高热、严重感染、大面积烧伤、休克、严重持续缺氧、大量使用水杨酸类药物等,使乳酸等有机酸增加;大量输入生理盐水、使用盐酸赖氨酸、盐酸精氨酸,以及施行输尿管乙状结肠吻合术的患者,由于结肠黏膜吸收 Cl^- 增多,可导致高氯性酸中毒。

②机体排 H^+ 障碍:各种原因导致的慢性肾功能障碍,使得肾小管排 H^+、NH_3 能力下降,固定酸排出减少。

③HCO_3^- 损失过多:重度腹泻、短肠综合征、大量肠瘘、胰瘘及持续肠减压术造成大量 HCO_3^- 丢失。此外,各种原因引起高钾血症,细胞内 K^+ 与细胞外 H^+ 交换,引起细胞外 H^+ 浓度增加,导致代谢性酸中毒。

代谢性酸中毒发生后,体液缓冲系统与细胞内外电解质交换首先参与调节,但发挥作用有限。当 pH 明显降低(pH<7.35)时,刺激呼吸中枢增加呼吸频率与呼吸幅度,加快 CO_2 排出,减少血中 H_2CO_3,以增大 HCO_3^-/H_2CO_3 比值。血 HCO_3^- 每降低 1.0 mmol/L,$PaCO_2$ 约能代偿性下降 1.2 mmHg,但最大仅能代偿约 10 mmHg。肾脏主要通过增加 H^+ 排出、HCO_3^- 回吸收增加进行代偿调节,但作用较慢,一般 3～5 天才能达到高峰。

代谢性酸中毒血气分析特点:pH 降低或正常;HCO_3^- 降低,$\Delta AB=\Delta SB$,BE 负值增大;$PaCO_2$ 通常降低,最低可降至 10 mmHg;CO_2CP 降低。根据 AG 值将代谢性酸中毒分为 AG 增高型代谢性酸中毒和 AG 正常型代谢性酸中毒:①因肾功能衰竭或非挥发酸增多所致者,AG 升高,且 $\Delta AG=\Delta HCO_3^-$;②因 HCO_3^- 丢失或使用含酸性物质过多者,则 AG 正常。

(2)呼吸性酸中毒:

呼吸性酸中毒是以血浆 $PaCO_2$ 或 H_2CO_3 浓度原发性升高为主要特征的酸碱平衡紊乱,也是临床较常见的类型,按发病速度可分为急性和慢性呼吸性酸中毒。

呼吸性酸中毒发生机制:各种原因导致肺泡通气不足,CO_2 排出障碍,致 $PaCO_2$ 升高;在通风不良且 CO_2 浓度过高的环境,吸入过多的 CO_2 也可引起 $PaCO_2$ 升高。机体通过调节缓冲系统、细胞内外 H^+-K^+ 交换和肾重吸收 HCO_3^- 增加等方式进行代偿调节,以恢复 HCO_3^-/H_2CO_3 的正常比值。缓冲系统调节可在较短时间内完成,而肾代偿过程很慢,至少需经 3~5 天代偿反应方能达到高峰。呼吸性酸中毒时,$PaCO_2$ 每升高 10 mmHg,急性呼吸性酸中毒 HCO_3^- 约可增加 0.7~1.0 mmol/L,而慢性呼吸性酸中毒 HCO_3^- 可增加 3.5~4.0 mmol/L。但肾脏代偿能力有一定限度,急性呼吸性酸中毒时 HCO_3^- 增加,AB 一般不超过 32 mmol/L,慢性呼吸性酸中毒时一般也不会使 HCO_3^- 超过 45 mmol/L。

呼吸性酸中毒血气分析特点:急性呼吸性酸中毒时,$PaCO_2$ 升高,pH 可下降或正常,HCO_3^- 正常或轻度升高,BE 基本在正常范围内,血 K^+ 可出现增高;慢性呼吸性酸中毒时,$PaCO_2$ 增高,pH 正常或降低,HCO_3^- 增加,在代偿范围内,AB>SB,BE 正值可增大,血 Cl^- 降低,K^+ 增高或正常。

(3)代谢性碱中毒:

代谢性碱中毒是以血浆 HCO_3^- 原发性增高为特点的酸碱平衡紊乱,其发生机制主要有体液 H^+ 大量丢失或 HCO_3^- 增加。前者常见的原因有:利尿剂和糖皮质激素不恰当使用或葡萄糖液长期大量输入导致低钾,此时,Na^+ 转入细胞内,肾小管竞相增加泌 H^+,使得固定酸的排出和 HCO_3^- 重吸收增加;低钾血症可引起细胞内的 K^+ 与细胞外的 H^+ 进行交换,造成细胞外液碱中毒。

慢性肺心病呼吸衰竭患者,经肾代偿血 HCO_3^- 增加时,如行气管切开、机械通气或大量使用呼吸兴奋剂,CO_2 过多过快排出,在 $PaCO_2$ 迅速下降过程中,由于肾代偿调节反应慢,原代偿增加使 HCO_3^- 下降迟缓,致 HCO_3^-/H_2CO_3>20:1,形成碱过剩。当呼吸衰竭代谢性酸中毒严重,pH<7.20,为纠酸过多给予碳酸氢钠,或消化性溃疡患者长期服用可吸收性碱性药物,超过肾调节能力,均可致 HCO_3^- 增多。严重呕吐、幽门梗阻和持续胃肠减压导致胃酸损失过多,不但降低了体内的 H^+,同时由于 Cl^- 丢失,不能中和肠液中的 HCO_3^-,使 HCO_3^- 相对增加。

代谢性碱中毒发生后,除缓冲系统与细胞内外电解质移动外,其他脏器(主要为肺和肾)也开始进行代偿:①经肺脏的代偿调节主要通过降低呼吸中枢的兴奋性,使得呼吸频率减慢、呼吸幅度降低,降低肺泡通气量,CO_2 排出减少,H_2CO_3 代偿性增加,使增高的 HCO_3^-/H_2CO_3 比值下降。肺脏的这种代偿调节速度较快,可于代谢性碱中毒发生时立即开始,并于 1 天后达高峰,但代偿能力有限,其代偿极限是 $PaCO_2$ 上升至 55 mmHg 时。②经肾脏的代偿调节主要通过减少 H^+、NH_3 分泌,降低 H^+-Na^+ 交换与 NH_4^+ 合成,减少固定酸的排泄而增加 $NaHCO_3$ 的排出。肾脏的这种代偿调节速度较慢,在代谢性碱中毒发生数小时后才开始,并且至少需要 3～5 天才能达到高峰,血 HCO_3^- 方才开始明显下降。

代谢性碱中毒血气分析特点:血 HCO_3^- 与 CO_2CP 升高,$\Delta AB = \Delta SB$,BE 正值增大,pH 正常或升高,血 K^+、Cl^-、Ca^{2+}、Mg^{2+} 降低。由于三种未测定阳离子 K^+、Ca^{2+}、Mg^{2+} 同时减少,而 $AG = UA - UC$,可导致 AG 明显升高,但此时不能误认为代谢性酸中毒。尿液 pH 升高,若出现反常性酸性尿,则提示有严重的低钾血症,需紧急进行处理。

(4)呼吸性碱中毒:

呼吸性碱中毒是以血浆 $PaCO_2$ 或 H_2CO_3 浓度原发性减少为特征的酸碱平衡紊乱,其发生机制为各种原因导致肺泡过度通气、CO_2 排出过多,导致体内碳酸减少。常见于呼吸衰竭和肺心病急性发作期,由于严重缺氧、呼吸窘迫导致肺泡过度通气,机械通气掌握不当,每分钟通气量过大,或是严重支气管痉挛或气道阻塞经气管切开,阻塞突然解除等。为恢复 HCO_3^-/H_2CO_3 的正常比值,肾代偿性减少 H^+ 排出而增加 HCO_3^- 排出。肾代偿效率有所不同,急性呼吸性碱中毒时 $PaCO_2$ 每下降 1 mmHg,HCO_3^- 减少 0.2 mmol/L,其代偿极限可降至 18 mmol/L;而慢性呼吸性碱中毒时 $PaCO_2$ 每下降 1 mmHg,HCO_3^- 可减少 0.5 mmol/L,最低可降至 12 mmol/L,但代偿反应时间长,需 3～5 天完成。由于 pH 升高,蛋白与 Ca^{2+} 结合增加,造成血清 Ca^{2+} 降低,患者神经-肌肉兴奋性增高,可出现腱反射亢进、肌肉颤抖或抽搐。

呼吸性碱中毒血气分析特点:急性呼吸性碱中毒时 $PaCO_2$ 下降,pH 正常或升高,可 HCO_3^- 正常或轻度下降;而慢性呼吸性碱中毒时 HCO_3^- 下降明显,实测 $HCO_3^- = 24 - \Delta PaCO_2 \times 0.5 - 2.5$,AB＜SB,BE 负值可增大。$K^+$、$Ca^{2+}$ 降低。尿液呈碱性。

2. 二重酸碱平衡紊乱

当机体同时存在两种单纯性酸碱平衡紊乱时,即为二重酸碱平衡紊乱。以下介绍临床上常见的二重酸碱平衡紊乱。

(1)呼吸性酸中毒合并代谢性酸中毒:

这是临床常见的二重酸碱平衡紊乱,发生机制包括:①严重肺泡通气不足,CO_2 排出减少,$PaCO_2$ 增多;②体内非挥发性酸产生增加(如脓毒症休克、严重缺氧致乳酸产生增多,饥饿、糖尿病致酮体产生增多,长期服用水杨酸等酸性药物等);③固定酸排出障碍,如肾功能衰竭导致 H^+ 分泌减少;④HCO_3^- 的大量丢失,如严重腹泻等。但若慢性呼吸性酸中毒已有继发性代偿性 HCO_3^- 的增加,此时缓冲调节结果,血 HCO_3^- 不一定减少至正常范围或以下。细胞内外电解质交换,K^+ 继续自细胞内移向细胞外,因 Cl^- 经肾排出减少,低氯血症不如单纯呼吸性酸中毒时明显。尿液因为肾脏加强了 H^+ 的排出而呈现出强烈的酸性。

血气分析特点:$PaCO_2$ 明显升高,pH 明显降低,HCO_3^- 可减少、正常或轻度升高,AG 升高,血 K^+ 常升高,Cl^- 降低或正常。

(2)呼吸性酸中毒合并代谢性碱中毒:

常见于 COPD 伴严重呕吐,或应用排钾利尿剂及激素,或纠酸补充碱性药物过量。

血气分析特点:$PaCO_2$升高,HCO_3^-和CO_2CP明显增加,pH值可正常、降低或升高。HCO_3^-超过预计代偿增加的限度,BE正值明显增大,血K^+、Cl^-常明显降低,Na^+、Mg^{2+}常降低,尿液pH常偏碱。

(3)代谢性碱中毒合并呼吸性碱中毒:

临床上较为少见,但死亡率极高。常见于通气过度伴碱潴留,如脓毒症、感染性休克、创伤的患者因高热、疼痛等刺激呼吸中枢而发生通气过度,CO_2排出过多,而且使用排钾利尿剂、呕吐或输注大量库存血导致体内碱增多。

血气分析及实验室检查特点:pH值升高明显,$PaCO_2$降低,HCO_3^-明显升高。AB、SB和BB均升高,AB<SB,BE正值增加。血K^+浓度明显降低。尿液偏碱。

(4)代谢性酸中毒合并呼吸性碱中毒:

因持久严重缺氧或合并周围循环衰竭、糖尿病酮症、肾功能衰竭、腹泻等,使产酸(乳酸、酮酸)增加、固定酸排出减少、碱丢失过多等,这些均可引起代谢性酸中毒,若此时合并各种可引起肺泡通气过度的疾病(如心力衰竭、脓毒症休克、高热、机械通气过度等),可引起呼吸性碱中毒。

血气分析及实验室检查特点:$PaCO_2$降低,HCO_3^-明显降低,AB、SB和BB均降低,BE负值增大,AB<SB,AG升高,pH升高或接近正常。血K^+正常,Cl^-增高或正常,Na^+正常。

(5)代谢性酸中毒合并代谢性碱中毒:

常见于剧烈呕吐合并腹泻同时伴有低钾血症和脱水,以及尿毒症或糖尿病合并剧烈呕吐。

血气分析及实验室检查特点:pH、HCO_3^-、$PaCO_2$可在正常范围内。单纯型AG增高型代谢性酸中毒时,AG增加。

3. 三重混合性酸碱平衡紊乱

(1)呼吸性酸中毒合并AG增高型代谢性酸中毒和代谢性碱中毒:

COPD患者因呼吸衰竭、CO_2潴留而出现呼吸性酸中毒,在此基础上,不恰当使用利尿剂、补碱以及呕吐、摄食不足等原因引起低钾低氯性代谢性碱中毒,若同时并发肾功能障碍、休克和严重持久低氧血症,非挥发酸增多,又再引起代谢性酸中毒。

血气分析特点:$PaCO_2$升高,pH多为下降或正常,抑或升高;HCO_3^-多升高,亦可正常、下降,HCO_3^-的变化与AG升高不成等比例,潜在HCO_3^-=实测HCO_3^-+ΔAG,一般大于24 mmol/L。血K^+正常或下降,Cl^-、AG升高。

(2)呼吸性碱中毒合并AG增高型代谢性酸中毒和代谢性碱中毒:

COPD急性发作期少数患者由于气喘、大剂量使用呼吸兴奋剂而出现过度通气,或因不恰当的机械过度通气而出现呼吸性碱中毒,在此基础上,不恰当应用利尿剂、糖皮质激素或过量补碱等,而引起代谢性碱中毒。由于双重碱中毒的影响,氧离曲线出现左移,HbO_2释放减少,组织在原本缺氧基础上更加严重。若此时再合并消化道出血、休克或肾功能衰竭,则可引起代谢性酸中毒。

血气分析特点:$PaCO_2$下降,pH多升高,但亦可正常或下降;HCO_3^-多为下降或正常，HCO_3^- 的变化与 AG 升高不成等比例；血 K^+、Cl^- 下降或正常，AG 升高。

（二）酸碱平衡紊乱类型的判断

重症患者病情危重、复杂，其血气分析特别是酸碱平衡紊乱类型的判断显得困难。如何正确、规范地进行分型判定，临床多采用"血气分析六步法"。

第一步：判断血气检测标本的可靠性。根据 Henderson-Hasselbalch（H-H）公式评定血气数值的内在一致性，公式如下：$[H^+]=24\times(PaCO_2/[HCO_3^-])$。根据表 3-3-1 判断计算出的 H^+ 与测得的 pH 是否一致，若数值一致，说明该血气结果是可靠的，反之则说明血气结果不可靠。

表 3-3-1　pH 与[H^+]

pH	估测[H^+]/(mmol/L)	pH	估测[H^+]/(mmol/L)	pH	估测[H^+]/(mmol/L)
7.00	100	7.25	56	7.50	32
7.05	89	7.30	50	7.55	28
7.10	79	7.35	45	7.60	25
7.15	71	7.40	40	7.65	22
7.20	63	7.45	35		

第二步：根据 pH 值判断是酸血症还是碱血症。pH<7.35 为酸血症，pH>7.45 为碱血症。即使 pH 值在正常范围，也可能存在酸中毒或碱中毒，需要根据 $PaCO_2$、HCO_3^- 和 AG 的改变进一步判断。

第三步：判断主要酸碱平衡紊乱是由呼吸因素还是代谢因素引起。可以根据表 3-3-2 进行判断。原发呼吸性酸碱中毒时，pH 值和 $PaCO_2$ 改变方向相反；在原发代谢性酸碱中毒时，pH 值和 $PaCO_2$ 改变方向相同。

表 3-3-2　判断酸碱中毒的原发病因

类型		pH	$PaCO_2$
酸中毒	呼吸性	pH↓	$PaCO_2$↑
	代谢性	pH↓	$PaCO_2$↓
碱中毒	呼吸性	pH↑	$PaCO_2$↓
	代谢性	pH↑	$PaCO_2$↑

第四步：明确对于原发的酸碱平衡紊乱来说是否发生了适当的代偿。代偿预计值公式见表 3-3-3，如果超出代偿预计值范围，则预示可能存在多重酸碱平衡紊乱。

表 3-3-3 单纯酸碱紊乱的代偿公式

酸碱紊乱类型	预期代偿反应公式	校正因子	代偿限值
代谢性酸中毒	$PaCO_2 = 1.5 \times [HCO_3^-] + 8$	±2	10 mmHg
急性呼吸性酸中毒	$[HCO_3^-]$升高$= 24 + [(PaCO_2 - 40)/10]$	±3	30 mmHg
慢性呼吸性酸中毒(3～5 天)	$[HCO_3^-]$升高$= 24 + [(PaCO_2 - 40)/3]$	±5.58	45 mmHg
代谢性碱中毒	$PaCO_2$升高$= 21 + 0.7 \times \Delta[HCO_3^-]$*	±1.5	55 mmHg
急性呼吸性碱中毒	$[HCO_3^-]$下降$= 24 - \Delta PaCO_2/5$	±2.5	18 mmHg
慢性呼吸性碱中毒	$[HCO_3^-]$下降$= 24 - \Delta PaCO_2/2$	±2.5	12～15 mmHg

注:* 当$[HCO_3^-] > 40$ mmol/L 时,用公式$PaCO_2 = 0.75 \times [HCO_3^-] + 19 \pm 7.5$。

第五步:计算 AG。$AG = [Na^+] - ([Cl^-] + [HCO_3^-])$。

AG 正常值为 12 mmol/L±2 mmol/L。AG 增高并不代表一定就是代谢性酸中毒,碱血症时 AG 也会增高。但若 AG 增加超过 20 mmol/L 则应考虑存在代谢性酸中毒。

第六步:计算潜在 HCO_3^- 值。

潜在 HCO_3^- 值$= \Delta AG + [HCO_3^-]$测定值$=$(AG 测定值$-$AG 正常值)$+ [HCO_3^-]$测定值。

若潜在 HCO_3^- 值< 22 mmol/L,提示非 AG 增高型代谢性酸中毒。若潜在 HCO_3^- 值> 26 mmol/L,提示原发性代谢性碱中毒。当潜在 HCO_3^- 值在 22～26 mmol/L 之间,则说明是单纯性的酸碱平衡紊乱。

例:患者,男,77 岁,以"意识障碍 1 周,发热 4 天"入院,入院前 1 周,突发意识障碍,伴四肢乏力,在当地医院诊治,考虑"脑干梗死",4 天前出现发热,伴有咳嗽、痰不易咳出,气促。既往高血压病史 30 余年,血压控制欠佳。入院查体:T 39.5 ℃,BP 155/94 mmHg,神志呈浅昏迷,双肺呼吸音粗,可闻及痰音。血气分析:pH 7.30,PaO_2 133 mmHg,$PaCO_2$ 36.1 mmHg,$[Na^+]$ 159 mmol/L,$[Cl^-]$ 124 mmol/L,$[HCO_3^-]$ 17.3 mmol/L,Lac 1.0 mmol/L。请用血气分析六步法分析该患者的酸碱平衡紊乱类型。

第一步:根据 H-H 公式评定血气数值的内在一致性。

$[H^+] = 24 \times (PaCO_2/[HCO_3^-]) = 24 \times (36.1 \div 17.3) \approx 50$ mmol/L,根据表 3-3-1,pH 为 7.30,因此该血气数值具有内在一致性,此血气结果可靠。

第二步:根据 pH 明确是酸血症还是碱血症。

pH< 7.35 为酸血症。

第三步:判断主要酸碱平衡紊乱是由呼吸因素还是代谢因素引起。

pH 值和 $PaCO_2$ 改变方向相同,为代谢性酸中毒。

第四步:明确对于原发的酸碱平衡紊乱来说是否发生了适当的代偿。

$PaCO_2 = 1.5 \times [HCO_3^-] + 8 \pm 2 = 1.5 \times 17.3 + 8 \pm 2 = 31.95 \sim 35.95$ mmHg

该患者 $PaCO_2$ 为 36.1 mmHg,超过 35.95 mmHg,说明还合并呼吸性酸中毒。

第五步:计算 AG。

AG=[Na$^+$]－([Cl$^-$]＋[HCO$_3^-$])=159－124－17.3=17.7 mmol/L,大于 16 mmHg,说明存在 AG 增高型代谢性酸中毒。

第六步:计算潜在 HCO$_3^-$ 值。

潜在 HCO$_3^-$ 值＝ΔAG＋[HCO$_3^-$]测定值＝(AG 测定值－AG 正常值)＋[HCO$_3^-$]测定值＝(17.7－12)＋17.3＝23 mmol/L,潜在 HCO$_3^-$ 值介于 22～26 mmol/L,提示存在 AG 增高型代谢性酸中毒,无合并代谢性碱中毒。

❋ 综合测试题

一、选择题

1. 下列哪项不是心肌损伤的标志物(　　)

A.肌钙蛋白 I   B.肌钙蛋白 T

C.肌酸激酶同工酶(CK-MB)   D.肌红蛋白

E.降钙素原

2. 根据血气分析诊断呼吸衰竭最重要的指标是(　　)

A.PaO$_2$低于 60 mmHg   B.PaCO$_2$高于 50 mmHg

C.pH 值低于 7.35   D.二氧化碳结合力高于 29 mmol/L

E.BE＜－3 mmol/L

3. CaO$_2$受多个因素影响,请问与下列哪一项有关(　　)

A.Hb 含量   B.PaO$_2$ C.SaO$_2$ D.A 和 B

E.A、B 和 C

4. Ⅱ型呼吸衰竭的诊断标准为(　　)

A.PaO$_2$＜60 mmHg   B.PaCO$_2$＞50 mmHg

C.PaO$_2$＜60 mmHg,PaCO$_2$＞50 mmHg D.PaO$_2$＜50 mmHg,PaCO$_2$＞60 mmHg

5. 临床上可以通过 pH 值和 PaCO$_2$改变方向判断酸碱平衡紊乱原发是呼吸性还是代谢性,下列说法正确的是(　　)

A.在原发代谢性改变时,两者改变方向相同

B.在原发代谢性改变时,两者改变方向相反

C.在原发呼吸性改变时,两者改变方向相同

D.以上都不是

6. 患者,男性,52 岁,查血气示:pH 7.30,PaCO$_2$ 70 mmHg,PaO$_2$ 86 mmHg,BE －3.8 mmol/L,HCO$_3^-$ 16.6 mmol/L,根据血气分析提示该患者存在何种酸碱平衡紊乱(　　)

A.代谢性碱中毒   B.代谢性酸中毒

C.呼吸性酸中毒   D.呼吸性酸中毒合并代谢性酸中毒

7. 呼吸衰竭时下列检查中哪项不符合慢性呼吸性酸中毒的表现(　　)

A.$PaCO_2$升高　　　　　B.pH 可正常或降低　C.HCO_3^-上升　　　　D.SB>AB

E.二氧化碳结合力上升

二、实例分析题

患者,男,80 岁,以"肛门停止排便、排气伴呕吐 2 天,气促 5 h"入院,诊断急性完全性肠梗阻,既往有慢性阻塞性肺疾病病史,急诊行喉罩通气全麻下剖腹探查术,术中发生呕吐,术后无法脱离呼吸机,休克需要去甲肾上腺素升压治疗,转入重症监护室(ICU),查血气分析:pH 7.09,PaO_2 121 mmHg(FiO_2 100%),$PaCO_2$ 87.2 mmHg,$[Na^+]$ 148 mmol/L,$[Cl^-]$ 105 mmol/L,$[HCO_3^-]$ 24.4 mmol/L,Lac 4.8 mmol/L,BE -6.0 mmol/L。请用六步法分析该患者的酸碱平衡紊乱类型。

✳ 参考答案

一、选择题

1.E　2.A　3.E　4.C　5.A　6.D　7.D

二、实例分析题

第一步:根据 H-H 公式评定血气数值的内在一致性。

$[H^+]=24\times(PaCO_2\div[HCO_3^-])=24\times[87.2\div24.4]\approx85.77$ mmol/L,根据表 3-3-1,pH 应介于 7.05~7.10,患者 pH 为 7.09,因此该血气数值具有内在一致性。

第二步:根据 pH 明确是酸血症还是碱血症。

pH<7.35 为酸血症。

第三步:判断主要酸碱平衡紊乱是由呼吸因素还是代谢因素引起。

pH 值和 $PaCO_2$ 改变方向相反,因此为呼吸性酸中毒。

第四步:明确对于原发的酸碱平衡紊乱来说是否发生了适当的代偿。

$[HCO_3^-]$升高$=24+(PaCO_2-40)/10=24+(87.2-40)\div10=28.72\pm3$ mmol/L

患者$[HCO_3^-]$ 24.4 mmol/L,低于 28.72±3,不在代偿范围内,提示患者还合并代谢性酸中毒。

第五步:计算阴离子隙(AG)。

AG$=[Na^+]-([Cl^-]+[HCO_3^-])=148-105-24.4=18.6$ mmol/L,大于16 mmHg,说明存在 AG 增高型代谢性酸中毒。

第六步:计算潜在 HCO_3^- 值。

潜在 HCO_3^- 值$=\Delta AG+[HCO_3^-]$测定值$=$(AG 测定值$-$AG 正常值)$+[HCO_3^-]$测定值$=$(18.6$-$12)$+$24.4$=$31 mmol/L,潜在 HCO_3^- 值超过 26 mmol/L,提示存在代谢性碱中毒。

因此,该患者存在三重酸碱平衡紊乱,为呼吸性酸中毒合并 AG 增高型代谢性酸中毒、代谢性碱中毒。

参考文献

[1]王建枝,钱睿哲.病理生理学[M].9 版.北京:人民卫生出版社,2018.

[2]万学红,卢雪峰.诊断学[M].9 版.北京:人民卫生出版社,2018.

[3]Alexandra Hough.霍夫心肺管理:基于循证和问题解决的方法[M].黄怀,喻鹏铭,潘华平,主译.5 版.北京:北京大学医学出版社,2022.

[4]管向东,陈德昌,严静.中国重症医学专科资质培训教材[M].3 版.北京:人民卫生出版社,2019.

[5]中国医疗保健国际交流促进会急诊医学分会,中华医学会急诊医学分会,中国医师协会急诊医师分会解放军急救医学专业委员会.急性心力衰竭中国急诊管理指南(2022)[J].中华急诊医学杂志,2022,31(8):1016-1041.

[6]中国医药教育协会感染疾病专业委员会.感染相关生物标志物临床意义解读专家共识[J].中华结核与呼吸杂志,2017,40(4):243-257.

(孙旭日编,徐亮审定)

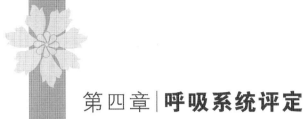

第四章｜**呼吸系统评定**

第一节　气道评定

【重点难点】
(1)重点:掌握气道评定的方法,了解气道评定的基本内容。
(2)难点:熟悉困难气道评定并快速处理,掌握人工气道管理的各项内容。

一、气道评定的基本内容

气道评定是指在准备建立人工气道和进行气道管理时,对患者气道进行风险预测的一种方法。对于接受全身麻醉的患者,需要评定其气道是否能够维持气体交换,保持气道通畅及防止异物吸入。当患者一旦失去意识及自主呼吸,气道保护功能存在障碍时,气道评定有助于临床医生在建立人工气道时选择合适的处理方式保证患者安全。

气道评定的目的是了解气道有无阻塞、是否存在困难气道,以及判断插管的难易程度。术前气道评定也是决定是否采用传统的麻醉诱导和气道管理的重要因素。在诱导麻醉和呼吸暂停之前确保气道安全,例如通过支气管镜的清醒插管或视频喉镜检查。在现代麻醉工作中,全身麻醉相当常见,麻醉之前进行有效的气道评定是保障手术顺利完成的重要基础,维持气道通畅更是麻醉的关键问题。

二、气道评定的方法

(一)病史采集

询问患者既往是否有累及气道的疾病,有无困难气道病史,包括各种原因导致的气管内径减小甚至完全阻塞,如肿瘤、局部脓肿、血肿等导致的气管外组织压迫、气管内异物、气管自身病变(如局部放疗、瘢痕挛缩)等。

(二)一般体格检查

快速观察患者有无特殊的外观特征,如颈部粗短、过度肥胖、下颌短小、外伤畸形等特殊的面部结构改变,以确定是否存在通气困难或气管插管困难。肥胖且伴有巨舌的患者的气管插管困难发生率是正常患者的 3 倍以上。

(三)颈部活动度评定

常规气管插管时需要患者取仰卧位,用仰头拉颌/仰头举颏法,以寰枕关节为转折点保持头部尽量后仰,使镜片和气管在一条直线上,以便增加插管成功率。因此插管前需对患者进行颈部活动度的评定。首先明确患者有无合并颈部疾患,如颈部活动受限、颈部损伤、颈部制动,体位配合困难等。其次检查寰枕关节伸展度及颈椎的活动度,寰枕关节正常时,可以伸展达 35°,当寰枕关节伸展度降低时,为使喉镜显露声门,需要更大的上提力使颈椎前凸(表 4-1-1)。正常头颈伸屈范围在 90°~165°,如头后伸不足 80°时可能导致插管操作困难。颈部活动度异常常见于类风湿关节炎、颈椎结核、颈椎骨折脱位等。

表 4-1-1　寰枕关节伸展度降低的程度分级

分级	伸展度
Ⅰ级	无降低
Ⅱ级	降低 1/3
Ⅲ级	降低 2/3
Ⅳ级	完全降低

(四)测量颏甲距离和舌颏距离

颏甲距离(thyromental distance, TMD)是指在颈部完全伸展时,测量自甲状软骨切迹至下颏尖端的距离(图 4-1-1)。正常值大于 6.5 cm,小于 6 cm 可能导致插管困难。舌颏距离(hyomental distance, HMD)是指下颏至舌软骨的距离,作为上气道的解剖特征。测量时需患者挺直颈部,头极度前伸并紧闭口腔,用手指宽度粗略评定喉前下颌骨内面和舌骨之间的距离(图 4-1-1)。正常成人至少应达到两指以上,否则提示

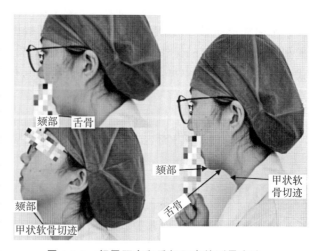

图 4-1-1　颏甲距离和舌颏距离的测量方法

可能插管困难。

(五)张口度检查

张口度及颞下颌关节活动度的大小可影响声门暴露及喉镜置入。成人张口度上下切牙间距可达 4～5 cm(三横指),如果正常成人最大张口＜2.5 cm(两横指),则置入喉镜困难。上切牙前突、牙齿排列不齐等可能影响喉镜置入,活动义齿应在麻醉前取下,防止坠入气道。

(六)3-3-2 法则

经口气管插管要求口轴、咽轴、喉轴三轴尽可能调整在同一直线上,3-3-2 法则(图 4-1-2)可用于评定此三轴线的相关性。以患者的手指为标准,测量张口度、颏骨-舌骨距离、舌骨-甲状软骨切迹距离,对于不能达到 3-3-2 法则的患者,提示使用直接喉镜暴露声门困难。

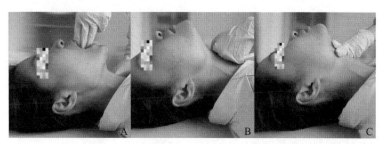

A—张口大于 3 指,提示张口可以容纳喉镜达到气道;B—颏至下颌舌骨的距离能达到大于患者本人的 3 横指,提示下颌下有足够的空间进行插管操作;C—甲状软骨上窝至下颌舌骨处小于患者本人 2 横指,提示咽部在颈部的位置太高,应用喉镜暴露视野困难

图 4-1-2　3-3-2 法则

(七)咽部结构分级

即改良的 Mallampati 分级,患者端坐,头位于正中,口尽量张大,让舌尽量外伸,不要求发音,重复观察两次以免出现假阳性或假阴性。观察咽部结构,即悬雍垂、咽腭弓、软腭。根据观察的情况分为四级,分级越高预示喉镜显露越困难,当分级为Ⅲ、Ⅳ级时提示困难气道,分级标准见表 4-1-2。

表 4-1-2　改良的 Mallampati 分级标准

分级	观察到的结构
Ⅰ级	可见软腭、咽腔、悬雍垂、咽腭弓
Ⅱ级	可见软腭、咽腔、悬雍垂
Ⅲ级	仅见软腭、悬雍垂基底部
Ⅳ级	看不见软腭

（八）喉镜显露分级（Cormack-Lehane 分级，CL 分级）

患者配合或适当镇静、镇痛、肌松后，可利用喉镜显露分级进一步评定气道情况（图4-1-3）。由于视野暴露程度不同，喉镜显露分级Ⅰ、Ⅱ级提示应用喉镜气管插管容易，Ⅲ级提示困难，Ⅳ级提示极度困难，Ⅲ、Ⅳ级提示困难气道（表4-1-3）。

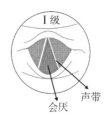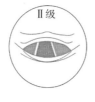

图 4-1-3　喉镜显露程度

表 4-1-3　喉镜显露分级标准

分级	观察到的结构
Ⅰ级	可显露会厌和声门
Ⅱ级	可显露会厌和部分声门
Ⅲ级	仅能看见会厌
Ⅳ级	看不到会厌

三、困难气道

（一）定义

2022 年美国麻醉医师协会（American Society of Anesthesiologists，ASA）关于困难气道管理的实践指南指出，困难气道是指接受过临床麻醉培训的医师在临床中遇到的已预料的或未预料的气道管理困难或失败的情况，包括但不限于以下一种或多种情况：①面罩通气困难；②喉镜暴露困难；③声门上工具通气困难；④气管插管困难或失败；⑤气管拔管困难或失败；⑥有创气道建立困难或失败；⑦通气不足。

（二）分类

1. 按照发生类型分类

（1）通气困难：一般指面罩加压给氧时通气困难，导致患者氧合不足或缺氧窒息。

（2）插管困难：一般指声门暴露困难或气道有病理改变以至于不能顺利地插入气管导管。

2. 按照术前估计分类

(1)确定的或预料的困难气道。

(2)未能预料的困难气道。

(三)评定

首先在开始实施麻醉或气道管理之前,麻醉科医师应进行气道风险评定,包括面部特征体表解剖标志、体格检查、查阅病历、临床诊断、检查结果、术前访视患者或其家属,判断患者出现困难气道或误吸的风险。

1. 困难气道评定方法

先使用常规气道评定方法(见本节"气道评定的方法"),如改良的 Mallampati 分级和喉镜显露分级等,除此之外对预料的困难气道的评定还包括以下几种方法:

(1)咬上唇试验(upper lip bite test,ULBT):患者取端坐位,下颌尽力前伸,用下切牙尽力咬上唇,来进行下颌运动范围的评定。结果分为:第一类,下切牙超出上唇红唇边界;第二类,下门牙咬唇,但不能延伸到红唇边缘以上;第三类,下门牙不能咬到上唇(图 4-1-4)。对于无牙齿的患者,上唇测试可以用上唇捕捉测试代替,主要评定下唇是否可以抬起覆盖上唇的红唇边缘。

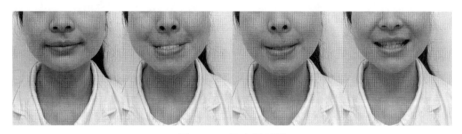

图 4-1-4 咬上唇试验

(2)支气管镜检查:ASA 认为纤维支气管镜检查可作为所有困难插管时使用的一项技术,且在处理困难气道时应首先考虑纤维支气管镜引导插管。支气管镜检查在评定困难气道中也具有明显优势,其柔韧性好、可弯曲、可延展、可视、操作简单等,可有效提高困难气道患者的插管成功率并减少并发症。麻醉中困难气道插管的发生率约为 2%,困难气道处理不当不仅使手术无法顺利进行,也会直接导致患者产生严重的呼吸系统问题。通过支气管镜检查可较早识别导致困难气道的影响因素,如喉头水肿、气管内异物或分泌物等。

(3)超声评定法:超声检查作为一种影像学检查,具有经济方便、诊断效能高、无创、无辐射等优势,广泛应用于临床。超声可以在床旁快速评定上气道解剖结构,辅助进行气管插管、气管造口术以及辅助诊断吞咽困难或喉损伤等。超声也可以用来评定气道,并在紧急情况下提供快速干预措施,与临床检查相结合可提高预测困难气道的能力。

超声评定中可用舌颏距离比率评定患者是否存在困难气道。舌颏距离比率是指舌骨与颏尖之间的距离在中立位和头部伸展位之比。肥胖患者的舌颏距离比率小于 1 预示着困难气道。超声评定时,也可通过评定舌头厚度来预测困难气道。在颏下视图中测量舌头厚度,若厚度超过 6.1 cm 可预测困难喉镜检查。

对于肥胖患者,大量脂肪堆积在咽部、面部、颈部可导致气道管腔狭窄,发生面罩通气不良和气管插管的风险高于正常患者。通过超声探头在横切面测量声带水平的气管前脂肪厚度可以预测困难气道。可测量颈部中线处从皮肤到气管前部的距离、中线左 15 mm 处皮肤到气管前部的距离和中线右 15 mm 处皮肤到气管前部的距离,三者测量数值之和的大小与困难气道相关。对于颈围大于 50 cm 且体重指数(body mass index,BMI)>35 kg/m² 的患者,如果以上三个测量值之和超过 28 mm 时,70%的患者出现经喉镜插管困难。

虽然超声是临床中一种常见的检查手段,在气道评定方面也被广泛应用,但是气道超声检查也存在其局限性,当患者存在创伤、颈部瘢痕、消瘦、胸骨上窝畸形、颈部及胸部信号采集区出现皮下气肿,这些情况都会对超声检查的准确度产生一定影响。

(四)困难气道处理

根据麻醉前气道评定情况将困难气道分为已预料的困难气道和未预料的困难气道,针对不同的气道类型选择不同的处理流程并做好相应的准备可有效提高患者困难气道处理的成功率。

1. 已预料困难气道的处理

对于已预料的困难气道,根据操作者的技巧和患者情况制订以下气道管理预案,包括清醒气管插管、可充分通气但插管困难、无法通气或插管、紧急有创气道建立困难等。

(1)如果患者可能存在插管困难且有以下一种或多种情况,应该实施清醒插管:①通气困难(面罩/声门上气道);②存在误吸高风险;③患者无法耐受短暂的呼吸暂停和缺氧;④预计建立紧急有创气道抢救困难。

(2)对于不能配合的患者,可考虑麻醉诱导后行气管插管;对于配合的患者,不能首选全麻诱导后气管插管。

(3)对于清醒或全麻诱导后气管插管的患者,可尝试喉外按压等操作,以提高插管成功率。

(4)在已预料的困难气道患者插管前,应评定无创和有创气管插管的优劣。

①如果选择建立无创气道,预先确定无创气道工具[直接喉镜/可视喉镜+管芯探条、经气管导管内的硬镜系列(光棒、视可尼、可视硬镜)、经气管导管内的软镜系列(纤维支气管镜、电子软镜)]的使用顺序。如果使用单个工具插管困难,可以联合使用多种工具。在插管过程中,注意插管持续的时间和患者氧饱和度的变化;每次尝试插管失败后,给患者面罩通气并评定面罩通气的效果,同时限制气管插管或声门上工具尝试的次数,以避免发生潜在的损伤和并发症。

②如果选择建立有创气道,确定首选措施。建立有创气道的方法包括但不限于以下内容:环甲膜切开术、带有压力调节的环甲膜穿刺装置、经环甲膜或气管切开口放置大口径导管、逆行导丝引导插管、经皮气管切开术等。确保有创气道操作尽可能由接受过有创气道技术培训的医师进行;如果所选的有创方法不可行或失败,选择另一种有创方法;在

适当的时候可启用体外膜氧合器(extracorporeal membrane oxygenator, ECMO)。

2. 未预料的困难气道处理

对未预料的困难气道进行处理时,寻求帮助、优化氧合(在尝试插管期间,可给予高流量经鼻氧疗),并按照流程进行管理,应用无创还是有创气道管理方法参见上文"已预料困难气道的处理"第(4)点。若遇到不能插管也不能通气的患者,可采取环甲膜穿刺、环甲膜切开和气管切开等有创方法,在适当的时候可启用 ECMO。

3. 困难气道拔管的处理

(1)预先制定困难气道拔管和后续的气道管理策略并评定患者是否具备拔管的条件。

(2)确保有擅长气道管理的人员在场协助拔管,尽可能选择合适的拔管时间和地点。

(3)在尝试拔管前,先评定气管切开术的风险和益处,评定清醒拔管与麻醉苏醒前拔管的风险和益处。

(4)评定患者拔管后可能存在通气不足的临床原因,评定短期使用气道交换导管或声门上工具(包括喉罩、插管型喉罩、喉管及其他)以便需要再次插管时作为引导的可行性。但是需注意的是,尽量减少患者使用气道交换导管。

(5)在整个拔管过程中给患者吸氧,保证患者氧合。

四、人工气道

生理情况下,上呼吸道对吸入气体具有加温、湿化、过滤、清洁和保水的作用。在手术麻醉、复苏、重症患者救治等情况下,建立人工气道保证患者的通气和氧合需求,保持呼吸道通畅,便于呼吸道分泌物或异物的清除,预防误吸;增加肺泡有效通气量,提升呼吸道气体交换效率。但是人工气道的建立会在一定程度上损伤和破坏机体正常的生理功能,给患者带来危害。同时人工气道建立后也会出现一系列的并发症,如气囊上滞留物可能导致呼吸机相关性肺炎(ventilator-associated pneumonia, VAP)。为了保证患者的正常通气功能,人工气道的管理尤为重要。人工气道的精细化管理,可有效减少 VAP 和相关并发症的发生,缩短住院时间,改善临床效果。

(一)定义

人工气道(artificial airway)是为保障患者气道通畅而将导管通过口、鼻或有创气道插入气管内建立的气体通道。人工气道是保证气道通畅的有效手段,在危重症患者抢救中发挥极为重要的作用。

(二)分类

人工气道主要分为气管插管、气管切开和其他人工气道(口咽通气道、鼻咽通气道、喉罩)。气管插管术有经口、鼻两种气管插管形式,其中气管导管远端开口呈 45°斜面,带有可充气气囊,通过一根细管连接气管导管气囊的囊性结构为指示气囊,尖端侧面有一开口称墨菲氏孔。气管切开术是一种抢救危重症患者的急救操作,是将颈正中线第 3～4 软骨环处切开后,放入特制的气管套管,从而保持呼吸道通畅、解除喉源性呼吸困难、改善通气以及引流气道分泌物的一种手术,也可作为长期进行机械通气的人工气道。气管切开套管的种类有普通套管、金属套管和可伸缩套管。

(三)评定

1. 气管导管的选择

常用导管的长度为 28～32 cm,一般用内径(ID)的大小命名导管型号,成人选择 7～8 mm(男性多选择 7.5～8 mm;女性多选择 7～7.5 mm),小儿导管选择参考下列公式,ID(mm)＝年龄/4±4,导管插入深度(cm)＝年龄/2±12。

2. 气管导管的位置

气管导管是保证气道通畅的有效手段,在抢救过程中发挥着极为重要的作用。若插管误入食管,会导致胃内容物误吸、胃穿孔或者破裂;若插管位置过深,容易误入一侧支气管,造成单侧肺通气,插管位置过浅,则容易脱出。因此,对气管插管的患者需要确定插管的位置,来保障通气安全。临床现阶段确认插管位置是否合适有三种"金标准":呼气末二氧化碳法、支气管镜及胸部 X 线检查。气管插管初始位置的确定:经口气管插管位置为距离门齿 22 cm＋2 cm;经鼻气管插管位置为距离鼻尖处 27 cm±2 cm;导管尖端距离隆突 3～5 cm;气管切开套管一般从颈前第 3～4 环状软骨进入。

(四)管理

1. 人工气道气囊压力的管理

人工气道的气囊可封闭气道防止漏气和误吸,从而有效保障正压通气。建立人工气道后,患者吞咽受限,口腔分泌物及胃食道反流物受气囊阻隔滞留于气囊上方,会形成气囊上滞留物。对于经口或经鼻气管插管患者气囊压力应维持在 25～30 cmH$_2$O,气囊压力过高则压迫气道,导致溃疡、气道狭窄、气管瘘等并发症,气囊压力过低容易导致漏气及分泌物流入下呼吸道。对于气管切开无须机械通气的患者,如果自主气道保护能力好,可将气囊完全放气或更换为无气囊套管。同时,气囊上滞留物是导致呼吸机相关肺炎的重要原因,应定期清除气囊上滞留物,尤其是气囊放气前,可有效减少 VAP 的发生。

还可以通过气囊漏气试验来判断患者是否出现上气道阻塞。在气囊充气状态下和气囊放气后分别读取三次呼出潮气量进行对比,阳性判断标准为:气囊充气状态时的呼出潮气量－气囊放气后的呼出潮气量≤110 mL,或呼出潮气量差值与气囊充气时呼出潮气量的比值≤0.15。若气囊漏气试验为阳性,最晚在下次拔管前 4 h 通过静脉应用激素,可降低再插管率。

2. 人工气道吸痰

人工气道吸痰是进行气道管理的一项常规操作,是气道管理的关键组成部分,也是确保气道通畅的主要技术之一。一般认为人工气道吸痰较为安全,但是通过气管内导管或气管切开进行人工吸痰可能会出现氧饱和度降低、出血、血流动力学改变、心率改变等不良反应。错误的吸痰操作可能会导致长期的并发症,例如气管黏膜受损和院内感染等。

气道分泌物的吸引主要分为开放式吸痰和密闭式吸痰两种方式。开放式吸痰是传统的吸痰方式,在吸痰过程中断开呼吸机连接,进入人工气道进行吸痰。密闭式吸痰是指使用密闭式吸痰管分别连接人工气道和负压吸引器,在吸痰过程中无须断开呼吸机。对于高吸氧浓度或呼气末正压以及肺不张的患者推荐使用密闭式吸痰。在进行开放性吸痰时需注意无菌操作,以保护患者免受潜在的交叉感染。

吸痰是人工气道管理的标准流程,通常选择较细的吸痰管,成人吸痰负压应保持在200 mmHg 以下,吸痰前不常规使用生理盐水。吸痰时应尽可能缩短吸痰时间,最多不超过 15 s。目前按需吸痰已经成为临床共识,应常规使用浅吸痰技术,考虑到气道损伤的可能性和对生理指标的负面影响,深吸技术通常仅在浅吸技术无效时使用。美国呼吸治疗学会推荐的吸痰时机包括压力-容积曲线出现锯齿状改变或气道内听诊有明显大水泡音时。

3. 人工气道的湿化

气道湿化是人工气道管理的标准程序,即通过外部加温、加湿将吸入气体温湿化以模拟人体正常吸入气体的温湿度。人工气道建立后,呼吸道纤毛运动减弱,加温湿化功能丧失,引起分泌物排出不畅,易导致气道阻塞、肺不张、肺部继发感染等。因此需要加强管理人工气道的湿化、稀释痰液,才能有效保障呼吸道通畅,预防肺部并发症。

机械通气湿化一般分为两种,加热湿化器和湿热交换器(图 4-1-5),后者也叫人工鼻(heat and moisture exchanger,HME)。当患者进行主动湿化时,湿化装置需要达到 33~44 mgH$_2$O/L 的绝对湿度水平,气体温度保持 34~41 ℃,相对湿度达 100% 来保证人工气道内分泌物的有效排出。人工鼻提供的绝对湿度至少在 33 mgH$_2$O/L 以上,以降低气管插管或气切套管堵塞的发生率。

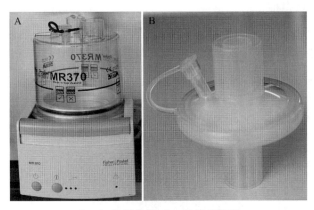

A—加热湿化器;B—湿热交换器

图 4-1-5 两种机械通气湿化器

4. 人工气道的雾化

雾化治疗是机械通气时常同步应用的集束化气道管理方法之一。机械通气患者雾化时建议使用配备雾化功能呼吸机或者振动筛孔雾化装置,以增加药物在肺部的沉降率。若采用额外气源的喷射雾化,可能影响机械通气患者的潮气量。机械通气患者雾化治疗时,无基础气流状态下,将小容量雾化装置置于距 Y 型管 15 cm 处可提高雾化效率,有基础气流状态下,将小容量雾化装置置于离患者较远处可提高雾化效率。

雾化治疗时机械通气模式的选择应依据患者的基础疾病、肺损伤程度、肺部呼吸力学等情况综合决定。使用辅助/控制模式通气相比压力支持模式可以提高药物沉降率,无须特意增加或降低潮气量,雾化时潮气量的选择应依据患者实际疾病和肺部病理生理状态进行设置。

(五)人工气道并发症

人工气道的建立可有效提高危重患者的抢救成功率,同时也可能会带来多种并发症影响通气效果,且有些并发症可危及患者生命。因而,做好相关并发症的处理极其重要。

1. 建立人工气道时的并发症

经口插管时,喉镜应用不当,技术不熟练,致口、舌、咽、喉部损伤或牙齿松动脱落;经鼻插管损伤鼻腔黏膜导致出血,重者可致声门损伤,气管壁损伤致纵隔气肿、皮下气肿和纵隔炎。插管前先滴注麻药,在管腔外壁涂抹石蜡油润滑,用引导管或纤维支气管镜引导插管可减少损伤,操作时要多听诊,按压简易呼吸气囊或使用呼吸机通气,确定插管位置准确。

2. 人工气道留置期间的并发症

人工气道留置期间气管插管长期压迫或反复摩擦,可能引起皮肤局部损伤造成压疮,插管期应在受压部位使用压疮贴等进行保护。其次使用高压低容气囊会损伤气管黏膜,可能造成黏膜糜烂、溃疡、出血、肉芽组织的形成及气管食管瘘等。

3. 拔管后的并发症

人工气道拔除后早期可能会出现误吸意外,常有不同程度的咽喉疼痛、声音嘶哑和声带麻痹,一般数天或一个月后可消失,与留置期间导管压迫声门和喉返神经的损伤相关。同时也应注意拔管后可能存在气管局部坏死、肉芽组织增生、气管软骨环被破坏导致环形瘢痕从而造成气管狭窄等。

✳ 综合测试题

1. 人工气道气囊的压力维持在(　　　)

A.15～20 cmH₂O　　B.20～25 cmH₂O　　C.25～30 cmH₂O　　D.30～35 cmH₂O

2. 人工气道湿化的温度为(　　　),绝对湿度为(　　　)

A.31～40 ℃,30～44 mgH₂O/L　　　　　B.34～41 ℃,33～44 mgH₂O/L

C.33～40 ℃,33～40 mgH₂O/L　　　　　D.31～41 ℃,30～40 mgH₂O/L

3. 人工气道吸痰时间不超过(　　　)

A.15 s　　　　　　B.20 s　　　　　　C.30 s　　　　　　D.60 s

4. 气道评定的常规方法有哪些?

5. 哪些情况可以被称为困难气道?

✳ 参考答案

1. C　2. B　3. A

4. 病史采集、一般体格检查、颈部活动度评定、测量颏甲距离和舌颏距离、口齿情况评定、3-3-2 法则、咽部结构分级、喉镜显露分级等。

5. 面罩通气困难、喉镜暴露困难、声门上工具通气困难、气管插管困难或失败、气管拔管困难或失败、有创气道建立困难或失败、通气不足等。

参考文献

[1] LAW J, DUGGAN L. The airway assessment has come of age-or has it? [J]. Anaesthesia, 2019, 74(7): 834-838.

[2] DE HERT S, STAENDER S, FRITSCH G, et al. Pre-operative evaluation of adults undergoing elective noncardiac surgery: updated guideline from the European Society of Anaesthesiology[J]. Eur J Anaesthesiol, 2018, 35(6): 407-465.

[3] 徐军, 孙峰, 王亚, 等. 急诊气道管理共识[J]. 中国急救医学, 2016, 36(6): 5.

[4] APFELBAUM J, HAGBERG C, CONNIS R, et al. 2022 American Society of Anesthesiologists practice guidelines for management of the difficult airway[J]. Anesthesiology, 2022, 136(1): 31-81.

[5] DIAZ T C, RODRIGUEZ M E, GAIARZA L. Airway ultrasound in critically ill patients: a narrative review[J]. J Ultrasound Med, 2022, 41(6): 1317-1327.

[6] DETSKY M, JIVRAJ N, ADHIKARI N, et al. Will this patient be difficult to intubate? The rational clinical examination systematic review[J]. JAMA, 2019, 321(5): 493-503.

[7] WANG B, WANG M, YANG F, et al. Predicting difficult intubation: the hyomental distance ultrasound evaluation is superior to the thyromental distance [J]. Anaesth Crit Care Pain Med, 2022, 41(6): 101144.

[8] BLAKEMAN T, SCOTT J, YODER M, et al. AARC clinical practice guidelines: artificial airway suctioning[J]. Respir Care, 2022, 67(2): 258-271.

[9] 中华医学会重症医学分会重症呼吸学组. 机械通气患者雾化治疗指南[J]. 中华重症医学电子杂志(网络版), 2021, 7(3): 193-203.

（高凡编，王胜昱审定）

第二节 呼吸力学评定

【重点难点】
    (1)重点:掌握呼吸力学的特征及监测指标。
    (2)难点:熟练掌握呼吸力学监测的方法。

一、呼吸系统的力学特征

呼吸力学是以物理学的观点和方法对呼吸运动进行研究的一门学科,用压力、容积和流速的关系解释呼吸运动现象。通过对压力、容积和流速的测量,可以确定各种衍生参数,如呼吸系统顺应性、气道阻力和呼吸功等,还可以描记出各种各样的波形,如压力-时间、流速-时间、容积-时间以及流速-容积和压力-容积环。通过图形及监测数据还可以辅助临床快速评定呼吸系统的力学功能,常见监测指标如下所述。

(一)阻力(resistance)

呼吸系统的阻力可分为黏滞阻力、弹性阻力和惯性阻力。一般呼吸状态下,惯性阻力可忽略不计。

1. 黏滞阻力(viscous resistance,R)

黏滞阻力包括气道黏滞阻力、肺阻力、气管内导管及呼吸机管路阻力。

(1)气道黏滞阻力简称气道阻力(airway resistance,R_{aw}),为气体在气道内流动时气体分子之间及气体分子与气道壁之间产生的摩擦力,计算公式如下:

$$R_{aw} = \frac{8\eta l}{\pi r^4}$$

其中 η 为黏滞系数,l 为气道的长度,r 为气道的半径。

R_{aw} 的大小主要取决于气道直径,一般 η 和 l 变化不大。根据泊肃叶定律(Poiseuille law),当气道直径减少一半时,气道阻力会上升 16 倍。气道内分泌物滞留、细支气管周围水肿、支气管痉挛,或人工气道阻塞都会增加 R_{aw}。

(2)肺阻力:指呼吸时产生的气道阻力和肺组织黏性阻力之和。机械通气监测的是肺阻力而不是气道阻力。

(3)气管内导管和呼吸机管路阻力:气管内导管对气道阻力影响较大,导管口径越小,影响越大。

2. 弹性阻力(elastance，E)

弹性阻力是指弹性组织对抗变形和弹性回缩而产生的阻力。弹性阻力的大小可以用顺应性来衡量，两者互为倒数。呼吸系统的弹性阻力，是指肺、胸廓和气道总的弹性阻力，是平静呼吸时的主要阻力，约占总呼吸阻力的 2/3。肺弹性阻力，是指肺扩张的弹性阻力，包括肺泡的弹性回缩力和表面张力，是吸气的阻力，呼气的动力。

(二)顺应性(compliance，C)

顺应性是指每单位压力变化(ΔP)产生的肺容量变化(ΔV)，即

$$C = \frac{\Delta V}{\Delta P}$$

顺应性分为静态顺应性(static compliance，C_{st})和动态顺应性(dynamic compliance，C_{dyn})。静态顺应性是在呼吸周期中，多次暂时阻断气流时测得的顺应性。健康成人的静态顺应性为 100 mL/cmH$_2$O，机械通气时静态顺应性则会下降至 60 mL/cmH$_2$O。动态顺应性是指在呼吸周期中，气流未阻断时测得的顺应性，较静态顺应性测定简单、方便，但其大小容易受气流阻力的影响。病理生理状态下，如肺间质纤维化、胸腔积液、过度充气、肺实变、呼吸窘迫综合征以及肺血管充血均可导致顺应性下降，临床中应持续监测动态顺应性和静态顺应性，用来指导患者的治疗。

(三)时间常数(time constant，τ)

时间常数是测定气体在肺组织分布和排空的时间，主要反映肺组织对压力变化反应的速度。时间常数等于阻力和顺应性的乘积，即 $\tau = R \times C$。

时间常数的正常值为 0.4 s。1 个时间常数反映了肺部充盈或排空 63% 所需要的时间，2 个时间常数反映的是 86%，3 个时间常数反映的是 95%。约 5 个时间常数才能使肺完全充盈或排空肺容积(图 4-2-1)。患有不同肺部疾病患者的肺和不同肺区的充盈排空速度不同。

呼气时间常数是衡量患者动态呼吸力学的首选指标。临床部分呼吸机可以直接提供呼气时间常数的数值。机械通气的呼气时间设置若小于 5 个时间常数，则会发生气体陷闭产生内源性呼气末正压，也可通过观察呼吸机流量时间波形进行监测，如果呼气末流量曲线没有归零，说明呼气时间太短，合适的时间常数可以有效防止内源性呼气末正压的产生。

(四)应力和应变

应力和应变是工程学概念，主要用于描述肺牵张的力学形态。

1. 应力(stress)

应力是指单位面积上所受力的大小。肺应力是扩张肺组织的直接作用力，其值与跨

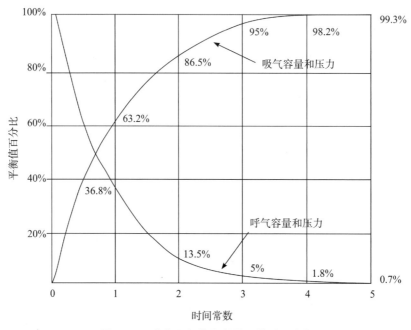

图 4-2-1　肺充盈和排空所需要的时间常数

肺压相等,即肺泡压与胸膜腔内压差值。在呼吸运动中,扩张肺组织的真正力量是跨肺压。

2. 应变(strain)

应变是指在外力作用下,物体发生形变的长度或容积与未在外力作用下物体的长度或容积的比值。肺应变是应力作用下肺组织发生的线性形变,即呼吸过程中肺容积的改变量与参数肺容积的比值,多以功能残气量(functional residual capacity,FRC)基础上肺容积的改变(ΔV)来表示,即肺应变=ΔV/FRC。

应力和应变存在一定的关系:stress=k×strain,其中 k 为弹性系数(人的正常值为13.5 cmH$_2$O)。一定范围内肺应力和应变呈线性相关,即 PL=E_{sp}×ΔV/FRC(PL 为跨肺压,其值与肺应力相等;E_{sp} 为肺组织特异性弹性阻力)。应力和应变是真正反映肺组织承受张力及容积变化的力学指标。过大的应力和应变是导致 ARDS 患者产生呼吸机相关性肺损伤的本质。

3. 应力指数(stress index)

应力指数常用于评定容量控制通气时压力-时间曲线的形状。压力的线性增加(恒定顺应性,指数=1)表明肺泡充盈充分而不会过度扩张。如果肺膨胀时顺应性下降(顺应性逐渐降低,指数>1),这表明肺过度膨胀,建议降低呼气末正压(positive end-expiratory pressure,PEEP)或潮气量(tidal volume,VT)。如果顺应性随着肺膨胀而改善(顺应性逐渐增加,指数<1),这表明有肺复张的可行性,建议增加 PEEP。应力指数变化与压力-时间曲线的关系见图 4-2-2。

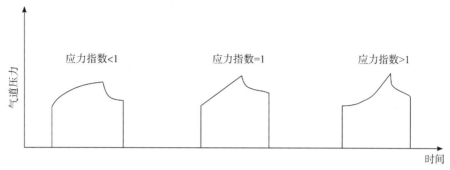

图 4-2-2 应力指数变化与压力-时间曲线的关系

(五)呼吸功(work of breathing,WOB)

为克服呼吸系统阻力(主要包括胸肺弹性阻力和气道阻力)所做的功称为呼吸功。因吸气主动,呼气被动,故呼吸功一般指吸气功。呼吸功是变化的压力和变化的容量的积分,即 $WOB=\int PV$,单位是千克·米(kg·m)或焦耳(J,0.1 kg·m=1 J)。在健康人群中,WOB 正常值约为 0.5 J/L。监测呼吸功可对自主呼吸用力大小进行定量评价,对于指导通气模式的选择、呼吸支持水平的调节、撤机及定量评价人机协调性都有重要的临床应用价值。

二、呼吸力学的监测指标及方法

呼吸力学指标的测量及监测对机械通气患者至关重要。通过对监测指标的评定,可以优化机械通气参数、维持肺泡复张、改善气体交换、减少肺损伤、制订个体化机械通气方案并确保血流动力学的稳定。机械通气通过提供一定的驱动压来克服呼吸系统的阻力、呼吸机管路的阻力以及呼气末正压才可以将气体送入肺内。呼吸力学主要的监测指标包括 C_{st}、R、VT、$PEEP_{tot}$ 等,这些参数之间的关系可通过运动方程来表示:

$$P_{peak}=\frac{VT}{C_{st}}+flow\times R+PEEP_{tot}$$

其中,P_{peak} 为气道峰压,VT 为潮气量,flow 为流量,R 为气道阻力,$PEEP_{tot}$ 为总呼气末正压。

(一)压力

气道压力的监测在机械通气过程中普遍可使用压力传感器在近端气道进行测量。当定容通气时,压力与时间的关系见图 4-2-3。

1. 气道峰压(peak airway pressure,P_{peak})

P_{peak} 为克服呼吸系统黏性阻力(主要是气道阻力)和胸肺弹性阻力的压力之和,是吸气时产生的最大压力。吸气 P_{peak} 可分为两部分,通过气道的气流产生的阻力和扩张肺泡

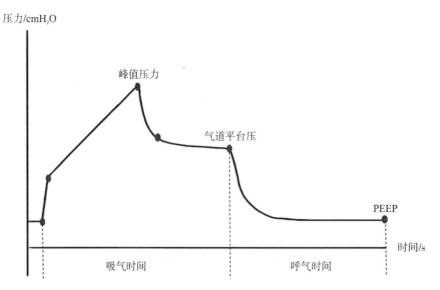

图 4-2-3　定容通气时的压力-时间曲线

和胸壁的肺泡压力。P_{peak}包括气道阻力和弹性阻力两部分,但由于吸气结束时没有气流(通过短暂的吸气阻断),气道平台压(plateau pressure,P_{plat})可以纯粹反映使肺泡和胸壁膨胀的肺泡压力。根据运动方程,P_{peak}取决于总 PEEP($PEEP_{tot}$)、流量、吸气阻力、VT 和呼吸系统顺应性。因此,呼吸力学的任何恶化都可能导致 P_{peak} 的增加。为了区分是阻力增加还是顺应性降低,第一步需进行吸气末阻断以测量平台压(P_{plat})。如果 P_{plat} 没有改变,则 P_{peak} 的增加是由于阻力增加。如果 P_{plat} 较高,则 P_{peak} 的变化是由于 $PEEP_{tot}$ 增加或顺应性降低所致。随后,应进行呼气末阻断以测量 $PEEP_{tot}$ 并监测内源性 PEEP。P_{peak} 是临床设置压力报警的依据,一般将压力报警上线设置在实际峰压之上 5~10 cmH_2O,以不高于 40 cmH_2O 为宜。

2. 气道平台压(plateau pressure,P_{plat})

P_{plat} 用于克服胸、肺弹性阻力,与潮气量、胸肺顺应性有关。在机械通气过程中患者无自主呼吸的情况下,调整为容量控制通气模式,选择恒定流速,在吸气末阻断气流,此时测出的气道压力即为平台压,可近似代表肺泡压的大小,因为 P_{plat} 与肺损伤的关系密切,所以临床上严格限制 P_{plat} 不能超过 30 cmH_2O。

3. 平均气道压(mean airway pressure,P_{mean})

P_{mean} 是整个呼吸周期的气道压力的平均值,与平均肺泡压密切相关,受 P_{peak}、通气时间、PEEP、吸气流速、压力波形、呼气回路阻力、呼吸系统的顺应性等影响。P_{mean} 是影响血流动力学的重要参数,患者肺脏的顺应性越高,则正压通气对循环系统的影响就越大,通常认为平均气道压在 7 cmH_2O 以上即可引起血流动力学改变。

4. 呼气末正压(positive end-expiratory pressure,PEEP)

PEEP 是指在机械通气时呼气末气道压力大于 0 的状态。PEEP 是机械通气过程设置的重要参数,PEEP 的主要作用是可增加功能残气量,使肺泡在呼气末不易陷闭,呼气末肺容量增加,提高肺泡-动脉血氧分压差,降低肺不张的发生率,促进肺间质及肺泡水肿的消退,从而改善肺泡弥散功能和通气/血流比例,减少肺内分流,达到改善氧合和提高肺顺应性的目的。同时 PEEP 也会导致不良反应:①对血流动力学的影响。PEEP 可导致胸腔内压升高,使回心血量减少、心排血量减少、血压下降。②造成肺组织的气压伤。由于 PEEP 的存在气道始终保持正压,容易导致肺泡破裂和气胸的发生,尤其是本身有肺大疱、COPD 等疾病的患者更容易产生相关并发症。

5. 内源性呼气末正压(intrinsic positive end-expiratory pressure,PEEPi)

正常呼气结束时呼气流速为 0。如果呼气阶段过早终止,则会发生肺的不完全排空。这种陷闭气体产生的压力称为 PEEPi。PEEPi 可通过在呼气末暂停 0.5～2 s 或更长时间来测量。

PEEPi 产生可以用"等压点学说"(图 4-2-4)来解释:等压点与肺泡之间的这部分气道称为上游气道,上游气道内的压力高于胸膜腔内压,处于开放状态;等压点与鼻腔之间的这部分气道称为下游气道,下游气道内的压力低于胸膜腔内压,因而受到挤压。在肺容积较大的情况下,气道口径大,阻力小,气道内的压力下降较小,因此等压点远离肺泡,常发生在较大的支气管。而大气道有软骨支撑不会塌陷,所以呼气流速呈力度依赖性。相反,当肺容积较小时,呼吸道阻力大,压力下降也大,等压点将移向上游气道,因此动态挤压的范围将扩大到小气道,呼气越用力,等压点越往上游移,挤压的范围也越大。呼气气流受限造成了肺泡内压高于大气压,导致 PEEPi 的产生,呼气阻力增加,呼吸系统顺应性增高,呼气时间不足,呼气气流受限,每分通气量较大及呼气肌主动用力呼气均可产生 PEEPi。因此,PEEPi 可以通过降低每分通气量(降低呼吸频率或 VT)、增加呼气时间(降低呼吸频率或吸气时间)或减少 R_{aw}(如支气管扩张剂给药)来降低。

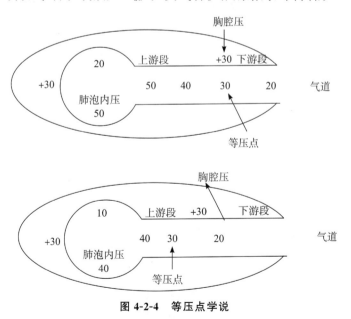

图 4-2-4　等压点学说

6. 驱动压(driving pressure,DP)

DP 是克服呼吸系统弹性阻力所需的压力,定义为 P_{plat} 与 $PEEP_{tot}$ 之间的差值,表示保持肺膨胀至设定潮气量所需的高于 PEEP 的压力。DP 简单地反映了全肺应变,为潮气量与呼吸系统顺应性的比值。呼吸系统顺应性与肺容量相关。因此,DP 可以理解为 VT 占肺总容量的比值,从而与全肺应变相关。肺的静态顺应性等于 VT 除以 DP,因此,DP 与肺顺应性成反比,顺应性差的肺需要更高的 DP 才能达到相同的潮气量。DP 与 ARDS 患者的死亡率密切相关,小于 15 cmH_2O 被认为对肺有保护作用。根据以上内容可得出驱动压的计算公式为:

$$DP = \frac{VT}{C_{st}} = P_{plat} - PEEP_{tot}$$

虽然 DP 更容易测量,有利于指导避免机械通气相关肺损伤,但是也有一定局限性。DP 主要的问题在于与整个呼吸系统的性能相关,而不只是肺。除肺之外,胸壁及腹部的病理生理改变都会影响 DP 的测量。该种影响会产生误导,因为胸壁的特征改变不会反映肺损伤的风险。因此,在胸壁顺应性正常且稳定的情况下,DP 的变化就能够代表跨肺压和肺应变的变化。但是,当胸壁顺应性发生异常或变化时,DP 就不能代表跨肺压和肺应变的变化,如肥胖患者需要直接测量跨肺压才能有效表示可能产生肺损伤的应力。

7. 跨肺压(transpulmonary pressure,PL)

PL 是真正决定肺泡扩张大小的压力,是指气道开口与胸膜表面压力的差值。PL 包括驱动气体通过气道的压力(气道开口压—肺泡压)和克服肺组织弹性回缩的压力(肺泡压—胸膜压),后者最常导致肺损伤。虽然持续测量 PL 是可行的,但是通常需要测量呼吸过程的两个重要时间点:吸气末(避免肺过度膨胀),呼气末(避免肺过度塌陷)。如果这两个时间点呼吸气流停止,气道压(吸气末平台压和呼气末 PEEP)则可以表示肺泡压。

虽然用气道压计算 PL 相对简单,但是很难获得胸膜腔压力的数据。食道测压是目前临床最常用的胸膜压测量方法,将特制的气囊放置在食管下 1/3 处,连接导压管可进行监测。

8. 其他压力

(1)气道闭合压(airway occlusion pressure):又称 0.1 秒口腔闭合压($P_{0.1}$),是在功能残气位阻断气道后 100 ms 内测量的气道压力。在呼吸肌运动正常的前提下,可反映患者自主呼吸的中枢驱动力。临床上一般可作为反映中枢驱动力的指标,或者是在辅助通气或自主呼吸模式下,了解呼吸机支持水平、自主呼吸能力,同时也可以在撤机过程中通过动态监测 $P_{0.1}$ 的变化来调节支持水平,是预测成功撤机的指标之一。$P_{0.1}$ 正常范围:2~4 cmH_2O。当 $P_{0.1} < 2$ cmH_2O,表明患者自主呼吸较弱,可适当降低支持力度或减少镇静剂量;当 $P_{0.1} \geqslant 6$ cmH_2O,表示呼吸运动处于高负荷状态,若长时间维持,可能出现呼吸肌肉疲劳进而发生呼吸衰竭。

(2)最大吸气压(maximal inspiratory pressure,MIP):在残气位阻断气道时,用最大力量吸气产生的最大口腔压,反映所有吸气肌产生的肌力的总和。MIP 的计算公式为:男性 MIP＝143－0.55×年龄(cmH$_2$O),女性 MIP＝104－0.51×年龄(cmH$_2$O)。MIP 的正常值:男性 118.4 cmH$_2$O±37.2 cmH$_2$O,女性 84.5 cmH$_2$O±30.3 cmH$_2$O。MIP＜正常预计值的 30%时,易出现呼吸衰竭。MIP 用于评价吸气肌功能,作为判断能否脱离人工机械通气的指标。一般认为 MIP＜－30 cmH$_2$O,成功撤机的可能性大。

(3)最大呼气压(maximal expiratory pressure,MEP):在肺总量位气道阻断条件下,用最大力量呼气所测得的最大、并维持至少 1 s 的口腔压或气道压,它反映全部呼气肌的收缩能力。

(二)流速

目前 ICU 的呼吸机基本都可以监测呼吸流速,吸气流速为正,呼气流速为负。大多数呼吸机在吸气阀测量吸气流速($\dot{v}_I$),在呼气阀测量呼气流速($\dot{v}_E$),而不是在气道测量。

1. 吸气流速($\dot{v}_I$)

吸气流速常规说的是吸气峰流速,其值取决于压力梯度、驱动流量和吸气阻力。通常吸气流速设置为 40～80 L/min。对于吸气努力较强的患者,可以提高设置的吸气流速来满足患者需求。吸气峰流速必须达到一定水平,才能保证足够的呼气时间。

2. 呼气流速($\dot{v}_E$)

呼气流速($\dot{v}_E$)通常是被动的。从呼气流速曲线的形态可以判断是否有大气道狭窄或小气道狭窄,同时可以监测气道有无 PEEPi。

(三)容量

容量涉及潮气量(tidal volume,VT)、每分通气量(minute ventilation,MV)、生理无效腔和呼气末肺容量(end-expiratory lung volume,EELV),其中最常用的是 VT 和 MV。在呼吸机上,根据流速和时间的乘积可以计算 VT,VT 与呼吸频率(respiratory rate,RR)的乘积即为 MV,即 MV＝VT×RR。

1. 压力-容积曲线(P-V 曲线)

P-V 曲线可直观反映压力与容积的变化关系,见图 4-2-5。通常以横轴为压力轴,纵轴为容积轴进行描记。P-V 曲线可分为动态 P-V 曲线和静态 P-V 曲线。动态 P-V 曲线有气流存在,受胸廓顺应性及气道阻力的影响;静态 P-V 曲线无气流存在,仅受胸肺顺应性影响。机械通气时可通过 P-V 环对肺部情况进行综合评定、实现肺容量的估计、指导PEEP 的设置和潮气量设定等。

2. 流速-容积曲线(F-V 曲线)

F-V 曲线显示流速与容积的函数关系,以 FRC 为基点,流速变化为纵坐标,肺容积变化为横坐标,上半部分代表吸气相,下半部分代表呼气相,见图 4-2-6。从吸气开始,吸气流速逐渐升至吸气峰流速,同时肺容积增大,然后在呼气相,呼气峰流速逐渐降至 0,伴随

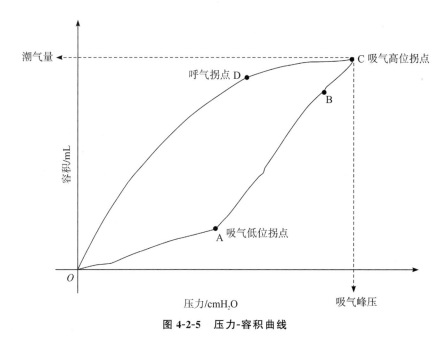

图 4-2-5 压力-容积曲线

肺容积降为功能残气容积,呼气结束。F-V 曲线的临床意义为可以辅助判断有无气道阻塞、是否存在 PEEPi,以及管路是否存在漏气等。

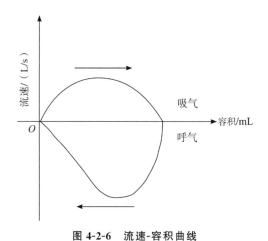

图 4-2-6 流速-容积曲线

(四)呼吸力学的测定方法

1. 吸气末阻断法

吸气末阻断法要求患者无自主呼吸,充分镇静镇痛,必要时应用肌松剂,充分吸痰,检查人工气道的气囊,避免漏气。选择定容控制通气,给予合适的潮气量,选择恒定流速(流速波形选择方波)供气,在呼吸机上按吸气屏气键,此时气流中断 3～5 s 后,可直接获取 R_{aw}、P_{plat}、肺顺应性等参数。

R_{aw} 还可以通过 P_{peak} 和 P_{plat} 来计算,即两者的差值,这部分压力差值主要用来克服气道阻力。$R_{aw} = (P_{peak} - P_{plat})$/流速，计算时需要进行相关单位换算。呼吸机上压力单位为 cmH_2O，而流速单位为 L/min，需要换算为 L/s。正常人群平静呼吸时气道阻力为 $1 \sim 3$ $cmH_2O/(L/s)$，气管插管会增加气道阻力，可达 $5 \sim 10$ $cmH_2O/(L/s)$。

C_{st} 和 P_{plat}、PEEP 之间相关，可用 VT 与两者的差值之比计算，即 $C_{st} = VT/(P_{plat} - PEEP)$。当呼吸系统顺应性降低的时候，$P_{plat}$ 会增加，P_{plat} 与 PEEP 的差值增大。C_{dyn} 为气流流动时的顺应性，与 P_{peak}、PEEP 之间的差值相关，公式为：$C_{dyn} = VT/(P_{peak} - PEEP)$。

2. 呼气末阻断法

呼气末阻断法要求患者无自主呼吸，充分镇静镇痛，必要时给予肌松剂，充分吸痰，检查人工气道的气囊，避免漏气，在定容控制通气时，给予合适的潮气量，选择恒流速（流速波形选择方波）供气，同时在呼吸机上按呼气屏气键，呼气气流阻断 $3 \sim 5$ s 后，可直接测量出 PEEP$_{tot}$ 和 PEEPi。PEEP$_{tot}$ 是呼吸机设置的外源性 PEEP 和肺泡充气形成的内源性 PEEPi 相互作用的压力。

三、呼吸力学的临床意义

呼吸力学监测指标分为可观测指标（压力、容量、流速、P-V 曲线）和可计算的指标（阻力、顺应性、跨肺压、跨膈压、无效腔、呼吸功等），通过上述指标可判断患者的呼吸状态。如患者气道阻力上升，提示可能存在气道阻塞或者气道痉挛；顺应性发生改变，则考虑患者是否存在肺间质病变加重、胸腔积液、气胸等；跨肺压升高，需要警惕出现呼吸机相关肺损伤；跨膈压、PEEPi 等可能与有无呼吸肌疲劳、动态过度充气以及人机不同步有关。呼吸力学的应用领域主要包括：个体化制定机械通气参数、评定肺脏功能、改善人机协调，避免肺脏损伤、指导撤机等。

(一)指导设置机械通气参数

在进行有创机械通气的过程中，参数设置不合理，容易导致人机对抗和气压伤。床旁呼吸力学的测定，可获得 R_{aw}、P_{plat}、顺应性、DP 等。根据测定的力学参数来指导呼吸机参数设置，限制 P_{plat} 在预防呼吸机相关性肺损伤的肺保护通气中至关重要。当 $P_{plat} > 35$ cmH_2O 时，肺气压伤 $>15\%$，随着 P_{plat} 的升高，肺气压伤发生率显著增加。若 P_{plat} 较高，可以通过降低 VT 限制平台压 <30 cmH_2O。DP 的增加与患者的死亡风险相关，是决定 ARDS 患者预后的关键因素。当控制 $DP \leqslant 15$ cmH_2O 时，可降低患者的病死率。PL 也可指导通气参数的设置：吸气末 PL 应控制在 25 cmH_2O 以内，可避免吸气末肺泡过度扩张，改善患者氧合并降低肺损伤发生率。若吸气末 PL 高于 25 cmH_2O，可降低吸气压或 VT，防止肺损伤。需保证呼气 $PL > 0$ cmH_2O，维持肺泡开放状态，同时设置个体化的 PEEP。因此床旁呼吸力学监测可以评定机械通气相关风险和指导参数的设置与调节，进而提高机械通气的安全性。

(二)识别和处理人机对抗

机械通气患者可能出现呼吸窘迫及人机对抗,如处理不及时可能造成呼吸机相关性肺损伤,如气胸、生物伤等。呼气时间不足或呼气气流受限会产生PEEPi,呼吸力学曲线则显示呼气末曲线无法归零,既增加了呼吸功,同时产生人机对抗。可通过设置PEEP对抗PEEPi,缓解人机对抗。呼吸力学曲线能够更加直观地识别人机对抗,如无效触发、误触发和流速"饥渴"等异常情况,可通过改变呼吸机模式或调整参数改善人机不同步的情况。良好的人机同步性有助于避免焦虑、不适、过度镇静、膈肌功能不良、潜在的意识改变、机械通气时间延长及额外的肺部及呼吸肌损伤等。

(三)指导撤机

机械通气患者过早撤机可能导致脱机失败,延迟撤机会使患者对呼吸机产生依赖。预测撤机的最常用的呼吸力学指标有MIP、$P_{0.1}$等。当MIP<-30 cmH$_2$O时,成功撤机的可能性很大。$P_{0.1}$过高则显示患者的中枢通气驱动不足,也可预示患者可能出现呼吸衰竭。$P_{0.1}$维持在2~4 cmH$_2$O时可考虑撤机。$P_{0.1}$在中枢驱动指标中对成功预测撤机有更高的敏感度和特异度。有创机械通气患者进行呼吸力学监测可以有效指导撤机,缩短机械通气时间,提高机械通气的安全性。

❋ 综合测试题

1. 使用人工气道机械通气时静态顺应性为(　　)
A.50 mL/cmH$_2$O　　B.60 mL/cmH$_2$O　　C.70 mL/cmH$_2$O　　D.80 mL/cmH$_2$O
2. 为了防止肺损伤,P_{plat}应该被限制在(　　)cmH$_2$O。
A.20　　　　　　　　B.25　　　　　　　　C.30　　　　　　　　D.35
3. 以下哪种方式不能降低内源性PEEP(　　)
A.降低每分通气量　　　　　　　　B.增加呼气时间
C.增加每分通气量　　　　　　　　D.减少吸气时间
4. 气道峰压的变化取决于哪些呼吸力学指标?
5. 呼吸力学的临床应用有哪些?

❋ 参考答案

1. B　2. C　3. C
4. PEEP$_{tot}$、流量、吸气阻力、VT和呼吸系统顺应性等。
5. 合理设置呼吸机参数,防止肺损伤;指导机械通气应用决策;指导撤机;评价人机协调性等。

参考文献

[1]RALPH G.Respiratory Mechanics[J].Anesthesiol Clin,2021,39(3):415-440.

[2]陈荣昌.呼吸力学监测:指导机械通气决策[J].中华重症医学电子杂志,2016,2(4):244-246.

[3]WILLIAMS E C,MOTTA-RIBEIRO G,MELO M F V,et al.Driving pressure and transpulmonary pressure:How do we guide safe mechanical ventilation? [J].Anesthesiology,2019,131(1):155-163.

[4]DEAN R H.Respiratory mechanics in mechanically ventilated patients[J].Respir Care,2014,59(11):1773-1794.

[5]李柳村,罗红,张晗,等.机械通气患者进行呼吸力学监测的临床意义[J].国际呼吸杂志,2017,37(17):1320-1323.

（高凡编，田瑶审定）

第三节　肺功能指标解读

【重点难点】

（1）重点:掌握肺容积的概念。

（2）难点:熟悉并能解读通气功能和换气功能的指标。了解小气道功能检测的意义。

肺是人体最大的呼吸器官,主要参与气体交换,包括吸入氧气和排出二氧化碳,肺的主要功能包括肺通气和肺换气。肺功能检查是检测肺通气和换气功能最常用的方法之一,通过肺功能检测可快速评定患者呼吸系统的整体功能、判断肺功能受损严重程度、鉴定职业劳动能力、制定疾病康复策略及胸腹部手术的术前评定等。常用的肺功能检查包括肺容量、通气功能、弥散功能、气道反应性、气道阻力、运动心肺功能等。

一、肺通气功能检测

肺通气指肺与外界环境之间进行气体交换的过程,是单位时间内进出肺的气体量。肺通气功能检测是肺功能检查的指标之一,包括呼吸系统的肺总量、肺泡内的含气量、气体在气道中的流速等的检查。肺通气可用于早期评定诊断肺和呼吸道疾病,判断呼吸道阻塞的严重程度等。以下简述肺通气功能常用的检查指标（表4-3-1）。

表 4-3-1　静态肺容积与肺容量

分类	指标	缩写	含义	计算公式
基础肺容积	潮气容积	VT	平静呼吸时每次吸入或呼出的气体容积	无
	补吸气容积	IRV	平静吸气后用力吸气所能吸入的最大气体容积	无
	补呼气容积	ERV	平静呼气后用力呼气所能呼出的最大气体容积	无
	残气容积	RV	深呼气后肺内剩余的气体容积	无
叠加肺容积	深吸气量	IC	平静呼气末所能吸入的最大气量	IC＝VT＋IRV
	肺活量	VC	最大吸气末所能呼出的最大气量	VC＝IRV＋VT＋ERV 或 VC＝IC＋ERV
	功能残气量	FRC	平静呼气末肺内所含的气量	FRC＝ERV＋RV
	肺总量	TLC	最大深吸气后肺内所含总的气体量	TLC＝IRV＋VT＋ERV＋RV 或 TLC＝RV＋VC 或 TLC＝FRC＋IC

（一）肺容积

肺容积指在安静状态下，测定一次呼吸且不受时间限制所出现的容积变化。肺容积可分为四种基础肺容积和四种叠加肺容量。四种基础肺容积由潮气容积、补吸气容积、补呼气容积和残气容积组成，它们彼此之间互不重叠，具有静态解剖学意义。四种叠加肺容量是由两个或两个以上的基础肺容积叠加组成，包括深吸气量、功能残气量、肺活量、肺总量（图4-3-1）。肺容积有较大的个体差异，与年龄、性别和体表面积等相关。

1. 潮气容积(tidal volume,VT)

潮气容积又称潮气量，指平静呼吸时，每次吸入或呼出的气体容积。正常成人参考值为450～500 mL。每隔一段时间会出现一次不自主的深呼吸，称为叹气，该容积约为VT的2倍。

2. 补吸气容积(inspiratory reserve volume,IRV)

补吸气容积又称"补吸气量"，指平静吸气后，继续用力平稳吸气所吸入的最大气体容积。正常成人参考值：男性约2100 mL，女性约1400 mL。IRV受吸气肌功能的影响。

3. 补呼气容积(expiratory reserve volume,ERV)

补呼气容积又称"补呼气量"，指平静呼气后，继续用力平稳呼气所呼出的最大气体容积。一般占肺活量的1/4，受胸肺的弹性和胸腹肌力量的影响，在正常人群中变异范围较大。

4. 残气容积(residual volume,RV)

残气容积又称"残气量"，指完全呼气后，肺内仍残余的气体容积。残气容积可维持肺

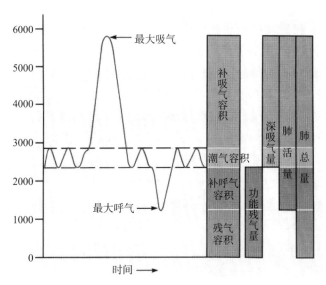

图 4-3-1　肺容积与肺容量的示意图

改编自 Will Beachey.呼吸治疗解剖与生理学：第 2 版[M].李亚军，王胜昱，主译．西安：世界图书出版公司，2014.

泡处于开放状态,保证气体交换。其临床意义与功能残气量相似,在气流阻塞性肺疾病中,其变化幅度较大。临床上残气容积常以其占肺总量(total lung capacity,TLC)的百分比(即 RV/TLC)作为判断指标。RV 是反映阻塞性通气功能障碍的常用参数,RV 在正常情况下约占 TLC 的 25%。

5. 功能残气量(functional residual capacity,FRC)

功能残气量指平静呼吸时,呼气末肺内所残余的气体量,可认为是自然状态下肺内所含的剩余气体量,即 FRC＝ERV＋RV。FRC 可反映胸廓弹性扩张力和肺弹性回缩力之间的关系,正常情况下该两种力相互抵消,FRC 相对稳定,约占 TLC 的 40%。适当的 FRC 可保证基本通气需求,是维持 PaO_2、$PaCO_2$ 和呼吸力学稳定的主要因素,也是反映阻塞性通气功能障碍的常用参数。

6. 深吸气量(inspiratory capacity,IC)

深吸气量指平静呼气后,用力平稳吸气所吸入的最大气体量,可认为是自然状态下的最大吸气能力,即 IC＝VT＋IRV 或 TLC－FRC。一般情况下,正常 IC 占肺活量的 75%,IC 可间接反映呼气末肺容积的变化,测定简单、方便。近年来临床上常用 IC 来评定慢性阻塞性肺疾病患者的肺是否存在过度充气,将 IC 与第 1 秒用力呼气容积(forced expiratory volume in one second,FEV_1)、一秒率(FEV_1/FVC)、肺一氧化碳弥散量(diffusion capacity for carbon monoxide of lung,D_LCO)联合应用可较好评定 COPD 患者的肺功能变化。IC 与吸气肌力量的大小、胸廓活动度、肺弹性以及气道通畅情况都有关系,是完成最大自主通气量的主要组成部分。

7. 肺活量(vital capacity,VC)

肺活量指最大深吸气后缓慢且又完全能呼出的最大气体量,即深吸气量加补呼气容积(IC+ERV)或潮气容积加补吸气容积加补呼气容积(VT+IRV+ERV),可反映最大吸气、呼气能力及肺脏最大扩张和回缩的幅度,一般右肺肺活量占全肺肺活量的55%。VC 主要受呼吸肌力、肺和胸廓弹性、气道阻力等因素影响。

8. 肺总量(total lung capacity,TLC)

肺总量是指最大限度深吸气后肺内所含的气体总量,即 VC+RV。理论上 TLC 是反映限制性通气功能障碍的最佳参数,因影响 TLC 测定结果的因素较多,重复性差,TLC 常被 VC 或用力肺活量(forced vital capacity,FVC)代替。若 VC 或 FVC 下降,FEV_1/FVC 正常,可诊断为限制性通气功能障碍。

9. 残总气量百分比(ratio of residual volume to total lung capacity,RV/TLC)

残总气量百分比是残气容积占肺总量的比值,是辅助诊断阻塞性通气功能障碍的常用参数。正常情况下,RV/TLC≤35%,超过 40% 提示肺气肿。

10. 功能残气量肺总量百分比(ratio of functional residual volume to total lung capacity,FRC/TLC)

功能残气量肺总量百分比是功能残气量占肺总量的百分比。RV/TLC、FRC/TLC、RV、FRC 同时升高可反映周围气流阻塞及其严重程度,FRC/TLC 可较好地反映呼吸力学的变化。

(二)通气功能

通气功能又称为动态肺容积,是指单位时间内随呼吸运动进出肺的气体容积和气体流速。肺通气功能最常用的检查设备是肺量计(spirometer),肺量计检查项目主要包括肺活量、用力肺活量及最大自主通气量,可较好反映肺通气功能的动态指标。以下主要介绍用力肺活量和最大自主通气量。

1. 用力肺活量(forced vital capacity,FVC)

用力肺活量指深吸气至肺总量后,以最大力量和最快的速度所能呼出至残气量位的全部气体量,又称时间肺活量。正常情况下,VC 与 FVC 相等。肺功能检查在测定 FVC 的过程中可根据容积-时间(V-T)曲线和流量-容积(F-V)曲线进行指导测量。呼气时间与容积变化和呼吸气体流量随肺容积变化的关系曲线见图 4-3-2,V-T 曲线又称用力肺活量曲线,与受试者配合程度、呼气力量、胸肺弹性、肺容积及气道阻力有关,可直接影响呼气流量的曲线形状和指标大小,是常规肺功能检测最常用的曲线。F-V 曲线分为最大呼气流量-容积(maximal expiratory flow-volume,MEFV)曲线和最大吸气流量-容积(maximal inspiratory flow-volume,MIFV)曲线。MIFV 曲线指在 RV 位置,用最大力量快速吸气至 TCL 所形成的 F-V 曲线,与 MEFV 曲线联合主要用于判断大气道阻塞的部位和性质。MEFV 曲线指在 TCL 位置,用最大力量快速呼气至 RV 形成的 F-V 曲线。V-T 曲线和 F-V 曲线有以下常用指标。

(1)第 t 秒用力呼气容积(forced expiratory volume in TLC,FEV_t)指最大吸气至 TLC 位后,开始呼气 t 秒以内的快速用力呼出的气体量。按呼气时间,可分为 $FEV_{0.5}$、$FEV_{0.75}$、FEV_1、FEV_3、FEV_6 和 FEV_7 等指标,分别表示完全吸气后在 0.5 s、0.75 s、1 s、

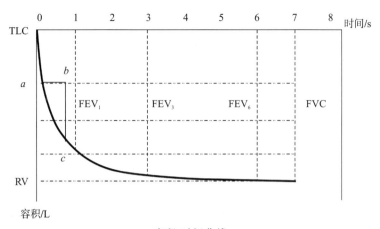

容积-时间曲线

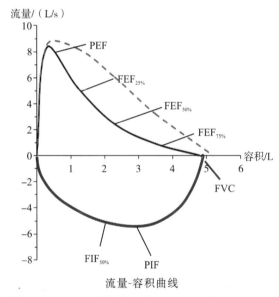

流量-容积曲线

FEV_t—第 t 秒用力呼气容积；PEF—呼气峰流量；$FEF_{x\%}$—用力呼出 $x\%$ 肺活量时的瞬间呼气流量。PIF—吸气峰流量；$FIF_{50\%}$—50％用力吸气容积时的瞬间吸气流量

图 4-3-2　呼气时间与容积变化和呼吸气体流量随肺容积变化的关系曲线

改编自：中华医学会呼吸病学分会肺功能专业组.肺功能检查指南（第二部分）：肺量计检查[J].中华结核和呼吸杂志，2014，37（7）：481-486.

3 s、6 s、7 s 的用力呼气量。

（2）第 1 秒用力呼气容积（forced expiratory volume in one second，FEV_1）简称 1 秒量，为 1 秒内的平均呼气流量。其临床应用非常广泛，在肺功能测试中重复性最好，用于判读支气管舒张和激发试验，是评定肺功能损害程度的最常用参数。

（3）第 3 秒用力呼气容积（forced expiratory volume in three seconds，FEV_3）简称 3 秒量，其相对 FEV_1 有更多小气道的参与，未来可能会有更多应用。第 1、2、3 秒呼出气量分别占 FVC 百分率正常值的 83％、96％、99％。

(4)第 6 秒用力呼气容积(forced expiratory volume in six seconds,FEV_6)简称 6 秒量。成人 FEV_1/FVC 为 98％～100％,故成人在 6 秒内可以将 FVC 全部呼出,若不能完全呼出则提示存在阻塞性通气功能障碍,但 FEV_6 不能作为评价依据,因其对于轻度阻塞患者有一定的漏诊率。

(5)第 7 秒用力呼气容积(forced expiratory volume in seven seconds,FEV_7)简称 7 秒量。我国绝大部分成人和限制性通气功能障碍患者的呼气时间为 4～5 s,宜选择出现呼气平台作为结束标准;阻塞性通气功能障碍患者的呼气时间过长,因此选择 7 s 作为呼气终止标准是合适的。

(6)一秒率(forced expiratory volume in one second/forced vital capacity,FEV_1/FVC;forced expiratory volume in one second/vital capacity,FEV_1/VC;forced expiratory volume in one second/forced expiratory volume in six seconds,FEV_1/FEV_6)是 FEV_1 与 FVC、FEV_1 与 VC 或 FEV_1 与 FEV_6 的比值。一般用 FEV_1/FVC 表示,在阻塞性肺疾病用 FEV_1/FEV_7 表示,不推荐使用 FEV_1/VC 或 FEV_1/FEV_6。一秒率是最常用的判断有无气流阻塞的参数。

(7)最大呼气中期流量(maximal mid-expiratory flow,MMEF、MMF 或 $FEF_{25\%\sim75\%}$)指用力呼出气量为 25％～75％肺活量间的平均呼气流量,可作为评价早期小气道阻塞的指标。

(8)呼气峰流量(peak expiratory flow,PEF)是指从 TCL 位用最大力量快速呼气产生的最大呼出气体流量,又称最大呼气流量或呼气峰流量(速)等。与肺量计测定的 FEV_1 具有良好的相关性,能较好地反映气道的通畅性,主要用于呼吸肌力的评价和支气管哮喘患者的动态随访。

(9)用力呼出 x％肺活量时的瞬间呼气流量(forced expiratory flow after x％ of the FVC has been exhaled,$FEF_{x\%}$)根据呼出肺活量的百分率不同,可衍生出 $FEF_{25\%}$、$FEF_{50\%}$、$FEF_{75\%}$,分别表示用力呼出 25％、50％、75％肺活量时的瞬间呼气流量,单位是 L/s。

2. 静息每分钟通气量(minute ventilation volume at rest,MV)

静息每分钟通气量简称每分通气量,指静息状态下每分钟所呼出的气体量,单位为 L/min。MV 是潮气量(VT)和呼吸频率(RR)的乘积。平静呼吸的潮气量中,约 25％来自肋间肌的收缩,75％依赖膈肌运动完成。

3. 静息每分钟肺泡通气量(minute alveolar ventilation at rest,$\dot{V}_A$)

静息每分钟肺泡通气量简称肺泡通气量,指静息状态下每分钟呼吸进入细支气管及肺泡进行气体交换的有效通气量。正常成人有效通气量＝(潮气量－无效腔量)×呼吸频率。正常情况下,成人的 MV 约为 6 L/min,RR 为 12 次/min,VT 为 500 mL,其中约有 150 mL 在气道内不能进行气体交换,该部分称解剖无效腔(anatomical dead space);进入肺泡的气体,若无相应肺泡毛细血管血流与之进行气体交换,也会产生无效腔效应,称肺泡无效腔（alveolar dead space）。解剖无效腔和肺泡无效腔之和称生理无效腔（physiological dead space，VD）。生理无效腔容积与 RR 的乘积为无效腔通气量。通常情况下通气血流比例正常，肺泡无效腔量可小至忽略不计，故生理无效腔基本等同于解剖无效腔。

4. 最大自主通气量（maximal voluntary ventilation，MVV）

最大自主通气量是指在 1 min 内以最大的呼吸幅度和最快的呼吸频率重复呼吸所得的最大通气量，单位为 L。MVV 的 $V\text{-}T$ 曲线（图 4-3-3）可直观地反映呼吸的速度和深度。通常用来评定肺组织弹性、气道阻力、胸廓弹性和呼吸肌的力量，是临床上综合评价最大通气能力和肺通气功能储备能力的指标。

检查时选择呼吸幅度基本一致、速度均匀的曲线，将实际测定 12 s 或 15 s 的最大通气量乘 5 或 4，即为 MVV。重复测试应选取 MVV 的最大值进行报告。MVV 与 FEV_1 呈较好的正线性相关性，不同研究的换算公式有所差异，但结果差别较小。常用的公式有：$MVV(L) = FEV_1(L) \times 35$，其中 35 为常数。

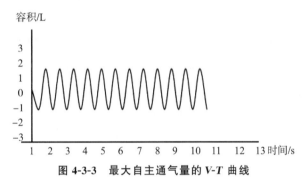

图 4-3-3　最大自主通气量的 $V\text{-}T$ 曲线

改编自：中华医学会呼吸病学分会肺功能专业组.肺功能检查指南（第二部分）：肺量计检查[J].中华结核和呼吸杂志，2014，37（7）：481-486.

二、肺换气功能检测

外呼吸进入肺泡的氧通过肺泡毛细血管进入血液循环，而血中的二氧化碳通过弥散排到肺泡，这个过程称为换气，也称为内呼吸。有效的气体交换与通气量、血流量、吸入气体的分布和通气/血流比及气体的弥散功能有密切关系，任何引起上述环节异常的因素皆会影响气体交换功能。

（一）气体分布

肺泡是气体交换的基本单位，只有吸入的气体均匀地分布于每个肺泡，才能有最高的气体交换效率。气体分布的不均一性，除了与肺内气体分布存在区域性差异有关，还与气道阻力、顺应性和胸膜腔内压的不一致性相关。在站立位时肺尖部胸腔负压最高，并以 0.26 cmH_2O/cm 的梯度向肺底部递减，引起上肺区扩张程度大于下肺区，在此基础上深吸气时，上肺区肺泡先扩张，气体先进入上肺区，继而上下肺区肺泡同时充气，充气时间和气体容量也基本相同。当吸气至肺总量位时,上肺区先终止扩张肺充气与排空气体(属快肺泡),而下肺区在扩张肺充气与排空气体时通常比其他肺区慢,甚至在正常肺区排空时下肺区可能还在继续充气(属慢肺泡)。呼气过程中肺泡压不能达到平衡及呼吸频率增加均会加重气体分布不均。

(二)通气血流比例

通气血流比例(ventilation perfusion ratio,$\dot{V}/\dot{Q}$)是指肺泡通气量和肺血流量的比值。静息状态下,成人每分钟肺泡通气量($\dot{V}_A$)约 4.2 L,肺循环血流量($\dot{Q}$)约 5 L,即通气/血流($\dot{V}/\dot{Q}$)比值为 0.84。在病理情况下,局部血流障碍时,进入肺泡的气体由于未能进行充足血流交换,$\dot{V}/\dot{Q}$ 比值>0.84,出现无效腔增加的情况;反之,局部气道阻塞时,$\dot{V}/\dot{Q}$比值<0.84,则成为无效灌注,从而导致静动脉分流效应。静动脉血分流(vein-arterial shunt)简称分流,是导致 $\dot{V}/\dot{Q}$ 失调的主要原因,临床常见的分流主要有肺内分流、生理性分流、病理性分流、真性分流、功能性分流、静动脉血分流、持续性分流、呼气相间歇性分流。当 $\dot{V}/\dot{Q}$ 比值异常时患者常会出现换气功能障碍和低氧血症,因此 $\dot{V}/\dot{Q}$ 比值可作为评价气体交换有效指标。

(三)肺泡弥散功能

肺泡弥散是指氧气(O_2)和二氧化碳(CO_2)通过肺泡毛细血管膜(alveolar capillary membrane,ACM)进行气体交换的过程。O_2 从肺泡内扩散到毛细血管内,与血红蛋白结合的过程称为 O_2 的弥散;碳酸氢根(包括血浆内和红细胞内)和血红蛋白释放的 CO_2 进入肺泡的过程称为 CO_2 的弥散。气体弥散包括三个步骤,即气相弥散、膜相弥散(简称膜弥散)和血相弥散。影响肺泡毛细血管弥散的因素主要有弥散面积、弥散距离(厚度)、肺泡与毛细血管氧分压差、气体分子量、气体在介质中的溶解度、肺泡毛细血管血流以及气体与血红蛋白的结合力。临床上进行肺弥散功能检查的方法包括单次呼吸法、一氧化碳摄取法、恒定状态法、重复呼吸法以及操作简单无须屏气的内呼吸法,其中以单次呼吸法最为常用。以下为肺弥散功能检查指标。

1. 肺弥散量(diffusion capacity of the lung,D_L)

肺弥散量简称弥散量,指当分压差为 1 mmHg 时,单位时间内由肺泡或红细胞内经肺泡毛细血管膜弥散的气体容积(mL)。主要是指 O_2 和 CO_2 的弥散量。

2. 肺一氧化碳弥散量(diffusion capacity for carbon monoxide of lung,D_LCO)

肺一氧化碳弥散量简称 CO 弥散量,指一氧化碳在单位时间(min)及单位压力差(1 mmHg 或 1kPa)条件下,由肺泡经肺泡毛细血管膜并与血红蛋白结合的 CO 容积(mL),是反映总体换气功能的主要参数。

3. 每升肺泡容积的一氧化碳弥散量(diffusion capacity for carbon monoxide per liter of alveolar volume,D_LCO/V_A)

每升肺泡容积的一氧化碳弥散量又称 CO 比弥散量,简称比弥散量,是 D_LCO 与肺泡气容积($\dot{V}_A$)的比值,即单位肺容积的 CO 弥散量。由于弥散量受肺泡容积的影响,肺泡容量减少可导致 $D_L CO$ 减少,因此评价弥散功能时应考虑受试者的 $\dot{V}_A$,用于排除肺泡容积对弥散量的影响,临床上常用 $D_L CO/\dot{V}_A$ 区分肺部与肺外的病理生理改变。由于 $D_L CO$ 与 $\dot{V}_A$ 的关系不是线性且显著小于1:1,因此不能准确校正容量的影响。

三、小气道功能检查

小气道是指吸气状态下的内径≤2 mm 的细支气管(相当于第 6 级支气管分支以下),包括全部细支气管和终末细支气管。由于呼吸道阻力与气管的横截面积成反比,而小气道的总横截面积比直径大于 2 mm 气道的总横截面积大得多(达 100 cm² 以上),直径小于 2 mm 的小气道的阻力占总气道阻力的 20% 以下,吸入的气体进入成千上万的小气道,极大地降低了气体流速及阻力。由此可见,进行肺功能检测时可能仍存在大量小气道阻塞未被发现。COPD 最早期的病理变化发生在小气道,故检测小气道早期的变化极为重要。小气道功能检查方法主要包括闭合容积曲线、频率依赖性肺顺应性测定法(动态肺顺应性)、氦氧流量-容积曲线。

(一)闭合容积

闭合容积(closing volume,CV)又称闭合气量,是指平静呼气至残气位时,肺底部小气道开始闭合所能继续呼出的气体量。小气道开始闭合时肺内留存的气体量称为闭合总量(closing capacity,CC)。测试原理为当吸气从 RV 至 TLC 时,底部肺泡比顶端肺泡产生的容积变化更大。

闭合容积曲线(closing volume curve)的测量方法:从残气容积吸纯氧至肺总量,再缓慢地呼气至残气容积。将呼出气容积和氮气浓度百分比分别输入函数记录仪的 x 和 y 轴,描绘出由肺总量呼气至残气容积的氮气浓度百分比变化曲线,该曲线称为闭合容积曲线(图 4-3-4)。该曲线是测定闭合容积和气体分布的基本方法,分 4 相(Ⅰ、Ⅱ Ⅲ、Ⅳ)。Ⅰ相来自解剖无效腔中呼出气的纯氧,氮浓度为零。Ⅱ相为无效腔与上下肺区肺泡混合气,指呼出气体中肺泡气的比重增加,氮浓度快速上升。Ⅲ相斜率反映气体分布的均一性,若所有肺泡的通气量相同,Ⅲ相呈水平线,亦称平台期,斜率为零。当斜率增加时,表示气体分布不均;斜率越大,分布不均越显著。Ⅳ相为平静呼气过程中肺部小气道自下而上逐渐关闭,从上肺呼出含氮气浓度较高的气体。第Ⅳ相起点至 RV 间的气体容积即为CV。CC 为第Ⅳ相起点至肺容积为 0 之间的容积。计算公式为:CC=CV+RV。

为排除肺容积的影响,常用 CV/VC 或 CC/TLC 判断气道闭陷,比值增大提示小气道过早关闭。成人的 CV/VC 为 5%~10%,30 岁后随年龄逐渐增大,80 岁时可达 30%。闭合容积曲线及其参数是反映气体分布和小气道功能的灵敏指标,对理解呼吸生理价值较大,但特异性差,临床少用。

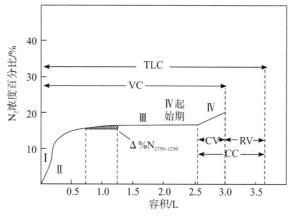

图 4-3-4　闭合容积曲线示意

改编自 Will Beachey.呼吸治疗解剖与生理学:第 2 版[M].李亚军,王胜昱,主译．西安:世界图书出版公司,2014.

(二)频率依赖性肺顺应性

肺顺应性分为静态顺应性(C_{st})和动态顺应性(C_{dyn})两种,C_{st}指在呼吸周期中被暂时阻断气流时测得的肺顺应性,反映了肺组织的弹性;C_{dyn}是在呼吸周期中气流末被阻断时测得的肺顺应性,受气道阻力的影响,气体流动时,根据呼气和吸气末肺容量与不同胸膜腔内压改变来确定 C_{dyn}。正常情况下,平静呼吸时 R_{aw} 低,C_{dyn} 基本不随呼吸频率增加而变化,$C_{dyn}/C_{st}>0.8$ 以上,几乎相等,该生理现象称为非频率依赖性动态顺应性(non-frequency dependence of dynamic compliance)。在异常增高的小气道阻力下扩张不完全时,VT 大多数进入正常肺单位,若想得到相同的 VT 则需要更高的 DP,故 C_{dyn} 会随呼吸频率增加而减少,称为频率依赖性动态顺应性(frequency dependence of dynamic compliance,FDC)。当呼吸频率增加到 60 次/min 时,C_{dyn} 下降超 25%,此时顺应性有频率依赖性。小气道疾病即使在更低的呼吸频率下,C_{dyn}/C_{st} 比值也会明显下降。FDC 可作为检测早期异常小气道阻力的敏感指标(图 4-3-5)。

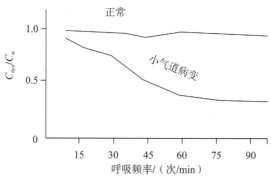

图 4-3-5　频率依赖性动态顺应性

改编自 Will Beachey.呼吸治疗解剖与生理学:第 2 版[M].李亚军,王胜昱,主译．西安:世界图书出版公司,2014.

(三)氦氧流量-容积曲线

用 80% 氦气和 20% 氧气混合气体取代空气吸入,测定的最大呼气流量-容积曲线,两曲线相叠加,称为"氦氧流量-容积曲线",可用于判断气道阻塞部位,因为氦气具有低密度(可通过改善湍流而降低大气道阻力)和高黏度(可通过增加层流阻力而增加小气道阻力)的特性,正常人吸入氦氧混合气后,用力呼气至 $VC_{50\%}$(50% 肺活量)前,呼气流量较呼吸空气时明显增加。小气道病变患者,用力呼气至 $VC_{50\%}$ 时,因呼气时层流比重显著增加,氦气反而增加气道阻力,出现呼气流量下降。

四、其他检查项目及方法

随着计算机技术的应用发展及我国医疗水平的提高,肺功能检查项目越来越丰富,临床应用也越加广泛。肺功能检查项目众多,各个医院肺功能检查项目的使用并不完全统一,不同的检测仪器检测目的也不尽相同,除常见的肺功能检测技术以外,通过其他检测技术也可监测呼吸系统功能的变化、评定患者病情、制订康复方案。以下简述几种常用的检查项目。

(一)呼出气一氧化氮测定

呼出气一氧化氮(fractional exhaled nitric oxide,FeNO)检测技术主要包括化学发光法和电化学法(也称为离子电量法或电量法),主要以检测呼吸道呼出一氧化氮(nitric oxide,NO)来测定呼气采样与呼气分析两个过程。可分为三项指标:FeNO、鼻呼气 NO(nasal nitric oxide,FnNO)及肺泡 NO(alveolar nitric oxide,CaNO)。通过口呼气一氧化氮和鼻呼气一氧化氮两种方式测呼出 NO 浓度,分别反映上、下气道炎症。测定经口低或高流速呼出的 NO 可以分别评定大气道(气管、支气管)炎症与小气道(肺泡或腺泡区)炎症。FeNO 测定技术具有定量、非侵入性、重复性好、简便易用和安全等优点,可反映个体对过敏原或其他激发剂的敏感性,与气道炎症和气道高反应性之间密切相关,有较高的特异性和敏感性。在慢性气道炎症的规范化治疗和管理中,尤其是对于哮喘的诊断、治疗评定及预后判断均具有重要的意义。

成人 FeNO 正常值为 25~50 ppb,儿童 FeNO 值为 20~35 ppb,结果需根据具体临床背景进行判断。推荐上、下气道呼出气 NO(FnNO+FeNO)联合检测,用于鼻炎、哮喘、鼻炎合并哮喘的综合评定及联合管理,联合检测可解决 FeNO 单检产生的误诊等问题。

(二)体积描记法

体积描记法(body plethysmography)是通过体容积扫描仪测定肺功能的方法。体积描记法检测是肺容积检查中非常重要的组成部分,目前认为是检测肺容积最为准确的方法。近年来体积描记法作为一种新的肺功能检测方法,应用于临床,无须患者主动配合,除肺量计和肺容积检查的适应证以外,体积描记法肺容积检查尤其适用于气道阻塞严重、气体分布不均的受试者,可同时测定肺容积及气道阻力,需要特别注意的是,在临床实践中体积描记法测量肺容积和气道阻力必须与肺量计检查组合进行,才能够对受试者的肺功能状态做出全面、准确的评定,所以两者的适应证和禁忌证大致相同。

(三)脉冲振荡技术(impulse oscillometry system,IOS)

IOS 是一种基于强迫振荡技术测量气道阻力的方法。不同于常规呼吸阻力测量的思路,通过电脉冲叠加在受检者静息呼吸上,测量压差和流速,从而计算出不同成分的呼吸阻抗(黏性阻力、弹性阻力和惯性阻力)分析气道的生理功能。IOS 可以测量近端和外周气道的阻力值,与常规肺通气功能检查相比可以更敏感地检测气道阻塞尤其是小气道的功能情况。另外,IOS 在区分哮喘儿童和健康儿童、评定哮喘控制情况、预测哮喘急性发作和指导哮喘药物治疗等方面均显示出实用价值。该方法作为一种非侵入性技术,且不需要受检者特殊的呼吸动作配合,正常呼吸即可,适用于 3 岁以上学龄前儿童和其他不能进行常规肺通气功能测定的患者获得有效辅助检查方法,但不能替代常规肺功能检查,两者各有特点,可以互相补充。

(四)6 分钟步行试验(six minutes walk test,6MWT)

6 分钟步行距离(six minutes walk distance,6MWD)是 6MWT 的主要结果,试验根据受试者 6 分钟内行走的圈数及结束时标记的位置,以米(m)为单位,计算步行的总距离。6MWT 结果相对心肺运动试验缺乏精确性,但作为亚极量运动能力测试,因方法简单、经济、安全,可较好地反映患者日常体力活动下的运动耐量和心肺功能状态,广泛应用于心血管疾病以及慢性呼吸系统疾病的疗效和康复效果评定、预测疾病预后以及指导运动处方制定等。6MWT 结果易受患者年龄、身高、体重、性别、步行测试的主观意愿、人群状况、走廊长度、是否氧疗等多种因素的影响。

(五)心肺运动试验(cardiopulmonary exercise test,CPET)

CPET 是指在逐渐递增的运动负荷下,通过测定人体从静息状态到运动及运动结束后恢复到静息状态时的每一次呼吸的氧摄取量($\dot{V}O_2$)、二氧化碳排出量($\dot{V}CO_2$)、每分通气量(MV),测定心率、血压、心电图以及记录患者测试中出现的相应症状,全面、客观地反映不同负荷水平下患者的运动反应、心肺功能储备和功能受损程度以及综合评价人体呼吸系统、心血管系统、神经生理系统、骨骼肌系统对同一运动应激的整体反应的检测方法。CPET 作为一种全面、客观、定量、无创的检查方法,已广泛应用于心肺康复临床实践,它不仅可阐明运动不耐受、运动相关症状的病理生理学变化,提高运动安全性,而且在疾病的鉴别诊断、预后评定、医疗干预效果评价、运动处方制订等方面都具有重要的临床价值,被认为是评定心肺储备能力的金标准。

❋ 综合测试题

1. 下列哪项为基础肺容积(　　)

A.潮气量　　　　　B.肺活量　　　　　C.深吸气量　　　　　D.功能残气量

2. 下列哪项为肺容量(　　)

A.补吸气量　　　　B.残气量　　　　　C.潮气量　　　　　D.深吸气量

3. 胸外科术前评价肺功能常用指标是(　　)

A.用力肺活量　　　B.肺活量　　　　　C.最大自主通气量　　D.静息通气量

4. 下列哪项不符合小气道特点(　　)

A.气道直径≤2 mm　　　　　　　B.气流速度慢

C.气流阻力大　　　　　　　　　D.气道疾病早期受累部位

5. 反映吸烟引起早期气道病变的敏感指标是(　　)

A.最大自主通气量　　B.功能残气量　　　C.流量-容积曲线　　D.最大呼气中期流量

❋ 参考答案

1. A　2. B　3. C　4. C　5. C

参考文献

[1]Will Beachey.呼吸治疗解剖与生理学:第 2 版[M].李亚军,王胜昱,主译. 西安:世界图书出版公司,2014.

[2]万学红,卢雪峰.诊断学[M].9 版.北京:人民卫生出版社,2019.

[3]朱蕾.临床呼吸生理学[M].2 版.上海:上海科学技术出版社,2020.

[4]朱蕾,陈荣昌.成人肺功能诊断规范中国专家共识[J].临床肺科杂志,2022,27(7):9.

[5]黄懿洁,艾涛.小气道功能障碍的测定及其临床意义[J].中国实用儿科杂志,2021,36(6):6.

[6]朱蕾.肺容积参数的解读[J].中华结核和呼吸杂志,2015(5):2.

[7]中华医学会呼吸病学分会肺功能专业组.肺功能检查指南(第二部分):肺量计检查[J].中华结核和呼吸杂志,2014,37(7):481-486.

[8]中华医学会呼吸病学分会肺功能专业组.肺功能检查指南-肺弥散功能检查[J].中华结核和呼吸杂志,2015,38(3):164-169.

[9]朱蕾,胡莉娟,李丽,等.关于肺功能诊断的建议[J].中华结核和呼吸杂志,2018,41(4):308-311.

[10]农英,林江涛.呼出气一氧化氮检测技术在慢性气道疾病诊治管理中的应用:现状与展望[J].中华医学杂志,2022,102(34):2643-2646.

[11]中国医药教育协会慢性气道疾病专业委员会,中国哮喘联盟.呼出气一氧化氮检测及其在气道疾病诊治中应用的中国专家共识[J].中华医学杂志,2021,101(38):3092-3114.

[12]关志远,韩晓华.脉冲振荡肺功能检查在儿童哮喘中的应用进展[J].国际儿科学杂志,2022,49(9):607-611.

[13]梁知遇,简文华,谢燕清,等.中国脉冲振荡肺功能正常参考值分析[J].国际呼吸杂志,2020,40(10):737-745.

[14]中华医学会心血管病学分会,中国康复医学会心肺预防与康复专业委员会,中华心血管病杂志编辑委员会.六分钟步行试验临床规范应用中国专家共识[J].中华心血管病杂志,2022,50(5):11.

[15]中华医学会心血管病学分会,中国康复医学会心肺预防与康复专业委员会,中华心血管病杂志编辑委员会.心肺运动试验临床规范应用中国专家共识[J].中华心血管病杂志,2022,50(10):973-986.

（杨鑫鑫编，田瑶审定）

第四节　肺功能检查的临床应用

【重点难点】

(1)重点:掌握肺功能的临床应用指征及报告解读。

(2)难点:了解肺功能检查在各类疾病中的应用。

肺功能检查是了解肺脏呼吸功能最直接的无创性检查技术,同时也是慢性呼吸系统疾病早期筛查、早期发现、早期诊断的适宜技术。近年来肺功能检查越来越受关注,慢性阻塞性肺疾病、支气管哮喘、咳嗽的诊断等诊治指南,均将肺功能检查作为相关疾病诊断和严重分级的重要指标。肺功能检查不仅可以明确肺功能损害程度、判断胸肺疾病的严重程度、评定治疗及预后,还可以推动慢性呼吸系统疾病防治,规范健康管理。为了普及肺功能检查,建议将肺功能检查纳入40岁及以上人群常规体检内容,推行高危人群首诊测量肺功能。

一、肺功能检查的适应证和禁忌证

(一)适应证

(1)诊断支气管哮喘、慢性阻塞性肺疾病等气流受限性疾病。

（2）鉴别慢性咳嗽的原因。

（3）评价肺功能损害的性质和类型。

（4）评价肺功能损害的严重程度。

（5）对胸腹部手术术前危险性进行评定。

（6）评定胸部手术后的肺功能变化。

（7）对心肺疾病的康复治疗效果进行评定。

（二）禁忌证

1. 绝对禁忌证

（1）近3个月患心肌梗死、脑卒中、休克，近4周出现严重心功能不全、严重心律失常、不稳定型心绞痛。

（2）近4周出现大咯血。

（3）癫痫发作，需要药物治疗。

（4）未控制的高血压病（收缩压＞200 mmHg，舒张压＞100 mmHg）。

（5）主动脉瘤。

（6）严重甲状腺功能亢进。

（7）近期行眼、耳、颅脑手术。

2. 相对禁忌证

（1）心率＞120次/min。

（2）气胸、巨大肺大疱且不准备手术。

（3）孕妇。

（4）鼓膜穿孔（需先堵塞患侧耳道后检查）。

（5）压力性尿失禁。

（6）痴呆/智力障碍或意识障碍。

（7）近4周有呼吸道感染。

（8）免疫力低下易受感染者。

（9）呼吸道传染性疾病（如肺结核、流感等）。

二、肺功能检查的常用项目

（一）通气功能的判断

通气功能障碍分为阻塞性通气功能障碍、限制性通气功能障碍、混合性通气功能障碍三种，阻塞性通气功能障碍的特点是以流速（如 FEV_1/FVC）降低为主，限制性通气功能障碍则以肺容量（如 VC）减少为主。判断和鉴别通气功能障碍见表4-4-1。

1. 阻塞性通气功能障碍

阻塞性通气功能障碍指气流吸入或呼出受限引起的通气功能障碍。其主要特征是 FEV_1/FVC 降低。

表 4-4-1 通气功能障碍鉴别

通气功能障碍类型	FVC	FEV_1	FEV_1/FVC	RV	TLC
阻塞性	正常或下降	下降	下降	升高	升高
限制性	下降	下降或正常	正常或升高	下降或正常	下降
混合性	下降	下降	下降	不定	不定

2. 限制性通气功能障碍

限制性通气功能障碍指肺扩张受限和(或)回缩受限引起的通气功能障碍。其诊断标准是 FVC(VC)<健康人群低限(lower limit of normal,LLN)或低于 80%FVC(VC)的预计值,FEV_1/FVC 正常或升高。如果能检测到 TLC,则以 TLC 下降作为金标准,因为 TLC 仅在肺弥散功能的测定上才能得出诊断标准,而常规的肺功能检查患者则以 FVC 或 VC 作为限制性通气功能障碍的诊断标准。

3. 混合性通气功能障碍

混合性通气功能障碍兼有阻塞和限制两种表现,主要表现为 TLC、VC 和 FEV_1/FVC 下降,FEV_1 下降较为明显。

4. 小气道功能障碍

小气道功能障碍指直径内径≤2 mm 的气道完全或不完全性阻塞导致的通气功能障碍。反映小气道功能的流量参数有 $FEF_{50\%}$、$FEF_{75\%}$、$FEF_{25\%\sim75\%}$,当 $FEF_{50\%}$、$FEF_{75\%}$ 和 $FEF_{25\%\sim75\%}$ 三项指标中有两项低于 65% 的预计值时,即可判断为小气道功能障碍。小气道阻塞常见于慢阻肺患者、哮喘缓解期患者、老年人及长期吸烟者。

5. 通气功能障碍程度分级

肺通气功能障碍程度分级见表 4-4-2。

表 4-4-2 肺通气功能障碍的程度分级

严重程度	FEV_1 占预计值的百分比
轻度	≥70% 或<LLN 或 FEV_1/FVC<LLN
中度	60%~69%
中重度	50%~59%
重度	35%~49%
极重度	<35%

(二)阻塞性肺气肿的判断

阻塞性肺气肿程度一般可根据 RV/TLC 结合平均肺泡氮浓度的测定结果来判断,见

表 4-4-3。

表 4-4-3　阻塞性肺气肿的判断

严重程度	RV/TLC/%	平均肺泡氮浓度/%
无肺气肿	≤35	2.47
轻度肺气肿	36～45	4.43
中度肺气肿	46～55	6.15
重度肺气肿	≥56	8.40

(三)支气管舒张试验

1. 定义

支气管舒张试验是通过测定患者吸入支气管扩张剂前后 FEV_1 的变化来判断气道阻塞的可逆性,临床上主要用于诊断支气管哮喘。对预计值为 $FEV_1 < 70\%$ 的患者,可在哮喘怀疑时做舒张试验检查。支气管舒张试验适用于支气管哮喘、慢性阻塞性肺疾病等急性或慢性支气管炎患者。

2. 适应证和禁忌证

(1)适应证:①有合并气道阻塞的疾病,如支气管哮喘、慢性阻塞性肺疾病、过敏性肺炎、闭塞性细支气管炎、弥漫性泛细支气管炎等;②有气道阻塞征象,需排除非可逆性气道阻塞,如上气道阻塞。

(2)禁忌证:①对已知支气管舒张剂过敏者禁用该类舒张剂;②有严重心功能不全者慎用 β_2 受体激动剂;③有青光眼、前列腺肥大、排尿困难者慎用胆碱能受体拮抗剂;④有肺量计检查禁忌者,禁止通过用力肺活量评价气道可逆性改变。

3. 支气管舒张剂的选择

舒张支气管平滑肌常用的药物有:①β_2 受体激动剂;②胆碱能受体拮抗剂;③茶碱;④糖皮质激素等。可采用不同的方式给药,如吸入、口服和静脉给药等。其中,吸入型 β_2 受体激动剂在临床上被广泛使用,其作用迅速,疗效确切,用量小,副作用小。

(1)吸入型支气管舒张剂:吸入剂型包括定量气雾剂、干粉剂或雾化溶液。其中最常用的是短效 β_2 受体激动剂(如沙丁胺醇、特布他林)和短效胆碱能受体拮抗剂(如异丙托溴铵)。短效 β_2 受体激动剂被吸入后一般 5 min 内见效,15～30 min 可达顶峰。根据患者病情可选用不同剂量的沙丁胺醇(200～400 μg)或异丙托溴铵(80～160 μg)。非选择性的肾上腺素受体激动剂,如肾上腺素、异丙肾上腺素等药物,因其不良反应较多,目前已基本弃用。

(2)非吸入型支气管舒张剂:支气管舒张剂经口服、皮下注射和静脉注射后,根据不同给药方式可选择不同时间进行支气管舒张试验检查。对于部分吸入型支气管舒张剂无反应、反应欠佳或不能配合吸入药物者可采用非吸入型支气管舒张剂,但该法起效较慢,需观察数小时、数天至数周。

4. 支气管舒张剂的吸入方法

(1)目前最常用的定量吸入器(metered dose inhaler,MDI)吸入法,操作简便,价格便宜,适用于大部分受试者,应先按流程操作,再使用MDI吸入法。

①充分振摇MDI,以使药液混匀,垂直倒置MDI,操作者保持吸嘴开口距受试者口腔2～4 cm,喷口正对口腔。

②指导受试者深呼气至残气量位,然后开始经口进行缓慢深吸气,操作者按压药罐,药物释出时嘱咐受试者深慢吸气,确保操作者和受试者吸气动作同步进行。受试者吸入喷雾直至深吸气末(肺总量位)。

③憋气5～10 s,或尽量延长憋气时间而不感到不适,然后快速呼气至功能残气位。

④重复上述动作,每次吸入间隔30 s,直至达到预先设定的吸入药量。

(2)MDI联用储物罐:对部分吸气动作配合欠佳者,可联合应用吸入储物罐。药物喷入储物罐后可均匀分布于储物罐中,受试者只需用口含储物罐接口,做数次平静呼吸即可。联用储物罐不仅可增加受试者依从性,也可减少药物直接喷入可能引起的咽喉部不良反应。

(3)干粉吸入器(dry powder inhaler,PDI)吸入:受试者口含吸入器,吸入器放在上下牙齿之间,双唇完全包住吸嘴,避免漏气。从残气位经口做深慢吸气至肺总量位后屏气5～10 s。使用此种方法时吸入药物无须助推器,操作简单,肺部沉积效果更佳,适合于MDI吸入配合欠佳者。由于DPI内部结构复杂,吸药时不仅需克服吸入器的内部阻力,还需要一定的吸气流速(>60 L/min)才可使药物颗粒从DPI中释放,产生合适大小的颗粒,并有效沉积在肺部。临床中对于吸气流速低下者如幼儿、体弱、严重气道阻塞等患者不宜使用DPI。

(4)雾化吸入法:指应用雾化装置和高速氧气气流,将药液分散成细小的雾滴,以气雾的形式喷出,使药液悬浮在气体中经鼻或口腔吸入到人体内的一种方法。受试者以平静、自然的潮气呼吸连续吸入雾化颗粒。雾化液多采用药物原液加生理盐水稀释,如复方异丙托溴铵溶液2.5 mL加入生理盐水稀释至5 mL。雾化吸入法几乎适用于所有受试者,吸入效果好,但耗时长。

(5)检查方法:受试者先测定基础肺功能,然后再吸入支气管舒张剂,若吸入的是速效 β_2 受体激动剂(如沙丁胺醇),应在吸入药物后15～30 min复查肺功能;若吸入的是短效胆碱能受体拮抗剂(如异丙托溴铵),吸入后30～60 min复查;若使用其他给药途径,按药物性质在给药后数分钟至2周后复查肺功能。

(6)结果判断:

①支气管舒张试验阳性:FEV_1 和(或)FVC用药后较用药前增加≥12%,且绝对值增加≥200 mL,则为支气管舒张试验阳性。临床中慢阻肺患者气流受限严重,其舒张后 FEV_1 的改变值较小,但FVC改善较大,所以支气管舒张试验结果需综合 FEV_1 及FVC进行判断。尽管 FEV_1 及FVC是目前最主要和常用的判断指标,但其他肺功能指标也可用于判断支气管舒张试验反应,如PEF、$FEF_{25\%～75\%}$、气道内负压法等流量指标,以及比气道传导率、响应频率等。

②支气管舒张试验阴性:若使用舒张药物后肺功能指标达不到上述阳性标准,则支气

管舒张试验阴性。支气管舒张试验阴性,可能还存在以下原因。

A. 轻度气道缩窄者,因其肺功能接近正常,用药后气道舒张的程度较小。

B. 狭窄的气道内有较多的分泌物阻塞气道,如重症哮喘患者支气管腔内常有大量黏液栓,影响吸入药物在气道的沉积及作用。

C. 药物吸入方法不当,致使药物作用不佳。为保证药物的吸入,采用定量气雾剂吸入时可辅助使用储物罐或雾化吸入法。

D. 使用药物剂量不足,为确保支气管的充分舒张,常可使用较大剂量的支气管舒张剂,如 400 μg 沙丁胺醇。

E. 缩窄的气道对该种支气管舒张剂不敏感,但并不一定对所有的支气管舒张剂都不敏感,此时应考虑改用别的支气管舒张剂再做检查,如由沙丁胺醇转为异丙托溴铵。

F. 试验前数小时内已使用支气管扩张剂,气道舒张反应已达到极限,此时再应用舒张剂效果不佳,但并不等于气道对该舒张剂反应无效。

G. 如果受试者在吸入支气管舒张剂后,肺功能不但没有改善,反而大幅度下降,此时需要注意排除受试者是否存在气道高反应性,或对支气管舒张剂及其辅助成分过敏,必要时需进行处理。

H. 狭窄的气道无可舒张性。作此结论应排除上述七点因素。

(四)支气管激发试验

支气管激发试验是一种通过化学、物理、生物等人工刺激,诱发气道平滑肌收缩,并借助肺功能指标的变化来判断支气管是否缩窄及其缩窄程度的方法,是检测气道高反应性最常用、最准确的临床检查。

1. 支气管激发试验的适应证

(1)临床疑诊为哮喘:若支气管激发试验结果为阳性,表明气道反应性增高,有助于临床哮喘的诊断。

(2)慢性咳嗽查因:若支气管激发试验结果为阴性,表明无气道高反应性,有助于临床排除咳嗽变异性哮喘的诊断。

(3)反复发作性胸闷、呼吸困难:引起反复发作性胸闷、呼吸困难症状的原因众多,哮喘(包括胸闷变异性哮喘)是常见原因之一,支气管激发试验有助于临床确诊或排除哮喘。

(4)对哮喘治疗效果的评定:哮喘患者稳定期可进行气道反应性检测,若支气管激发试验结果为阴性,或气道高反应性程度减轻,可调整治疗方案,减药或停药。

(5)变应性鼻炎:部分变应性鼻炎患者存在气道高反应性,可能进展为哮喘,通过支气管激发试验筛查出此类患者,对于哮喘的预防和早期干预有重要的指导作用。

(6)其他需要评价气道反应性的疾病。

2. 支气管激发试验的禁忌证

(1)绝对禁忌证:①曾有过致死性哮喘发作,或近 3 个月内曾因哮喘发作需机械通气治疗者;②对吸入的激发剂有明确的超敏反应;③基础肺通气功能损害严重(FEV$_1$占预计值<60%,或成人 FEV$_1$<1 L);④不能解释的荨麻疹;⑤同肺功能检查的禁忌证。

(2)相对禁忌证:①基础肺功能呈中度以上损害(FEV_1占预计值<70%),但如果严格观察并做好充足的准备及风险预案,则 FEV_1 占预计值>60%者仍可考虑行支气管激发试验;②肺通气功能检查已诱发气道痉挛发生,在未吸入激发剂的状态下 FEV_1 较基础值下降量≥20%;③基础肺功能检查配合不佳,不符合质量控制要求;④近期呼吸道感染(<4周);⑤哮喘发作或急性加重期;⑥妊娠、哺乳期妇女;⑦正在使用乙酰胆碱酯酶抑制剂(治疗重症肌无力)的患者不宜行醋甲胆碱激发试验,正在使用抗组胺药物的患者不宜行组织胺激发试验。

3. 支气管激发试验前准备

吸入激发物的制备:磷酸组胺或乙酰甲胆碱现为临床上最为常用的激发剂,两者皆为干燥的晶体,需用稀释液稀释后才能用于吸入。稀释液常用生理盐水,因蒸馏水为低渗溶液,可诱发气道痉挛而不宜作为稀释液。

4. 常用方法

(1)手捏式雾化吸入法。

(2)定量雾化吸入法。

(3)潮气吸入法。

(4)渑岛任法(Astograph 法,强迫振荡连续描记呼吸阻力法)。

5. 试验流程

(1)测定基础肺功能。

(2)吸入生理盐水再测定肺功能。

(3)吸入激发试剂。

(4)从低浓度(剂量)开始,按不同方法吸入激发试剂,吸入后再测定肺功能。对基础肺功能正常,无喘息病史的受试者,可适当从较高浓度(剂量)开始吸入支气管舒张剂。

6. 质量控制与注意事项

为使同一受试者前后两次或不同受试者的前后试验结果具有可比性,必须对支气管激发试验质量进行严格控制,试验方法应按照标准流程进行。首先要注意激发剂的调配和保存,检查使用日期,防止影响检查结果。其次在给予受试者激发试剂时,应注意观察其吸入激发剂是否恰当和充分,若吸气深度不足、时间过短或同步性较差,都会影响试验效果。最后,不同的激发试剂均有不同的起效和峰值时间,因此应根据不同试剂特性制定不同的检测时间。

7. 结果判断与报告规范

尽管肺功能测试指标众多,但 FEV_1 仍是目前最主要和常用的判断指标。如不能测试 FEV_1,则呼气峰流量或比气道传导率、共振频率等指标也可用于判断气道反应性。

(1)结果判断:

①支气管激发试验阳性:在试验过程中,当 FEV_1 或 PEF 较基础值下降≥20%或比气道传导率≥35%可判断为激发试验阳性,即气道反应性增高。

②激发试验阴性:如果吸入最大浓度激发剂后,以上指标仍未达上述标准,则为气道反应性正常,激发试验阴性。

（2）报告规范：

支气管激发试验报告应包括测试方法、吸入试剂类型、累积剂量（或浓度）、呼吸功能指标、改变值、不良反应、激发浓度（剂量）及结果判断等。特异性激发试验还需报告抗原反应特征（如速发型、迟发型）等。

（五）呼气峰流量

1. 概述

呼气峰流量（PEF）是指用力呼气时的最高流量，亦称最大呼气流量、呼气流量峰值等。PEF 是检查肺通气功能的常用项目之一，与肺量计测定的 FEV_1 具有良好的相关性，能较好地反映气道的通畅性，也可用于测定大气道功能及评定呼吸肌肉力量。正常人群一天内不同时间点的 PEF 值会有所差异，称为日变异率或昼夜波动率。变异率的测定可使用微型峰流速仪于每日清晨及下午（或傍晚）测量 PEF，连续测 1 周后计算，公式如下。

$$PEF\ 变异率 = \frac{PEF\ 最高值 - PEF\ 最低值}{(PEF\ 最高值 + PEF\ 最低值)/2} \times 100\%$$

PEF 变异率的正常值一般 $<20\%$，$\geq20\%$ 对支气管哮喘诊断有一定意义。

2. 适应证与禁忌证

（1）适应证：①哮喘的诊断和鉴别诊断；②自我监测哮喘、慢性阻塞性肺疾病的病情及程度变化；③评价药物疗效、指导治疗；④基层医院对慢性阻塞性肺疾病的筛查。

（2）禁忌证：与肺功能检查的禁忌证相同。

三、肺功能报告的系统解读

肺功能检查是辅助诊断肺部疾病重要的辅助检查工具，分析肺功能检查报告对了解肺功能障碍的性质和严重程度、辅助临床诊断和鉴别诊断、选择合适的治疗方案、评定治疗效果等都具有十分重要的意义，因此在进行肺功能检查后应该对其报告从通气、换气、小气道功能等各个方面进行系统解读。

（一）通气功能

1. 限制性通气功能障碍

由于肺体积受限所引起的肺容量减少，常见原因有胸廓活动受限、呼吸肌无力等，反映气道限制性通气功能障碍的参数为 FVC 或肺活量最大值（VC_{max}），FVC 或 VC_{max} 的严重程度分级（实际值/预计值）如下：

（1）轻度：$60\%\sim80\%$。

（2）中度：$40\%\sim60\%$。

（3）重度：$<40\%$。

2. 阻塞性通气功能障碍

气道阻塞主要引起 FEV_1 减少,主要见于气管及支气管疾病、肺大疱、肺气肿等,反映气道阻塞性通气功能障碍的参数为 FEV_1 或 FEV_1/FVC。当 FEV_1 或 FEV_1/FVC 任意一项出现异常即可诊断为阻塞性通气功能障碍。判断阻塞程度需要根据 FEV_1 实际值/预计值进行分级:

(1)轻度:>70%。

(2)中度:60%~70%。

(3)中—重度:50%~60%。

(4)重度:35%~50%。

(5)极重度:<35%。

3. 混合性通气功能障碍

阻塞和限制同时存在即为混合性通气功能障碍,当两者的严重程度相同即可将通气功能分为轻、中、重度;但是当两者严重程度不同时,取其程度相对重的来进行综合判断。

(二)换气功能

1. 弥散功能

弥散功能指气体通过肺泡膜从肺泡向毛细血管扩散到达血液内,并与红细胞中血红蛋白结合的能力。影响弥散功能的因素有呼吸膜两侧的气体分压差、气体的溶解度、弥散的距离以及血红蛋白等。反映气道弥散功能的主要参数为 D_LCO,判断弥散功能严重程度需要根据 D_LCO 实际值/预计值进行分级:

(1)轻度:60%~80%。

(2)中度:40%~60%。

(3)重度:<40%。

2. 肺气肿程度

一般用残气量 RV-He(residual volume,He 是氦气的元素符号)来判断肺气肿程度。RV-He 实际正常值:男性 1.38 L±0.63 L,女性 1.30 L±0.47 L,肺气肿严重程度分级需要根据残气量/肺总量比值(RV/TLC)的实际值/预计值分级:

(1)轻度:26%~45%。

(2)中度:46%~55%。

(3)重度:≥56%。

(三)大气道功能

大气道指吸气末管径≥2 mm 的支气管,反映大气道功能的参数为 PEF 和 $FEF_{75\%}$(75%肺活量时的最大呼气流速),PEF 和 $FEF_{75\%}$ 的严重程度分级(实际值/预计值):

(1)轻度:55%~70%。

(2)中度:40%~55%。

(3)重度:<40。

根据两者的严重程度来判断大气道受限严重程度,见表 4-4-4。

表 4-4-4　大气道受限严重程度分级

$FEF_{75\%}$	PEF	结果判定	$FEF_{75\%}$	PEF	结果判定
正常	正常	正常	中度	正常	轻度
正常	轻度	稍受限	中度	轻度	轻—中度
正常	中度	轻度	中度	中度	中度
正常	重度	轻—中度	中度	重度	中—重度
轻度	正常	稍受限	重度	正常	轻—中度
轻度	轻度	轻度	重度	轻度	中度
轻度	中度	轻—中度	重度	中度	中—重度
轻度	重度	中度	重度	重度	重度

(四)小气道功能

小气道指吸气末管径≤2 mm 的支气管,因其数量多,总横截面积大,对气流的阻力仅占总阻力的 20% 以下,小气道早期病变无显著症状和体征,通气功能障碍不明显,但 $FEF_{50\%}$(50%肺活量时的最大呼气流量)、$FEF_{25\%}$(25%肺活量时的最大呼气流量)、$FEF_{25\%\sim75\%}$(最大呼气中期流量)可显著降低。$FEF_{50\%}$、$FEF_{25\%}$、$FEF_{25\%\sim75\%}$ 的严重程度分级标准(实际值/预计值):

(1)轻度:55%~70%。

(2)中度:40%~55%。

(3)重度:<40%。

根据三者的严重程度来判断小气道受限严重程度,见表 4-4-5。

表 4-4-5　小气道受限严重程度分级

$FEF_{25\%\sim75\%}$	$FEF_{50\%}$	$FEF_{25\%}$	结果判定
正常	正常	轻度	稍受限
正常	正常	中度	稍受限
正常	轻度	轻度	轻度受限
正常	轻度	中度	轻度受限
轻度	轻度	中度	轻—中度受限
轻度	轻度	重度	轻—中度受限
轻度	中度	重度	中度受限
中度	重度	中度	中—重度受限
重度	重度	中度	中—重度受限
重度	重度	轻度	中—重度受限

(五)支气管激发试验

FEV$_1$或 PEF 较基础值下降量≥20%,或较传导阻力下降量≥35%,可判断为激发试验阳性,即气道反应性增高。

(六)支气管舒张试验

FEV$_1$或 FVC 用药后较用药前增加量≥12%,且绝对值增加量≥200 mL,则为支气管舒张试验阳性。

(七)病例分析

患者女,50 岁,身高 165 cm,体重 74 kg,吸烟史 20 余年,因呼吸困难 2 天入院,入院诊断为慢性阻塞性肺疾病急性加重期,住院期间行肺功能检查后结果如表 4-4-6。

表 4-4-6　肺功能检查报告

	预测值	前实测值	前实/预/%	吸入舒张剂后实测值	后实/预/%	改善率/%
FVC/L	3.17	2.54	80.1	2.60	82.0	2.4
FEV$_1$/L	2.72	1.12	41.2	1.38	50.7	23.2
FEV$_1$/FVC/%		43.22		59.41		37.4
PEF/(L/s)	6.53	1.88	28.9	2.68	41.0	42.0
FEF$_{25\%}$/(L/s)	5.71	1.09	19.0	1.91	33.4	75.6
FEF$_{50\%}$/(L/s)	4.00	0.61	15.2	1.18	29.4	93.7
FEF$_{75\%}$/(L/s)	1.64	0.30	18.0	0.63	38.4	112.8
FEF$_{25\%\sim75\%}$/(L/s)	3.35	0.55	16.3	1.08	32.3	97.9
VT/L	0.53	0.61	116.0			
MV/(L/min)	10.57	27.25	257.8			
VC$_{max}$/L	3.26	2.74	84	2.80	85.8	2.2
ERV/L	0.99	0.37	37.6			
TLC-He/L	5.1	4.41	81.2			
FRC-He/L	2.74	2.31	84.1			
RV-He/L	1.75	2.07	118.1			
RV/TLC-He/%	35.28	50.03	141.8			
D$_L$CO/[mmol/(min/kPa)]	8.4	6.12	72.8			

分析思路：

（1）通气功能：患者 FVC（前实/预）＝80.1％，VC_{max}（前实/预）＝84％，均正常，可判断此患者无限制性通气功能障碍，FEV_1（前实/预）＝41.2％，FEV_1/FVC（前实测值）＝43.22％，均为中度下降，可判断此患者存在阻塞性通气功能障碍，再根据判断程度分级 FEV_1 在 35％～50％为重度，根据上述即可判断该患者应为重度阻塞性通气功能障碍。

（2）换气功能：患者 D_LCO（前实/预）＝72.8％，可判断患者存在轻度弥散功能障碍。RV/TLC-He（前实测值）＝50.03％，可判断患者存在中度肺气肿。

（3）大气道功能：患者 PEF（前实/预）＝28.9％，$FEF_{75\%}$（前实/预）＝18％，两者均为重度，因此该患者存在重度大气道功能受限。

（4）小气道功能：患者 $FEF_{25\%}$（前实/预）＝19.0％、$FEF_{50\%}$（前实/预）＝15.2％、$FEF_{25\%\sim75\%}$（前实/预）＝16.3％，均小于 40％，均为重度，因此该患者存在重度小气道功能受限。

（5）舒张试验：患者 FEV_1 用药前实测值＝1.12 L，FEV_1 用药后实测值＝1.38 L，用药后 FEV_1 值比用药前 FEV_1 增加 260 mL，且改善率为 23.2％，大于 12％，所以该患者支气管舒张试验为阳性。

报告结果：重度阻塞性通气功能障碍。

轻度弥散功能障碍。

中度肺气肿。

重度大、小气道功能受限。

支气管舒张试验阳性。

四、肺功能检查在各种疾病中的应用

（一）肺功能检查在慢性阻塞性肺疾病中的应用

肺功能检查是判断气流受限的客观指标，在慢性阻塞性肺疾病（简称慢阻肺）的诊断与鉴别诊断、严重度分级、疾病进展、药物治疗效果及预后评定等方面具有十分重要的意义。慢阻肺诊断的金标准是肺功能检查，即吸入支气管舒张剂后 FEV_1/FVC＜70％表明存在持续的气流受限，肺功能检查也是早期慢阻肺筛查的主要手段。肺功能作为判断慢阻肺严重程度的一个重要参考指标，根据吸入支气管舒张剂后的 FEV_1 占预计值百分比可将慢阻肺分为四级（见表 4-4-7），但是在临床工作中，肺功能的严重程度不一定与慢阻肺的严重程度相匹配，还需要结合慢阻肺的症状及急性加重次数等综合评定。

表 4-4-7　慢性阻塞性肺疾病气流受限程度分级标准

分级	程度	FEV$_1$ 值
1 级	轻度	FEV$_1 \geqslant 80\%$ 预计值
2 级	中度	$50\% \leqslant$ FEV$_1 < 80\%$ 预计值
3 级	重度	$30\% \leqslant$ FEV$_1 \leqslant 50\%$ 预计值
4 级	极重度	FEV$_1 < 30\%$ 预计值

注：FEV$_1$ 值为在用药后 FEV$_1$/FVC$<70\%$ 的基础上，用药后 FEV$_1$ 的值。

(二)肺功能检查在支气管哮喘疾病中的应用

支气管哮喘是一种异质性疾病,通常以慢性气道炎症为主,临床上表现为反复发作,如喘息、呼吸困难、咳嗽、胸闷等,并伴有可变的呼气气流受限。肺功能检查可用于哮喘的诊断与鉴别。哮喘患者的各项肺功能指标在急性期和缓解期均存在特异性变化,肺功能检查的方法包括支气管舒张试验、支气管激发试验及呼气峰流量测定等,这些肺功能指标对于诊断哮喘、评定病情严重程度具有良好的效果,且具有一定的临床意义。

(三)肺功能检查与外科手术评定

肺功能检查是评定受试者手术耐受程度、评定麻醉风险、选择手术方式、预测术后并发症及判断预后的一种主要检查方法。现今,大多数外科手术都将肺功能检查作为手术前必备的评定项目之一,同时作为术后疗效观察的一个重要指标。美国胸科医师学会推荐,长期吸烟或呼吸困难者行心脏或上腹部手术、呼吸困难病因不明或慢性肺疾病者行脑/颈或下腹部手术以及所有行胸部手术者术前均应进行肺功能检测。手术风险评定的常用肺功能检查指标包括肺通气功能、肺弥散功能及心肺运动试验等。对于行肺部切除术的患者,术后预计第 1 秒用力呼气容积(predicted postoperative forced expiratory volume in one second,ppoFEV$_1$)和术后预计一氧化碳弥散量(predicted postoperative diffusion capacity for carbon monoxide of lung,ppoD$_L$CO)在评定手术风险中有重要意义。当 ppoFEV$_1$ 和 ppoD$_L$CO 均$>60\%$,则表明围手术期的死亡风险及心肺合并症发生的风险较低;ppoFEV$_1 \geqslant 30\%$ 或 ppoD$_L$CO $<60\%$,表明需要进一步的检查,如可使用 6 分钟步行试验来预测风险。若 ppoFEV$_1$ 或 ppoD$_L$CO$<30\%$,则表明围手术期死亡风险及心肺并发症发生的风险增加,可进一步采用心肺运动试验来明确手术风险。

五、肺功能检查与康复治疗相关性

肺功能检查是评定呼吸功能必不可少的重要手段,临床上肺功能检查除了可评定呼吸功能的严重程度外,还可通过检查指标制订疾病的康复治疗方案及评定治疗效果。肺

功能检查中 FEV_1 和 FEV_1/FVC 虽然是评定肺功能的重要指标,但是循证医学证据已经证明肺康复并不改善 FEV_1,所以不能将其作为评价肺康复效果的指标。但是临床可使用呼吸肌的其他监测指标如最大吸气压(MIP)和最大呼气压(MEP)来快速评定患者肺康复的效果。

MIP 临床意义:①可评定患者的吸气肌功能,如神经肌肉、慢阻肺、胸廓畸形及药物中毒患者的呼吸肌功能;②当 MIP<正常预计值的 30% 时,易出现呼吸衰竭;③指导机械通气的撤机,MIP 可较全面地评价呼吸肌力量,MIP<-30 cmH_2O 时可较好地预测成功撤机,MIP>-20 cmH_2O 提示脱机失败的可能性大。然而临床上 MIP 受患者努力程度、检查时间和操作人员的影响,可能导致实测的 MIP 值低于实际的 MIP,所以在临床工作中应该重复多次检查来确保其准确性。

MEP 临床意义:可用于评价患者的呼气肌功能,同时也可以评定患者的咳嗽咳痰能力。通常 MEP>100 cmH_2O 即表示患者的咳嗽咳痰能力尚可,再高亦无更多的临床意义。

❊ 综合测试题

1. 肺功能检查的绝对禁忌证不包括(　　)

A.近 3 个月患心肌梗死、脑卒中　　　　B.近 4 周大咯血

C.鼓膜穿孔　　　　　　　　　　　　D.癫痫发作需要药物治疗

E.主动脉瘤

2. 阻塞性通气功能障碍的最主要表现为(　　)

A.肺活量降低　　　　　　　　　　　B.肺总量正常

C.残气量增加　　　　　　　　　　　D.第 1 秒用力呼出容积降低

E.气速指数>1

3. 肺功能检查结果显示:残气量占肺总量 40%,考虑该患者(　　)

A.肺功能尚正常　　B.肺气肿并哮喘　　C.轻度肺气肿　　D.重度肺气肿

E.极重度肺气肿

4. 不符合慢性阻塞性肺疾病肺功能检查结果的是(　　)

A.呼气峰流量下降　B.肺活量下降　　　C.肺总量下降　　D.残气量增加

E.第 1 秒用力呼气容积(FEV_1)下降

5. 用于监测哮喘患者病情的指标是(　　)

A.用力肺活量　　　B.PEF 日变异率　　C.支气管激发试验　D.支气管舒张试验

E.肺泡通气量

6. 病例分析:一名 60 岁男性患者,因咳嗽咳痰两天加重入院,既往有 30 年的吸烟史,静息状态时,血氧饱和度为 94%,行走 60 min 后下降到 86%,肺部检查时发现双肺呼吸音低。心血管检查结果正常,无外周水肿。胸片显示双肺过度充盈,肺间质纹理增粗,肺功能检查见表 4-4-8。

表 4-4-8　肺功能检查结果

	实测值	预测值	实/预/%
FVC/L	3.52	5.01	70.26
FEV_1/L	2.28	3.73	61.13
FEV_1/FVC/%		65.22	
PEF/(L/S)	4.53	5.88	77.04
$FEF_{25\%\sim75\%}$/(L/s)	0.95	2.81	33.80
TLC/L	5.16	7.62	67.72
FRC/L	3.08	3.72	82.80
$\dot{V}_A$/L	4.34	7.52	57.71
RV/L	1.20	2.57	46.70

该患者的肺功能检查结果下列哪一项是正确的(　　)

1. 主要为限制性通气功能异常
2. 阻塞性通气功能异常伴假性限制性异常
3. 混合性通气功能异常
4. 在限制性通气功能异常的情况下,肺活量计不能评定阻塞情况
5. 以上都不是

❊ 参考答案

1.C　　2.D　　3.C　　4.C　　5.B　　6.C

参考文献

[1]中华医学会.常规肺功能检查基层指南(2018 年)[J].中华全科医师杂志,2019,18(6):511-518.

[2]曾玉琴,陈燕.肺功能检查在临床中的应用[J].中华全科医师杂志,2020,19(2):3.

[3]朱蕾,陈荣昌.成人肺功能诊断规范中国专家共识[J].临床肺科杂志,2022,27(7):9.

[4]邓琳,郑劲平.肺功能检查临床应用研究进展(2018—2019 年度)[J].中国实用内科杂志,2020(9):777-781.

(王蓓蕾编,田瑶审定)

第五章 | 心脏系统评定

第一节 心电图评定

【重点难点】

(1)重点:掌握各种心律失常的心电图表现及可能出现的风险。

(2)难点:熟悉各种心律失常的病因。

一、正常心电图

正常心脏的兴奋是从窦房结开始的,它沿窦房结、心房传导束、房室交界、房室束及末梢的浦肯野纤维网心脏特殊传导系统向下传递,使从心房、心室按序兴奋而产生微弱电流变化的兴奋迅速向人体体表各部位传播。每一个心动周期产生的电流通过心电图机放大,并描绘成曲线图,称为心电图(electrocardiogram,ECG)。窦房结激动所形成的心律称为窦性心律,正常窦性心律的心电图表现(图5-1-1)为:

(1)P波直立于Ⅰ、Ⅱ、aVF、$V_4 \sim V_6$导联上,倒置于aVR导联上。

(2)P-R间隔时间为0.12~0.20 s。

(3)P波规律出现,频率为60~100次/min。

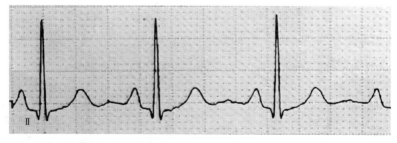

图5-1-1 正常窦性心律

二、心律失常

若心脏冲动的频率、节律、起源部位、传导速度和激动顺序发生异常,则称为心律失常(arrhythmia)。以下对心律失常常见的几种情况进行论述。

(一)窦性心律失常

1. 窦性心动过缓

(1)概念:窦性心动过缓(sinus bradycardia)是指成人每分钟心率低于60次的一种心律。

(2)病因:生理状况常见于部分健康的青年人、老人、运动员,以及睡眠和其他身体状况;病理情况如窦房结功能障碍、急性下壁心肌梗死、颅内压力增高、甲状腺功能减退、胆汁淤积性黄疸;过量的洋地黄、胺碘酮、β受体阻断剂、普罗帕酮等药物的影响。

(3)心电图表现(图5-1-2):①具有窦性心律的特点;②成人心率低于60次/min。

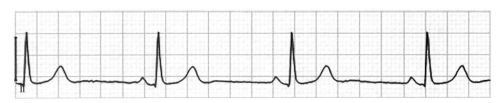

图5-1-2　窦性心动过缓

(4)风险:轻者表现为疲乏无力、头晕目眩、记忆力差、反应迟钝;重者可发生黑矇、昏厥或阿-斯综合征(Adams-Stokes syndrome)。个别重症患者还会出现心衰或心绞痛等症状。

2. 窦性心动过速

(1)概念:窦性心动过速(sinus tachycardia)是指成人窦房结冲动形成的频率超过每分钟100次的情况。

(2)病因:见于生理状况,如体力活动、情绪激动、抽烟、喝酒、饮浓茶与咖啡等;病理情况见于发热、甲亢、贫血、休克、心肌炎、心功能不全;应用药物影响如肾上腺素、阿托品、麻黄素等。

(3)心电图表现(图5-1-3):①具有窦性心律的特点;②成人心率超过100次/min;③部分患者可伴有继发性ST-T变化。

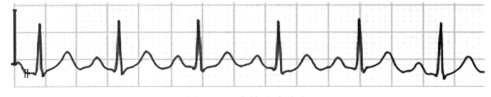

图5-1-3　窦性心动过速

（4）风险：轻者出现惊悸、出汗、昏昏沉沉、倦怠无力的症状。严重者可诱发其他心律失常或心绞痛。

3. 病态窦房结综合征

（1）概念：病态窦房结综合征（sick sinus syndrome,SSS）简称病窦综合征，是由于窦房结或周围组织发生病变，功能减退所致的一系列心律失常的综合征。

（2）病因：窦房结动脉供血减少、淀粉样变性、甲减、部分感染（如布鲁氏菌病、伤寒）、纤维化浸润脂肪、硬化退变等均可使窦房结受损，引起窦房结起搏及窦房传导功能紊乱；窦房结周围神经病变及窦房结心房肌病变。

（3）心电图表现：①持续的、显著的心动过缓（心率＜50 次/min），用阿托品等药物进行纠正时不容易发生改变；②窦房传导阻滞，窦性停搏（图 5-1-4）；③伴有室上性快速心律失常（如心房颤动、心房扑动、房性心动过速）的明显窦性心动过缓，称为心动过缓-心动过速综合征（简称慢-快综合征）；④若病变同时累及房室交界区，则窦性停搏时，交界性逸搏可长期不发生，或伴有房室传导阻滞，称为双结病变。

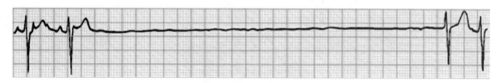

图 5-1-4　窦性停搏

（4）风险：轻者表现为疲乏、昏昏沉沉、失眠、记忆力差、反应迟钝或易激动。严重时会出现短暂的黑矇、先兆晕厥、昏厥或神志不清、抽搐（阿-斯综合征）。

（二）房性心律失常

1. 房性期前收缩

（1）概念：房性期前收缩（atrial premature beats）是指当窦房结的兴奋尚未到达其位置时，已经提前发出了兴奋，这种兴奋来源于窦房结以外的心房任何部位的起搏点。

（2）病因：见于健康人情绪激动、焦虑、疲劳、失眠等情况；病理性的情况可见于各种器质性心脏病，以及甲亢、心脏手术、洋地黄中毒、使用肾上腺素药物等。

（3）心电图表现：①异位的 P′波提前出现，与正常窦性 P 波的形态不一样；②P′-R 间隔时间≥0.12 s；③QRS 波群形态正常；④代偿间歇常不完全（正常 P-P 间隔的 2 倍长于期前收缩前后两个窦性 P 波间距）（图 5-1-5）；⑤未下传房性期前收缩，部分期前收缩 P′波后无 QRS 波，为阻滞型；⑥有时在房性期前收缩并伴有室内差异性传导的房性期前收缩向心室传递，引起 QRS 波群增宽变形。

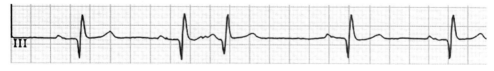

图 5-1-5　房性期前收缩

(4)风险:出现心悸、胸闷、头昏、乏力等表现。

2. 心房扑动

(1)概念:心房扑动(atrial flutter,AFL)简称房扑,是一种起源于心房的异位性心动过速。

(2)病因:多见于器质性心脏病患者,也可见于其他病因,如甲亢、酒精中毒、心包炎等。

(3)心电图表现(图 5-1-6):①P 波消失,心房活动规律的锯齿状的扑波称为 F 波,在Ⅰ、Ⅲ、aVF 或 V₁ 导联最明显的扑波之间的等电位线消失。典型房扑的心房率一般为250~300 次/min。②心室率是规则还是不规则的取决于房室传导比例是否恒定。③QRS波群形态正常。若 QRS 波群增宽、形态异常,见于室内差异传导、原有束支传导阻滞或经房室旁路下传。

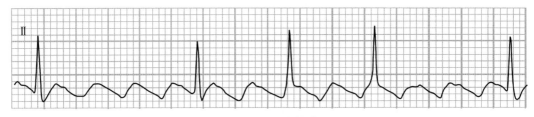

图 5-1-6　心房扑动

(4)风险:可有心悸、心绞痛、血压过低甚至心源性休克等症状。血栓脱落,引起脏器栓塞,如脑梗死、肠系膜动脉栓塞、肾梗死、脾梗死等。

3. 心房颤动

(1)概念:心房颤动(atrial fibrillation,AF)简称房颤,是指丧失心房电活动的规律性和秩序性,代之以急促杂乱的波动,心房电活动出现了混乱的现象。

(2)病因:常见于冠心病、高血压心脏病、风湿性心脏病、甲亢、缩窄性心包炎、心肌病、感染性心内膜炎、慢性肺源性心脏病等。还可见于情绪激动、术后、运动时以及大量饮酒后等情况。

(3)心电图表现(图 5-1-7):①P 波消失,代之以形态与振幅变化不定的、不规则的小基线波动,称为 f 波,频率在 350~600 次/min;②心室率极不规则,一般在 100~160 次/min;③QRS 波群通常形态正常。QRS 波群在室内差异性传导时发生宽大变形。

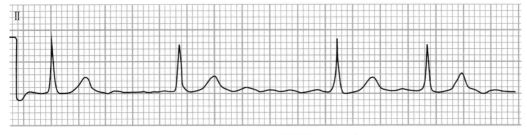

图 5-1-7　心房颤动

（4）风险：轻者出现心悸、胸部不适。较重者出现眩晕、气短等表现。房颤最大的危害是会导致血栓在心房内形成，血栓脱落可随血液至全身各处，阻塞血管，严重者会有生命危险。

（三）交界性心律失常

1. 房室交界性期前收缩

（1）概念：房室交界性期前收缩（junctional premature contraction）简称交界性期前收缩，是房室交界区域提前发生的期前收缩。

（2）病因：可见于正常健康人群，也可见于器质性心脏病患者，如风湿性心脏病、心肌炎、心肌病、冠心病、慢性肺源性心脏病等。

（3）心电图表现（图 5-1-8）：①形态多为正常的提前出现的 QRS 波群；②出现逆行 P′波（Ⅱ、Ⅲ、aVF 导联倒置，aVR 导联直立），可发生在 QRS 波前（P′-R 间期＜0.12 s），也可发生在 QRS 波后（P′-R 间期＜0.20 s），或与 QRS 波群重叠；③多为完全代偿间歇（正常 P-P 间距的 2 倍等于期前收缩前后的两个窦性 P 波间距）。

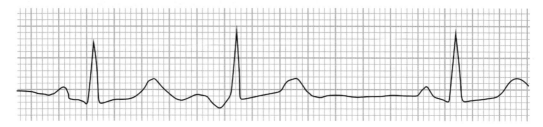

图 5-1-8　交界性期前收缩

（4）风险：轻者心悸、胸部不适。严重者可有胸闷、心前区不适、头昏脑涨、浑身无力等表现。

2. 阵发性室上性心动过速

（1）概念：阵发性室上性心动过速（paroxysmal supraventricular tachycardia，PSVT）简称阵发性室上速，由于阵发性房室交界性心动过速发作时，心率过快，有不易辨识的 P 波（指房性期前收缩或房室交界期前收缩连续出现 3 次以上所构成的异常性心律）。

（2）病因：见于冠心病、风湿性心脏病、心肌病、低氧血症、低钾血症、预激综合征、心力衰竭、慢性阻塞性肺疾病等，过量用药、感染、发热、甲亢、情绪激动、过度疲劳、过嗜烟酒等和洋地黄药物也可诱发阵发性室上速。

（3）心电图表现（图 5-1-9）：①频率一般在 150～250 次/min，节律规则；②QRS 一般形态和时限正常（伴有室内差异性传导或束支传导阻滞时，可为宽 QRS 波群）；③常伴有 ST-T 继发性变化。

（4）风险：轻者惊悸、胸闷。严重者可出现心绞痛、头昏、昏厥等表现，甚至出现心力衰竭、休克等症状。

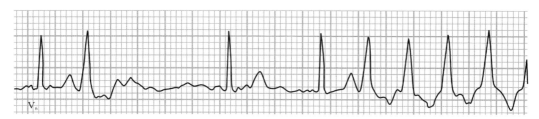

图 5-1-9　阵发性室上性心动过速

(四)室性心律失常

1. 室性期前收缩

(1)概念:室性期前收缩(premature ventricular beat)又称室性早搏,简称室早,是指心搏过早发生,使心肌提前除极,发生在房室束分支以下的部位。

(2)病因:多见于冠心病、高血压、心肌病、风湿性心脏病、二尖瓣脱垂者。心肌在室性期前受到机械、电、化学性刺激而发生收缩,心肌炎、缺血、缺氧、麻醉和手术等也可诱发室早。此外,室早亦可因电解质紊乱(低钾、低镁等),精神不安,吸烟和饮酒、咖啡过多而诱发。

(3)心电图表现(图 5-1-10):①期前出现的 QRS-T 波前没有 P 波或相关的 P 波;②提前出现的 QRS 波群宽畸变,QRS 时间>0.12 s,T 波与主波方向多为反方向;③完全代偿间歇。

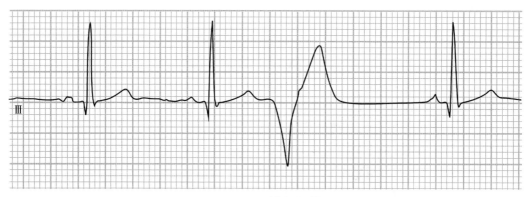

图 5-1-10　室性期前收缩

(4)风险:轻症出现心悸或"停跳"感。严重时可表现为易疲劳、昏厥、心绞痛、血压低、休克等。

2. 室性心动过速

(1)概念:室性心动过速(ventricular tachycardia)简称室速,指连续 3 个或 3 个以上的异位心搏组成的心律,起源于房室束分支以下的特殊传导系统或心室肌。

(2)病因:常见于各种器质性心脏病患者,以冠心病最多见,其次为心肌病、心力衰竭、二尖瓣脱垂、瓣膜病等,也可见于代谢障碍、电解质紊乱、长 Q-T 间期综合征等。心脏无器质性病变者偶可发生室速。

（3）心电图表现：①3个或3个以上室性期前收缩连续出现；②QRS波群形态异常，限时0.12 s以上；ST-T波方向与QRS波群主波相反；③心室率一般为100～250次/min，心律整齐，但也可稍不整齐；④独立心房活动与QRS波群无固定关系，形成房室分离，偶有个别或全部心室激动逆传夺获心房；⑤发作往往始料未及；⑥心室夺获与室性融合波：少数室上性冲动在室速发作时可通过心室向下传递而产生心室夺获，表现为正常的QRS波群提前一次在P波后发生。介于窦性与异位心室搏动之间的室性融合波QRS波群形态，称为部分夺获心室。根据室速发作时QRS波群的形态，分为单形性室速（图5-1-11）和多形性室速。

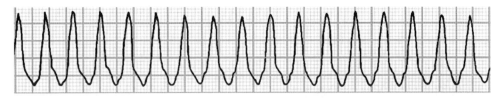

图 5-1-11　单形性室性心动过速

（4）风险：可出现心悸、胸闷、胸痛、气短等症状。严重时可诱发猝死，也可诱发心跳停止。

3. 心室扑动

（1）概念：心室扑动（ventricular flutter）简称室扑，是一种严重的室性异位心律，心室快而微弱的无效收缩，使心输出量明显下降，甚至为零。

（2）病因：常见于心脏缺血性疾病，以及心脏扩张、心力衰竭者。还可见于严重缺氧、缺血、房颤合并极快心室率和电击伤的预激综合征，也可由使用抗心律失常药物引起，尤其是引起Q-T间期延长和尖端扭转的药物。

（3）心电图表现（图5-1-12）：①P-QRS-T波群消失，代之以波幅较大的心室扑动波出现，波幅相对规则，连续快速；②频率为200～250次/min。

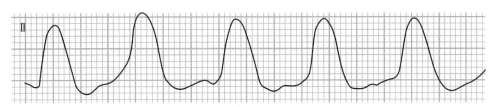

图 5-1-12　心室扑动

（4）风险：以阿-斯综合征为主要特征，面色苍白或青紫，脉搏未触及，血压为零，未闻及心音。如果不及时抢救，呼吸停止，心跳也会随之停止。心室扑动常为心室颤动的前奏。

4. 心室颤动

（1）概念：心室颤动（ventricular fibrillation）简称室颤，是指由于心室内的无序兴奋而使规律有序的兴奋和舒缩功能消失而心脏无法排血的临床危险状态。室扑和室颤是最致命的心律失常。

(2)病因:多见于冠心病,尤以心绞痛不稳定者多见,以及心肌梗死急性发作、心力衰竭、心肌病发作时多见。还可见于严重缺氧、缺血、房颤合并极快心室率和电击伤的预激综合征,也可由使用抗心律失常药物引起,尤其是引起 Q-T 间期延长和尖端扭转的药物。

(3)心电图表现(图 5-1-13):①P-QRS-T 波群消失,代之出现大小不一、极不规则的小室颤波;②频率为 200～500 次/min。

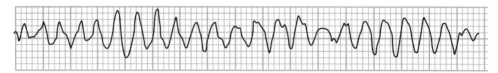

图 5-1-13　心室颤动

(4)风险:详见心室扑动。

(五)房室传导阻滞

(1)概念:房室传导阻滞(atrioventricular block,AVB)是指房室交界区在脱离了生理不应期后,心房冲动传导延迟或不能传到心室。不同层次均可发生:房内结间束传导延迟,可造成 P-R 间期延长;最容易出现阻滞的是房室结的近端,如室束和束支之间的阻滞;阻滞部位越低,越不稳定的低位起搏点越危险。房室传导阻滞按阻滞程度分为房室传导阻滞的一度、二度和三度。

(2)病因:房室传导阻滞多由器质性心脏病引起,也可见于心脏外科手术、电解质紊乱及药物中毒等,少数正常人群可出现迷走神经张力增高等。

(3)心电图表现:

①一度房室传导阻滞心电图表现:每一次心房冲动均可向心室传导,但 P-R 间期在 0.20 s 以上(图 5-1-14)。

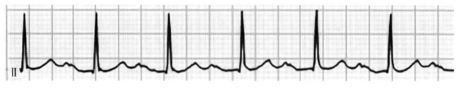

图 5-1-14　一度房室传导阻滞

②二度Ⅰ型房室传导阻滞心电图表现(图 5-1-15):P-R 间期进行性变长,相邻 R-R 间期进行性变短,直到某一 P 波发生阻滞,未见下传心室;R-R 间歇小于正常窦性 P-P 间歇的两倍;多数情况下 QRS 波群形态正常。

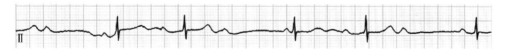

图 5-1-15　二度Ⅰ型房室传导阻滞

③二度Ⅱ型房室传导阻滞心电图表现(图 5-1-16)：①有 P 波部分后无 QRS 波群；②P-R 间隔期不变(正常或递延)；③QRS 波群形态大部分正常。

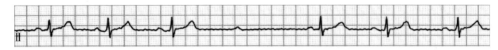

图 5-1-16　二度Ⅱ型房室传导阻滞

④三度房室传导阻滞(完全性房室传导阻滞)心电图表现(图 5-1-17)：①各自独立，互不相干的心房和心室活动；②心房频率比心室频率快；③心室起搏点一般略低于阻断处。如心室率为 40～60 次/min，位于房室束及其近邻，QRS 波群形态正常，心律也稳定；如位于室内传导系统远端，心室率可低于 40 次/min，QRS 波群变宽，心室律常不稳定。

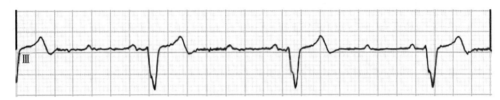

图 5-1-17　三度房室传导阻滞

(4)风险：房室传导阻滞一度、二度Ⅰ型者无症状或出现心悸或出现心搏停顿感。房室传导阻滞二度Ⅱ型、三度患者会出现昏厥、心力衰竭或心绞痛等症状，严重的还会引起猝死。

三、心肌缺血

(1)概念：心肌缺血是冠状动脉供血供氧不足的病理生理状态，是冠状动脉狭窄、痉挛、栓塞所致。

(2)病因：常见于冠状动脉粥样硬化、冠状动脉痉挛、心肌桥等，临床上最常见于冠状动脉粥样硬化。血容量低(如严重贫血)、休克、呕吐、腹泻等情况也可引起。

(3)心电图表现：正常心室的复极过程是从心外膜开始向心内膜方向推进，心肌缺血时，可大致出现以下两种类型的心电图变化，具体根据心室受累程度而定。

①心肌缺血时的 T 波改变：

A. 心肌缺血，心内膜下：缺血的心肌复极更加推迟，以至当最后的心内膜下心肌复极时，原本可以与之抗衡的心外膜心电向量减少或消失，从而使心内膜下的心肌复极异常明显，产生了与 QRS 主波方向相同的高大 T 波(形成尖尖的箭头状顶端，升支与降支呈对称性)(图 5-1-18)。

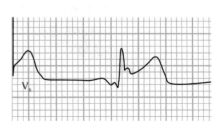

图 5-1-18　心内膜下心肌缺血

B. 心肌缺血，心外膜下(含透壁性心肌缺血)：

心外膜下心肌缺血,可造成心外膜除极时间延长,导致心肌复极顺序发生逆转,即复极的顺序为先心内膜,后心外膜,于是 T 波方向与同导联 QRS 主波方向相反(图 5-1-19)。

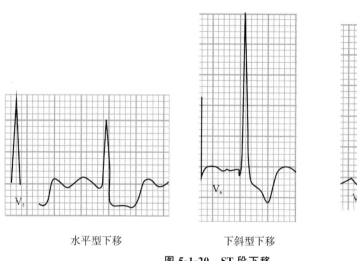

②心肌损伤时的 ST 段移位:

心肌缺血早期可仅出现 T 波变化,若缺血时间延长、程度加重,就会出现心肌损伤,以致心肌细胞的除极速度

图 5-1-19　心外膜下心肌缺血

变慢,尚未结束除极,即已开始复极,从而形成以 ST 段压低或 ST 段抬高两种类型为特征的损伤型 ST 段移位。

A. 心肌损伤在心内膜下:当心内膜下心肌受到损伤时,ST 向量由心外膜指向心内膜,使其位于心脏的位置相应的 ST 段下移出现在外膜的导联上,ST 段下移≥0.05 mV 是具有诊断意义的。根据 R 波顶点垂线与 ST 段夹角的不同,分为 3 种类型 ST 段下移(图 5-1-20):水平型下移,即夹角等于 90°,持续时间>0.08 s;下斜型下移,即夹角大于 90°;上斜型下移,即夹角小于 90°(图 5-1-20)。

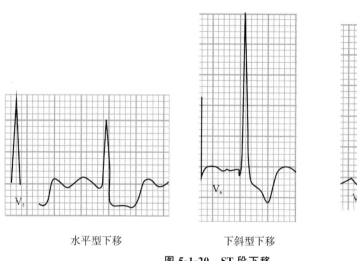

水平型下移　　　　　　下斜型下移　　　　　　上斜型下移

图 5-1-20　ST 段下移

B. 心肌损伤在心外膜下(包括透壁性心肌缺血):ST 向量由心内膜指向心外膜,使 ST 段抬高(图 5-1-21),像心肌梗死一样,使位于心外膜的相应导联发生"损伤电流"变化。

(4)风险:心肌缺血患者因为长期处于缺血、缺氧状态,可使心肌发生变性而导致心脏僵硬、扩大,从而并发缺血性心脏病,晚期可导致心功能不全。

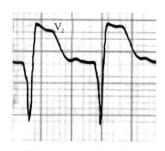

图 5-1-21　ST 段抬高

四、心肌梗死

（1）概念：心肌梗死（myocardial infarction，MI）简称心梗，是指在冠状动脉病变的基础上，相应心肌发生剧烈、持久的急性严重缺血而引起心肌坏死，是一种冠状动脉供血急剧减少或中断的冠心病，是老年人猝死最常见的原因之一。

（2）病因：最常见的病因是冠状动脉粥样硬化，偶见于冠状动脉栓塞、炎症、先天性畸形、痉挛、冠状动脉口梗阻等。表现为冠状动脉粥样硬化，在没有充分建立侧支循环的情况下，造成血管管腔一支或多支狭窄，心肌供血不足。在此基础上，如果冠状动脉供血急剧减少或中断，严重而持续地使心肌急性缺血 20～30 min 时，即可导致急性心肌梗死。

（3）心电图表现：

①基本图形：

冠状动脉急性闭塞后，随着缺血时间延长，心电图上的冠状动脉供血区会出现三种图形变化：缺血、损伤、坏死（图 5-1-22）。

缺血型变化：冠状动脉血流急剧中断后最早出现的是缺血改变的 T 波。如果血液急剧中断最早出现在心内膜下心肌，其变化持续时间很短，临床检查不易发现，属于心梗早期或超急性期，在面对缺血区导联上会出现高而直立的 T 波；如果心外膜下心肌先发生缺血，在缺血区的导联上则出现倒置的 T 波（冠状 T 波）。

损伤型变化：随着心肌缺血时间的进一步延长和缺血程度的进一步加剧，以 ST 段移位为主要表现的损伤型图形会在损伤区导联上出现。如果心内膜下心肌发生损伤，在面对损伤区的导联上会出现 ST 段压低的损伤型图形；如果心外膜下心肌发生损伤，则在面对损伤区导联上会出现 ST 段抬高，并与 T 波融合，形成高于基线的单向曲线的损伤型图形。ST 段移位这种变化在心肌供血好转的情况下依然能够恢复。

坏死型变化：随着心肌损伤进一步加重，导致心肌细胞变性、坏死及心肌细胞修复一系列变化过程。在面对坏死区的导联上会出现病理性 Q 波（Q 波的时间≥0.04 s，振幅≥同导联 R 波的 1/4）或者 QS 波。一般坏死区的心肌直径为 20～30 mm 或厚度＞5 mm 才会出现病理性 Q 波。无病理性 Q 波心肌梗死见于心内膜下心肌梗死患者。

冠状动脉某一分支发生完全闭塞会导致急性心肌细胞坏死。此时做心电图检查能记录到心肌缺血、损伤和坏死一系列心电图图形变化过程。在面对坏死区的导联出现病理性 Q 波或 QS 波；在面对损伤区的导联出现 ST 段抬高；而面对缺血区导联上则出现 T 波倒置。如果上述 3 种心电图图形变化同时存在，则可基本确诊为急性心肌梗死。

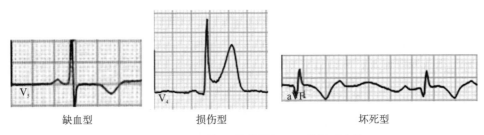

| 缺血型 | 损伤型 | 坏死型 |

图 5-1-22　心肌缺血、损伤及坏死三种图形变化

②心肌梗死的图形演变(图 5-1-23)及分期：

超急性期：起病数小时内,可无异常或出现高大、两肢不对称的 T 波。

急性期：发病数小时后,ST 段明显抬高,呈弓背向上,并与 T 波融合形成单向曲线。2 日内出现病理性 Q 波,3~4 天 Q 波稳定不变,之后 70%~80% 永久存在。

亚急性期：早期 ST 段抬高持续数天至两周左右,逐渐回到基线水平,如无治疗干预,则 T 波平坦或倒置。

慢性期：发病后数周到数月,T 波倒置,两肢对称,波谷尖锐,呈 V 字形。几个月到几年的时间里逐步恢复,或 T 波永久倒置。

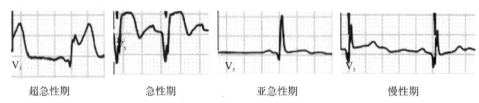

| 超急性期 | 急性期 | 亚急性期 | 慢性期 |

图 5-1-23　典型急性心肌梗死的图形演变过程和阶段

③定位和定范围：可根据急性心肌梗死特征图形改变的导联数(表 5-1-1)来进行 ST 段抬高型心肌梗死定位和定范围。

表 5-1-1　急性心肌梗死的定位

梗死部位	出现梗死图形的导联
前间壁	V_1、V_2、V_3
前壁(局限)	V_3、V_4、V_5
高侧壁	I、aVL
下壁	II、III、aVF
正后壁	V_7、V_8、V_9
前侧壁	V_5、V_6、I、aVL
下侧壁	II、III、aVF、I、aVL
广泛前壁	V_1、V_2、V_3、V_4、V_5

(4)风险：心肌梗死会出现心律失常、心衰、休克、栓塞,严重的还会引起猝死。

❋ 综合测试题

1. 风湿性心脏病发生心律失常最常见的类型是(　　)

A.窦性心动过缓　　　B.窦性心动过速　　　C.室早　　　　　　　D.房颤

E.传导阻滞

2. 下列哪种心律失常听诊可闻大炮声(　　)

A.房扑　　　　　　　B.室早　　　　　　　C.房颤　　　　　　　D.三度房室传导阻滞

E.一度房室传导阻滞

3. 男性,25岁,反复发作心悸10年,发作时心率150次/min,常在屏息后突然心悸减轻,最可能的诊断为（　　）

A.阵发性室上性心动过速　　　　　　　B.窦性心动过速

C.室性心动过速　　　D.心房扑动　　　E.心房颤动

4. 下列哪种治疗方法不宜用于阵发性室上速治疗（　　）

A.按压颈动脉窦　　　B.注射维拉帕米　　　C.电复律　　　　　D.静滴硝普钠

E.射频消融术

5. 下列哪个是电复律的指征（　　）

A.房扑　　　　　　　　　　　　　B.预激综合征伴房颤

C.多发室早　　　D.室扑　　　E.室颤

（6～8题共用题干）

男性,50岁,反复晕厥3次,持续数秒,平素脉搏多为40次/min。

6. 发生晕厥最可能的原因是（　　）

A.病态窦房结综合征　　　　　　B.多发室早

C.房性期前收缩　　　　　　　　D.房扑2：1传导

E.心室颤动

7. 最需要进行的检查是（　　）

A.脑彩超　　　　B.胸部X线检查　　　C.食道调搏　　　　D.心电图

E.阿托品试验

8. 最可能需要采取的治疗方法是（　　）

A.口服地高辛　　　　　　　　B.口服阿托品

C.安装人工心脏起搏器　　　　D.静点异丙肾上腺素

E.静点硝酸甘油

（9、10题共用题干）

一位患者多次大量饮酒后突发心悸,几小时后自行缓解,本次酒后再次发病已24h。查体:脉搏110次/min,心率125次/min、无规律的节律、第一心音强弱不等。

9. 该心律失常是（　　）

A.室颤　　　　B.房颤　　　　C.房扑　　　　D.三度房室传导阻滞

E.多发房早

10. 纠正心律失常或心室率减缓,哪种药不能用（　　）

A.胺碘酮　　　B.维拉帕米　　　C.阿托品　　　D.西地兰

E.普萘洛尔

11. 关于心绞痛的成因,下列正确的是（　　）

A.冠状动脉粥样硬化　　　　　　B.梅毒性主动脉炎

C.主动脉瓣狭窄　　　　　　　　D.风湿性冠状动脉炎

E.上述均正确

12. 冠心病心绞痛和心肌梗死疼痛的鉴别要点是（　　）

A.疼痛部位不同　　　　　　　　　　B.疼痛性质不同

C.疼痛持续的时间和强度　　　　　　D.疼痛时伴有大量的汗液

E.没有明显不同

13. 下列哪项与心绞痛典型表现相符合（　　）

A.心前区压迫性疼痛,含硝酸甘油 5 min 后消失

B.劳累后心尖部刺痛

C.胸骨后灼烧样疼痛

D.沿肋间神经处压痛

E.以上都是

14. 变异型心绞痛首选哪种药物（　　）

A.β 受体阻滞剂　　　B.钙通道拮抗剂　　　C.硝酸酯类　　　　D.潘生丁

E.阿司匹林

15. 关于变异型心绞痛,下列说法正确的是（　　）

A.休息或熟睡时出现　　　　　　　　B.发作时心电图 ST 段升高与导联有关

C.由冠状动脉痉挛引起　　　　　　　D.使用钙通道阻滞剂可有效缓解

E.上述均正确

16. 心肌梗死的主要病因是（　　）

A.冠状动脉栓塞　　B.冠状动脉炎　　C.先天性畸形　　　D.冠状动脉粥样硬化

E.冠状动脉痉挛

17. 心电图定位诊断前间壁心肌梗死（　　）

A.$V_1 \sim V_3$ 导联　　　B.Ⅱ、Ⅲ、aVF 导联　　C.Ⅰ、aVL 导联　　　D.$V_3 \sim V_5$

E.$V_7 \sim V_8$ 导联

18. 心肌梗死时 ST-T 段改变（　　）

A.向上抬高呈弓背　　　　　　　　　B.向下抬高呈弓背

C.向下抬高呈鱼钩状　　　　　　　　D.一过性抬高

E.以上都不是

19. 心肌梗死患者如有室颤,应马上进行（　　）

A.直流电同步除颤　　　　　　　　　B.直流电非同步除颤

C.人工呼吸　　　　　　　　　　　　D.心外按压

E.利多卡因心内注射

20. 下列指标除（　　）外,均提示血管在溶栓后恢复畅通

A.心电图抬高 ST 段 2 h 回降≥50%　　B.胸痛 2 h 内基本消失

C.血沉增快　　　　　　　　　　　　D.心律失常 24 h 再灌注

E.血清肌酸激酶同工酶(CK-MB)高峰提前出现

(21、22 题共用题干)

男,72 岁,因突发胸痛入院治疗 1 h。心电图显示:心率 90 次/min,ST 段 $V_1 \sim V_3$ 弓

背向上抬高,频繁室早。

21. 患者诊断为(　　)

A.亚急性心肌梗死　　　　　　　　B.变异型心绞痛

C.急性前间壁心肌梗死　　　　　　D.急性前壁心肌梗死

E、急性下壁心肌梗死

22. 下列哪种药物是治疗期前收缩的首选药物(　　)

A.地西泮肌注　　　B.硝酸甘油静点　　　C.利多卡因静注　　　D.口服盐酸美西律

E.阿托品静注

✳ **参考答案**

1.D　2.D　3.A　4.D　5.B　6.A　7.E　8.C　9.B　10.C　11.E　12.C　13.A　14.B　15.E　16.D　17.A　18.A　19.B　20.C　21.C　22.C

参考文献

[1]黄宛.临床心电图学[M].5版.北京:人民卫生出版社,2005.

[2]葛均波.内科学[M].9版.北京:人民卫生出版社,2020.

(董学峰编,徐亮审定)

- + - + - + - + - + - + - + - + - + - + - + - + - +

第二节　血流动力学评定

- + - + - + - + - + - + - + - + - + - + - + - + - +

【重点难点】

　　(1)重点:掌握血流动力学各项监测指标的正常值及变化意义。

　　(2)难点:掌握血流动力学各项监测指标变化时的康复注意事项。

一、概述

　　血流动力学(hemodynamics)主要通过对作用力、流量和容积三个方面的分析,观察并研究人体的血液及其组成成分在机体循环系统中运动的物理学规律及其特点。血流动力学监测(hemodynamic monitoring)是根据血流动力学规律,结合生理和病理生理学的内容,对血液及其组成成分在循环系统中的运动规律进行动态的、连续的、定量的测量和分析。临床上通过血流动力学监测来了解机体的生理或病理生理改变,从而进一步明确病情的发生、发展、转归过程,并反馈性地指导临床治疗。

(一)血流动力学的发展历史

血流动力学监测应用历史可以追溯到很早,血压是最早发现的血流动力学指标,可以说对血流动力学的研究就是从通过血压了解循环系统的功能变化开始的,并根据血流动力学对病情的变化进行动态评定和指导疾病诊疗。随着科学技术和生命科学的进步以及危重患者病情的评定需求,血流动力学的监测手段逐渐增多,技术也日趋完善。1733 年英国的斯蒂芬·黑尔斯(Stephen Hales)撰写的 *Haemostaticks*,是继哈维(Harvey)之后,在计算心输出量方面迈出的真正一步,而黑尔斯也被誉为"血流动力学之父"。1929 年德国沃纳·福斯曼(Werner Forssmann)在尸体上成功置入中心静脉导管后,对着镜子把静脉导管从自己左前臂的静脉插入右心房,测得了右心房压力,随之右心导管的技术也逐步发展。1953 年,瑞典医师塞丁格(Sven-Ivar Seldinger)发明的"经皮静脉穿刺技术"催生了介入放射学、麻醉学和重症医学等多学科的重大创新。1967 至 1790 年,杰里米·斯旺(Jeremy Swan)和威廉·甘茨(William Ganz)发明的肺动脉漂浮导管使得血流动力学指标更加系统,对治疗具有更大的反馈性指导作用,具有标志性意义。近年来,随着对血流动力学的认知更进一步加深,血流动力学监测正在向微创性、无创性发展,如被动抬腿试验、床旁心脏超声等。

(二)血流动力学监测的意义

血流动力学监测的目的和意义在于通过对血流动力学的连续监测,及时发现异常环节,及时、动态调整治疗策略,保持血流动力学稳定,保证组织器官的有效灌注,从而实现个体化、精准化治疗的目的和意义。随着对血流动力学研究的不断深入,临床发现每一项血流动力学指标都具有一定的优越性和局限性,仅凭一项或两项指标就进行疾病判断具有很大的武断性,容易出现误差,常与临床不相符。故现代医学需要越来越多的参数来综合判断、精确反映病情的变化。同时需要强调的是,血流动力学监测是一项监测技术,并不是治疗方法,患者从血流动力学监测中获益是因为监测的结果指导、校准了治疗方案,血流动力学监测的直接获益者是临床医生。临床医生只有充分掌握血流动力学监测的方法、指标及参数意义,在应用先进仪器设备获得血流动力学参数的基础上,结合更多的临床观察及实践,才能做出正确的判断,指导进一步的血流动力学治疗。

二、血流动力学主要监测指标

(一)心率/心律

1. 心率/心律的临床意义

(1)心率(heart rate,HR):指安静休息状态下每分钟心跳的次数,成人为 60~100 次/min。心脏疾病及其他全身性疾病与心率的变化密切相关。另外可影响心率的因素 很多,如性别、年龄、运动、体力劳动等。通常年龄越小心率越快,婴幼儿比成人快,老年人 比年轻人慢,而男性稍慢于同龄女性。心率持续过快/过缓(≥100 次/min 或<40 次/ min)多见于心脏病及其他器质性疾病患者,应及早进行详细检查,及时进行处理。

①心动过缓:指成人安静休息时的心率低于 60 次/min(通常在 45~60 次/min),可 见于睡眠中、运动员和长期从事重体力劳动的健康人。病理状态下常见于迷走神经兴奋 性增高(如脑出血、脑梗死、脑肿瘤、脑膜炎等引起的颅内压升高)、代谢降低(如甲减、低体 温、脑垂体功能低下等)、应用相关药物(利舍平、降压灵、胍乙啶等降血压药物,以及 β 受 体阻滞剂、洋地黄类药物、奎尼丁、苯妥英钠、镇静药及麻醉药物等),以及电解质紊乱等。 若心率低于 40 次/min,可伴心输出量不足的症状,如乏力、心悸、胸闷、黑矇甚至晕厥,需 警惕发生心搏骤停的可能。

②心动过速:指成人安静休息时的心率大于 100 次/min,正常情况可见于运动、情绪 激动、吸烟、饮酒、喝浓茶或咖啡后。病理状态常见于疼痛、感染、休克、缺氧、呼吸困难、贫 血、甲亢、心律失常(如心房颤动、阵发性室上性心动过速等)、心力衰竭、癔症等。医源性 因素常见于各种有创操作时,以及应用肾上腺素、阿托品、麻黄素等药物后。心动过速可 出现心悸、自觉停跳感,可伴胸闷、气短等不适,并可使器质性心脏病患者出现心绞痛、心 肌梗死、心功能不全等症状。若心率持续过快(≥180 次/min)可出现血流动力学紊乱而 引起血压下降,伴头晕、黑矇、晕厥等。

(2)心律(cardiac rhythm):指心跳的节奏。正常心跳是由窦房结发出信号,沿房间 束、房室结、左右束支、心脏浦肯野纤维传导,刺激心脏跳动,这种来自窦房结信号激动引 起的心跳,规律而整齐,频率为 60~100 次/min,称为窦性心律。当心脏疾病或心脏神 经、体液调节功能出现异常,导致心跳信号的起源部位、心跳节律以及冲动传导顺序中的 任一项发生异常时,就可能出现心律失常。心律失常的临床表现主要由心律失常的类型、 基础心功能情况及对血流动力学的影响程度等因素决定。轻度窦性心动过缓、窦性心律 不齐、偶发房性/室性期前收缩、一度房室传导阻滞等对血流动力学影响很小,可无明显症 状;可引起血流动力学紊乱的心律失常如快速型心房颤动、阵发性室上性心动过速、尖端 扭转型室性心动过速、持续性室性心动过速、病态窦房结综合征等,可使患者出现心悸、胸 闷、出汗、休克,严重者可出现晕厥、阿-斯综合征,甚至心源性猝死。

①心脏激动起源异常:当窦房结发出的激动信号频率、节律出现异常时,可形成各种 窦性心律失常(如窦性心动过速/过缓、窦性心律不齐、窦房传导阻滞、窦性停搏);当心脏

的激动信号起源于窦房结以外的起搏点,则形成异位心律(如房性/室性期前收缩、心房扑动、心房颤动、心室扑动、心室颤动、逸搏、逸搏心律等)。

②心脏激动传导异常:心脏激动信号的传导顺序或传导时间发生异常表现为不同程度的心脏传导阻滞,如窦房传导阻滞、房室传导阻滞、心室内传导阻滞(左、右束支及左束支分支传导阻滞)。

2. 心率/心律的评定

康复师在进行任何一项康复训练的全程中均需对患者进行心率/心律的监测,同时根据其变化随时调整康复训练的强度、方式和时间,一旦出现明显异常,就需及时停止康复训练。

(1)心率评定:心率的评定主要有人工测量脉率/心率、简易脉搏测量仪监测、心电图监测、心电监护仪监测、脉搏指示连续心输出量监测(PiCCO)、心脏超声等。

①心动过缓:心动过缓通常不是康复训练的禁忌证,因为在进行康复训练后可能出现心率增快,心动过缓情况下可先采用低强度、不改变体位的康复训练,如手指功能训练、下肢主动/被动训练,并在康复训练全程监测心率、心律及血压等情况。若患者经过康复训练后心率无明显下降或者出现心率增快,则可继续进行康复训练并逐渐增加训练强度及时间,并且可增加有体位改变的训练,如床旁站立、步行等。但若患者在运动时出现明显的心率下降,并伴有心脑血管的缺血症状如低血压、头晕、胸闷、胸痛等症状时,需及时暂停康复训练,并将患者置于平卧位,严密观察患者情况,必要时请医生评定是否需要药物治疗。

②心动过速:心动过速并伴有血流动力学不稳定是康复训练的禁忌,因为康复训练可能增加心肺负担而导致心率进一步增快,一般把心率大于 150 次/min 视为康复禁忌。在 130 次/min 以下的心率范围内可以进行小量的康复训练。若患者出现心动过速,可先尝试采用下列方式处理:用力咳嗽;深吸气后憋住,然后用力做吐气动作;用手指或棉签刺激咽喉部诱发恶心、呕吐;嘱患者闭眼向下看,用手指压迫眼球上部,先压右眼,同时监测脉搏心率,一旦心动过速停止,立即停止眼球压迫,切勿用力过猛,每次 10 分钟,压迫一侧无效再换对侧,切忌两侧同时压迫,青光眼、高度近视者禁用。若经过上述处理后患者心率没有下降,禁止重复,请医生评定,必要时药物处理。若心率经处理后下降,可先进行低强度康复训练,严密观察心率情况,若康复训练时心率再次增快,且伴有血流动力学不稳定的情况,则需立即停止康复训练。

(2)心律评定:心律的评定主要有人工监测心律(脉搏节律监测)、心电图、心电监护仪监测、PiCCO、心脏超声等。对于既往或目前合并有可能导致血流动力学紊乱的严重心律失常的患者,在进行康复训练前需完善一次心电图监测,同时结合血流动力学情况评定是否进行康复训练,并且在康复过程中全程心电监护。

①血流动力学稳定的心律失常:临床上常见有窦性心动过缓、窦性心律不齐、偶发房早/室早、一度房室传导阻滞、二度Ⅰ型房室传导阻滞等,这部分心律失常患者进行一般的康复训练诱发病情突然变化的概率相对较小,可在严密监护下进行康复训练。

②血流动力学不稳定的心律失常:临床上常见有快速型心房颤动、阵发性室上性心动

过速、持续性室性心动过速、尖端扭转型心动过速、室速、室颤、二度Ⅱ型房室传导阻滞、三度房室传导阻滞、室性逸搏心律等,常引起血流动力学紊乱甚至危及生命,这部分心律失常患者禁忌进行康复训练,需要严格卧床、紧急处理直至复律、血流动力学稳定。

(二)血压

1. 血压的临床意义

血压(blood pressure,BP)是推动血液在血管内流动的动力,可以反映心输出量和外周血管阻力。血压是人体最简单、最基本、最易获得的血流动力学指标之一,是重要的生命体征。血压水平与年龄、性别、运动、精神状态、饮食、环境、体位等因素有关。准确、及时和动态的血压监测,对了解病情、指导循环支持、保障危重患者安全、减少相关并发症具有重要的意义。

(1)血压组成及意义:

①收缩压(systolic blood pressure,SBP):系心脏收缩时,从左心室射出的血液对血管壁产生的侧向压力,主要反映心肌收缩力和心排血量,正常范围90~139 mmHg。

②舒张压(diastolic blood pressure,DBP):系心脏舒张期末,血液停止射入动脉,此时血液对血管壁产生的压力,主要与血管壁的弹力和张力有关,正常范围60~89 mmHg。

③平均动脉压(mean arterial pressure,MAP):系一个心动周期中血压的平均值,MAP=DBP+1/3(SBP-DBP)。

④脉压差(pulse pressure difference):收缩压与舒张压的差值(SBP-DBP),正常值30~40 mmHg,反映心脏每搏输出量和血容量状态。

(2)高血压(hypertension):是指以体循环动脉血压增高为主要特征[SBP≥140 mmHg和(或)DBP≥90 mmHg],可伴有心、脑、肾等器官的功能或器质性损害的临床综合征。血压水平分类及高血压分级详见表5-2-1。

表5-2-1 血压水平分类和定义

分类	SBP/mmHg	DBP/mmHg
正常血压	<120 和	<80
正常高值	120~139 和(或)	80~89
高血压	≥140 和(或)	≥90
1级高血压	140~159 和(或)	90~99
2级高血压	160~179 和(或)	100~109
3级高血压	≥180 和(或)	≥110
单纯收缩期高血压	≥140 和	<90

临床上高血压根据病因可分为原发性高血压(病因尚未明确,约占所有高血压患者的90%以上)和继发性高血压(病因明确,故又称症状性高血压),其临床症状因人而异,症状与高血压病因、血压水平、病程长短、并发症相关。早期或1级高血压者可无症状,甚至有

些高血压患者直至出现脑卒中、主动脉夹层等相关并发症后才被发现患有高血压。常见的临床症状有易疲劳、头部胀痛、头晕、颈项板紧、心悸等不典型症状，常在劳累、紧张或情绪紧张时加重。若血压在短时间内快速升高到一定程度时，甚至会出现剧烈头痛、头晕、呕吐、胸闷、胸痛、心悸等症状，严重时会发生意识障碍、肢体活动障碍、抽搐，此时需警惕心脑血管意外发生可能，需行头颅、心脏大血管检查甚至血管造影等进一步明确。需要注意的是，血压在清晨活动后可迅速升高，为心脑血管事件高发时间段，高血压患者如果要进行康复训练，尽量不选择清晨时间，以免影响血压水平。

（3）低血压（hypotension）：是指体循环动脉压力低于正常成年人低限的状态。目前关于低血压的临床诊断尚无统一的标准，一般将成年人上肢动脉血压低于 90/60 mmHg 认定为低血压。

①生理性低血压：在健康人群中，有部分人的上肢动脉血压已达到低血压标准（排除测量误差），但无任何自觉症状，人体各系统器官无缺血、缺氧等低灌注表现，无器官功能不良表现，也不影响生活质量及寿命，又称体质性低血压。

②病理性低血压：临床上最常见的病理性低血压为休克，分为分布性休克、低血容量性休克、心源性休克、梗阻性休克四种类型。由于上述各种原因导致血压水平明显下降，组织器官有效灌注不足，使脑、心、肾等重要脏器缺血、器官功能障碍，从而使患者出现头晕、黑矇、肢体乏力、出冷汗、心悸、少尿、肢体浮肿等症状，严重者可晕厥甚至危及生命。

2. 血压的评定

目前临床上主要有无创测压法和有创测压法来监测血压。无创测压法，即袖带加压法，系使用袖带血压计来测量血压的一种方法，目前也有简易的腕带血压计，但相对准确性较差。重症医学科中使用最为广泛是自动测压法，操作简便、可重复性好，能够自动检测袖带充气量的大小并自动调节充气量，根据病情需要设置测量时间，可节省护理工作量。有创测压法系将连接有压力换能器的导管置入动脉内，再将压力换能器连接至心电监护仪上，可直接测量动脉血压，实时显示 HR、SBP、DBP 和 MAP，并可根据动脉波形初步判断心脏功能，与无创测压法相比更为直接、准确，对危重患者的血压监测更为适宜。在患者进行康复训练过程中需要密切监测其血压变化，特别警惕低血压的发生。若患者留置有创血压监测，在康复训练中同时需要注意动脉导管的保护。

（1）高血压：临界性高血压、1～2 级高血压以及部分病情稳定的 3 级高血压是康复训练的适应证，适当的康复训练有助于血压的平稳控制、减少降压药物剂量和减轻靶器官损害，改善生活质量。康复训练对于有高血压危险因素的患者来说，也有助于高血压的预防。大部分高血压患者经过加强降压治疗后，血压相对稳定后可进行康复训练。而加强控制后血压仍不稳定者不可进行康复训练，包括高血压危象、控制不稳定的 3 级高血压、高血压合并其他严重并发症（如主动脉夹层、脑卒中、严重心律失常、心功能不全加重、不稳定型心绞痛、心肌梗死等），运动中血压≥220/110 mmHg。

（2）低血压：对于生理性低血压患者，康复训练不是禁忌证，但进行康复训练前需详细询问患者的日常血压、有无低血压临床症状，遵循循序渐进原则，不要采用高强度康复训练，防止过度疲劳诱发血压下降。老年人、体质虚弱患者需注意体位变化的快慢，防止出现直立性低血压,同时避免运动前饱食,防止胃肠道血运增多使得回心血量减少,增加血压下降的风险。对于休克患者,若血流动力学不稳定,需要大剂量的升压药维持,此时抢救患者生命当属第一要务,须将患者置于"休克体位"(即患者下肢抬高 $20°\sim30°$,头部和躯干抬高 $10°\sim20°$,使得回心血量增加)。当患者病情改善、血流动力学逐渐稳定后(小剂量升压药维持下血压相对稳定),尽早进行康复训练,遵循运动强度由小到大、运动时间由少到多的原则,体位由平卧位→斜坡卧位→床边坐位→床旁站立→床边运动,康复训练过程中建议尽量留置有创血压监测,全程监测血压、心率、心律情况,必要时需及时停止康复训练。

(三)中心静脉压

1. 中心静脉压的临床意义

中心静脉压(central venous pressure,CVP)是上、下腔静脉汇入右心房处的压力,临床上主要经上、下腔静脉或右心房内置管测得,CVP 可反映右心前负荷,是临床观察血流动力学的主要指标之一,对了解有效循环血容量和心功能有重要意义,临床上可作为能否补液以及指导补液量和补液速度的指标之一,动态监测指导意义更大。CVP 的高低取决于心脏的回心血量、射血能力、瓣膜功能、心脏后负荷之间的相互关系。各种原因导致有效血容量不足、静脉回心血量减少,则 CVP 降低;若心脏具有较强的射血能力,能将回心的血液快速排至主动脉内,则 CVP 降低;若心脏射血能力下降或液体补充过多、三尖瓣狭窄/返流、肺动脉高压等,则 CVP 增高。成人正常 CVP 范围在 $5\sim12$ cmH$_2$O,波动较大。CVP 的影响因素很多,正压通气、咳嗽、心包积液、心包缩窄、气胸、情绪紧张、烦躁不安等均可能引起 CVP 明显升高。临床上通过连续测定 CVP,观察其变化趋势以指导临床的液体复苏。

(1)CVP 降低:CVP<5 cmH$_2$O,常见原因为低血容量、脱水、周围血管张力下降等,过强的自主呼吸也可能导致 CVP 降低。

(2)CVP 升高:CVP$\geqslant15$ cmH$_2$O,常提示心功能不全(舒张/收缩功能不全)、缩窄性心包炎、液体过负荷或肺动脉高压;也可见于胸腔内压升高(如大量胸腔积液、血胸、张力性气胸)和腹腔内压升高(如腹腔间室综合征)。CVP$\geqslant20$ cmH$_2$O 常提示充血性心力衰竭,需紧急处理。

2. 中心静脉压的评定

目前在临床上多采用经皮穿刺技术将深静脉导管置入中心静脉内测量 CVP。最常采用颈内或锁骨下静脉穿刺置管,情况特殊者也可进行股静脉穿刺置管或经外周静脉穿刺中心静脉置管,但需要将导管尖端置入上/下腔静脉-右心房交界处,经胸部 X 线检查/心脏彩超确认在位并且导管通畅方可测量,否则测量结果准确性低。

(1)CVP 降低:CVP 系压力指标,并非容量指标,并且由于其局限性,CVP 无法准确预测容量及容量反应性,需结合心率、血压、直腿抬高试验、心脏超声等其他血流动力学指标来解读。例如:若 CVP 降低、血压正常,提示患者血流动力学相对稳定、心功能正常,不需要进行快速、大量补液,此时可进行相对低强度的康复训练。但康复训练过程中,需要注意血压、心率/心律及 CVP 变化,因为 CVP 偏低出现的"血压正常",可能是容量不足早期血管收缩出现的血压"伪正常",随着康复训练的进行,机体耗氧量增大,氧供需平衡被打破,可能出现血流动力学紊乱,甚至危及生命。若 CVP 降低、血压下降,则提示液体容量不足、休克,此为康复训练禁忌,需立即平卧,采取休克体位,并请医生评定,进行液体复苏或使用血管活性药物,待 CVP 上升、血压稳定后,方可进行康复训练。

(2)CVP 升高:临床上 CVP 升高最常见的病因为充血性心力衰竭及肺动脉高压,此时虽然患者心脏负荷很大、日常活动受限明显,但并非康复训练的禁忌证。慢性 CVP 升高常见于慢性充血性心力衰竭、慢性肺动脉高压、肺源性心脏病、心包缩窄等,合理的康复训练可以提高心脏耐受能力,降低安静和亚极量运动时的心率,改善运动肌肉的血流量,提高肌肉运动耐力,改善活动能力,提高生活质量,延长生存期。但此类患者心肺代偿功能差,务必采用低强度、短时间康复训练,且负荷增加应该遵循小量、缓慢原则,过快、过强地增加训练负荷,可明显增加心肺负担、降低患者对康复训练的耐受性,增加心脏性猝死的风险,康复训练强度见表 5-2-2。急性 CVP 升高常见于急性心肌梗死后充血性心力衰竭、慢性心功能不全急性加重、急性肺动脉栓塞、重症肺炎、张力性气胸等,此时应列入康复训练的禁忌范畴。

表 5-2-2　心功能水平与康复训练强度

心功能分级(NYHA 分级)	康复强度
Ⅰ 级	最大活动水平:持续活动能量消耗 5.0 kcal、间歇活动能量消耗 6.6 kcal,最大代谢当量为 6.5METs,主观劳累计分在 13～15 分,活动强度可以较大
Ⅱ 级	最大活动水平:持续活动能量消耗为 2.5 kcal,间歇活动能量消耗为 4.0 kcal,最大代谢当量为 4.5METs,主观劳累计分为 9～11 分,活动强度应明显较小,活动时间不宜过长,活动时心率增加一般不宜超过 20 次/min
Ⅲ 级	最大活动水平:持续活动能量消耗为 2.0 kcal,间歇活动能量消耗为 2.7 kcal,最大代谢当量为 3.0METs,主观劳累计分为 7 分,以腹式呼吸、放松训练为宜,可做不抗阻的简单四肢活动,活动时间一般为数分钟。活动时心率增加不超过 10～15 次/min,每次运动时间可达到 30 min
Ⅳ 级	最大活动水平:持续活动能量消耗为 1.5 kcal,间歇活动能量消耗为 2.0 kcal,最大代谢当量为 1.5METs。只做腹式呼吸和放松训练等不增加心脏负荷的活动。可做四肢被动活动。活动时心率和血压应无明显增加,甚至有所下降。世界卫生组织提出可以进行缓慢的步行,每次 10～15 min,每日 1～2 次,但必须无症状

(四)脉搏指示连续心输出量监测

1. 脉搏指示连续心输出量参数的临床意义

脉搏指示连续心输出量监测(pulse indicator continuous cardiac output,PiCCO)是近

年来新出现的一种微创性血流动力学监测技术,创伤较肺动脉漂浮导管小,只需留置1条中心静脉导管(多为颈内或锁骨下静脉)和1条动脉导管(多为股动脉),操作简易,结果解读不难,目前广泛应用于ICU等多个临床科室,取得了很好的指导作用。PiCCO使用单指示剂(冰水),采用经肺热稀释技术测量单次的心输出量(cardiac output,CO),结合脉搏轮廓分析技术获得脉搏连续心输出量(pulse continuous cardiac output,PCCO),同时通过公式计算推测出血管外肺水指数(extravascular lung water index,EVLWI)等其他参数,从而相对全面地反映血流动力学状态及心脏功能。

(1)心脏功能评价:PiCCO不仅可以测量单次CO,还可根据PCCO持续监测心脏功能,并且通过全心射血分数(global ejection fraction,GEF)、压力最大上升速率(dp_{max})和心功能指数(cardiac function index,CFI)来判断心脏收缩功能,全方面判断CO变化的原因并进行针对性处理,如扩容、血管活性药物应用等。

(2)容量评价:PiCCO监测指标中,胸腔内血容量指数(intrathoracic blood volume index,ITBVI)、全心舒张末期容积指数(global end-diastolic volume index,GEDVI)、每搏输出量指数(stroke volume index,SVI)、每搏输出量变异度(stroke volume variation,SVV)以及脉压变异度(pulse pressure variation,PPV)可以反映机体的容量状态,并且大量研究证明,其可靠性优于CVP等指标,可以指导临床液体复苏/去复苏优化治疗。

(3)肺水肿评价:临床中肺水肿可通过心肺听诊、胸部X线检查、胸部超声、肺动脉漂浮导管来进行评价,但胸部X线检查及胸部超声检查相对滞后,而CVP也无法真实反映肺水肿的变化情况,且上述检查均为定性分析,无法定量进行评定。EVLWI是能在床边反映肺水肿动态变化的重要指标,同时结合肺血管通透性指数(pulmonary vascular permeability index,PVPI)可以判断肺水肿的原因。静水压升高性肺水肿(如急性左心衰竭、容量高负荷)时,EVLWI和GEDVI、ITBVI均明显增加,但PVPI不增加;而通透性增高性肺水肿(如ARDS、重症肺炎、急性胰腺炎)时,EVLWI和PVPI明显升高,而GEDVI、ITBVI可能无明显增加。通过EVLWI的变化还可判断肺水肿情况,指导机械通气患者的脱机。

2. PiCCO参数的评定

需要使用PiCCO监测的患者多为危重症患者,生命体征不稳定,并且PiCCO参数众多、解读难度大(表5-2-3),故若要全面掌握患者的血流动力学状态需要更加深厚的血流动力学造诣。康复师在拟对PiCCO监测患者进行康复训练前,需要邀请主管医生共同进行评定、制订康复方案。康复师需要掌握PiCCO参数的正常值范围、临床意义、出现变化的意义,了解PiCCO容量管理决策树,并能识别危及生命的危险数值,以便能及时停止康复训练、进行紧急处理。在康复训练前进行一次PiCCO参数测定,各项数值相对稳定,经医生、康复师共同评定后,方可对患者进行康复训练。需要注意的是,使用PiCCO监测患者系危重症患者,身上管路多,在康复训练过程中需要兼顾管路安全、妥善固定。康复训练同样需要遵循循序渐进的原则,运动量由少到多,负荷增加由慢到快。在康复训练过程中,康复师需要严密观察PiCCO中各项参数,特别是脉搏轮廓分析法持续监测指标中的PCCO、动脉收缩压(arterial systolic pressure,SAP)、动脉舒张压(arterial diastolic pressure，DAP)、MAP、HR 等参数，一旦数值出现剧烈变化且患者出现相应的临床症状，应立即停止康复训练，并请医生进行应急处理。

表 5-2-3 PiCCO 常用参数及正常值范围

指标	参数	缩写	正常值
热稀释法测量指标	心排血指数	CI	3.5～5.0 L/(min·m²)
	胸腔内血容量指数	ITBVI	850～1000 mL/m²
	全心舒张末期容积指数	GEDVI	680～800 mL/m²
	全心射血分数	GEF	25%～35%
	血管外肺水指数	EVLWI	3.0～7.0 mL/kg
	肺血管通透性指数	PVPI	1.0～3.0
脉搏轮廓法持续监测指标	脉搏指示心脏指数	PCCI	3.5～5.0 L/(min·m²)
	每搏输出量指数	SVI	40～60 mL/m²
	每搏输出量变异度	SVV	≤10%
	脉压变异度	PPV	≤10%
	动脉收缩压	SAP	90～130 mmHg
	动脉舒张压	DAP	60～90 mmHg
	平均动脉压	MAP	70～90 mmHg
	压力最大上升速率	dp_{max}	1200～2000 mmHg/s
	心功能指数	CFI	4.5～6.5 L/min
	外周血管阻力指数	SVRI	1700～2400 dyn·s·cm⁻⁵·m²

(五)床旁心脏超声

1. 床旁心脏超声检查意义及基本切面

床旁心脏超声是目前临床上使用的血流动力学监测手段中唯一能从解剖和功能两方面提供循环系统相关信息的工具，对于危重患者疾病的诊断、病情严重程度的评定及指导治疗具有重要的意义。床旁心脏超声具有快速、无创、便捷、可重复性等特点，可以从舒张功能到收缩功能、从左心到右心、从整体到局部，全方位地对心脏和血流动力学进行评定，因在 ICU 中使用较多，故又称为重症心脏超声，是重症患者疾病诊断、病情评定、监测反馈较为理想的血流动力学监测工具。对于每一位入住重症医学科特别是伴有血流动力学紊乱、呼吸困难的危重患者来说，常规入院后的床旁心脏超声检查是必需的，并且需要根据疾病的动态发展进行复查。对于康复师来说，掌握床旁心脏超声的基本操作及图像初步解读，对于指导康复训练处方的制定与执行具有重要的意义。

床旁心脏超声检查多采用经胸超声心动图(transthoracic echocardiography,TTE),主要的超声技术包括 B 超、M 超和多普勒超声心动图,各项技术显示和评定的内容不同。

床旁心脏超声检查的主要应用 5 个基本切面,分别是胸骨旁左室长轴切面(parasternal long axis view,PLAX)、胸骨旁左室短轴切面(parasternal short axis view,PSAX)、心尖四腔切面(apical four chamber view,A4C)、剑突下四腔心切面(subcostal four chamber view,S4C)和剑突下下腔静脉切面(subcostal inferior vena cava view,SIVC)。由于疾病的严重性、特殊性及体位要求,对大部分危重患者可能无法探及全部 5 个切面,但通常可获取 2~3 个有效切面,结合其他血流动力学指标,也可较为准确地判断患者的血流动力学状态。

(1)胸骨旁左室长轴切面(图 5-2-1):患者取平卧位或左侧卧位,探头放置于胸骨左缘第 2、3 或 3、4 肋间,标记点朝向患者右肩(约 11 点钟方向),超声声束沿心脏长轴自心尖扫面至心底,可测量各腔室的大小和主动脉根部宽度,切换 M 超可测量心脏射血分数(ejection fraction,EF)。

(2)胸骨旁左室短轴切面(图 5-2-2):探头停留在获得胸骨旁左室长轴切面视图的位置,然后顺时针旋转 90°,标记点朝向患者左肩(约 2 点钟方向)。然后倾斜探头从心底扫过心尖,可获得不同的视图,主要用于评定左心室室壁运动、二尖瓣、心尖情况。

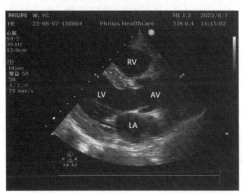

RV—右心室;LV—左心室;AV—主动脉瓣;LA—左心房

图 5-2-1 胸骨旁左室长轴切面

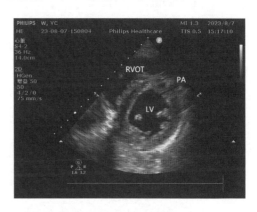

RVOT—右室流出道;PA—肺动脉;LV—左心室

图 5-2-2 胸骨旁左室短轴切面

(3)心尖四腔切面(图 5-2-3):将探头放置在正对心尖搏动最明显处,探头标识点朝向患者左肩。此切面主要用于评定左右心大小、运动功能。

(4)剑突下四腔心切面(图 5-2-4):患者仰卧,双腿弯曲以减少腹壁张力,探头放置在剑突下方稍向右的位置。标记点朝向患者左肩(约 3 点钟位置),探头向前、上倾斜,需要稍微向下压向腹部。此切面主要用于评定左右心大小、房间隔、心脏运动功能。

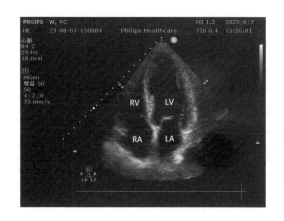

RV—右心室；RA—右心房；LV—左心室；LA—左心房

图 5-2-3　心尖四腔切面

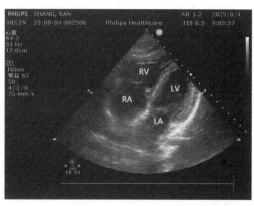

RV—右心室；RA—右心房；LV—左心室；LA—左心房

图 5-2-4　剑突下四腔心切面

（5）剑突下下腔静脉切面（见图 5-2-5）：探头留在获得剑突下四腔心切面视图位置，然后逆时针旋转 90°（探头标记点指向 12 点钟方向），与下腔静脉平行。此切面主要用于测量下腔静脉直径和变异度。

2. 床旁心脏超声的评定

经过近几年的发展，床旁心脏超声已经成为重症医学科不可或缺的"视诊器"，其在临床上的作用愈发重要，但并不是对其他监测评定手段的全方位替代，而是需要与其他血流动力学监测手段紧密地结合，如床旁心

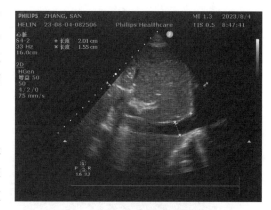

图 5-2-5　剑突下下腔静脉切面

脏超声与 PiCCO 的结合使血流动力学从监测到治疗更加精确。床旁心脏超声不能代替其他血流动力学监测指标，而其他血流动力学监测指标也离不开床旁心脏超声提供的信息，只有相互结合才是合理使用与共同发展的关键。

康复师需要掌握床旁心脏超声的基本操作及标准切面的获取，结合床旁心脏超声的图像解读，主要需要判别以下情况：

（1）左室大小：左室舒张期内径为 4～6 cm。

（2）左室收缩功能（可仅进行"视觉评定"，无须精确测量）：正常左室射血分数＞50%，观察有无左室壁运动异常，如室壁瘤的矛盾运动、收缩功能减弱等。

（3）右室大小：右室舒张期内径为 1～3 cm，右室直径＜0.6×左室直径，注意有或无运动减退和反常的间隔运动、胸骨旁左室短轴切面下有无"D"字征。

（4）左房、右房舒张期内径＜4 cm。

（5）下腔静脉宽度及变异度与 CVP 的关系（表 5-2-4）。

（6）有无合并心包积液。

表 5-2-4 下腔静脉宽度、变异度与 CVP 的关系

下腔静脉宽度/mm	变异度/%	CVP/cmH₂O
＜15	完全塌陷	0～5
15～25	＞50%	6～10
15～25	＜50%	11～15
＞25	＜50%	16～20
＞25	几无变化	＞20

康复师在重症医学科内行康复训练前，除了生命体征评定，还需常规进行床旁心脏超声检查，以作为是否进行康复训练、康复训练处方制订的依据。

三、终止康复训练指标

康复训练是一门非常实用的临床技术，以多种康复疗法和较小的经济支出促进患者疾病康复，提高患者的生活自理能力、学习工作能力，使患者尽早回归社会、家庭生活，提高患者生活质量。研究表明，对重症医学科内患者进行康复训练是安全的，但在疾病的早期，患者往往病情危重、生命体征不稳定，进行康复训练时可能导致疾病加重甚至危及生命。因此，康复训练必须经过主管医生和康复医师共同的严谨评定后方可实施，在康复训练过程中需严密观察患者症状、反应和生命体征，一旦出现下列情况之一，必须立即终止康复训练，并转为卧床休息，请医生进行紧急医疗干预。

（1）心绞痛发作、严重气喘、晕厥、头晕、跛行。

（2）发绀、面色苍白、虚汗、共济失调。

（3）血压随运动负荷增加而下降。

（4）收缩压＞240 mmHg 和（或）舒张压＞110 mmHg。

（5）室性心律失常的发生频率增加。

（6）ST 段水平或下斜型压低超过 1 mm。

（7）新出现二度、三度房室传导阻滞，房颤，室上性心动过速，以及 R 在 T 上（R-on-T）现象。

（8）其他体力活动不耐受的体征与症状。

✿ 综合测试题

一、填空题

1. 血流动力学是研究（　　　　）在机体循环系统中运动的物理学规律,主要通过对（　　）、（　　）和（　　）三个方面因素的分析,观察并研究其特点和规律性。

2. 正常成人心率（　　　）次/min,常见窦性心动过速原因有（　　　　　　　）。

3. 心律失常可分为（　　）和（　　）。

4. 床旁心脏超声检查的基本切面主要有（　　　　　　　　　　）等 5 个切面。

5. 终止康复训练指标包括（　　　　　　　）。（写出 5 个以上）

二、选择题（多选题）

1. 心动过速可采用的操作方法有（　　　）

A.嘱患者大声咳嗽

B.嘱患者深吸气后憋住气,然后用力做呼气动作

C.嘱患者用手指刺激咽喉部,引起恶心、呕吐

D.眼眶下压迫眼球上部

E.端坐位

2. 临床上休克分为（　　　）

A.低血容量休克　　　B.过敏性休克　　　C.心源性休克　　　D.分布性休克

E.梗阻性休克　　　F.神经源性休克

3. 以下哪些情况可能导致 CVP 升高（　　　）

A.心功能衰竭　　　B.缩窄性心包炎　　　C.肺动脉栓塞　　　D.无创正压通气

E.癫症发作

4. 康复师在进行床旁心脏超声检查时,需要注意的情况有（　　　）

A.左室大小　　　　　　　　　　B.左室收缩功能

C.右室大小及左右室比例　　　　D.下腔静脉宽度及变异度

三、实例分析题

张××,男,42 岁,体重 90 kg,身高 170 cm。因"腹痛伴恶心、呕吐、发热 1 天"入院。1 天前大量饮酒后出现腹痛,位于左上腹部,程度重,向后背部放射,伴腹胀、肛门停止排气、排便,伴恶心、呕吐胃内容物,出现发热,最高体温达 38.4 ℃。入院查体:T 38.7 ℃,P 114 次/min,RR 28 次/min,BP 87/68 mmHg[去甲肾上腺素 0.53 μg/(min·kg)维持],SpO_2 93%(鼻导管吸氧),神志清楚,肥胖外观,气喘明显,双肺呼吸音粗,可闻及少许湿性啰音,腹部膨隆,全腹压痛,上腹为甚,无反跳痛,听诊肠鸣音未及。测得膀胱压 21 mmHg。血常规:白细胞(WBC) 24.1×10⁹/L,中性粒细胞(NE) 86.9%,淋巴细胞(LY)

6％，血小板（PLT）104×10⁹/L。氨基末端脑钠肽前体（NT-proBNP）2457 pg/mL。C 反应蛋白（CRP）32.27 mg/L，降钙素原（PCT）2.24ng/mL。血气分析：pH 7.459，动脉血二氧化碳分压（PaCO₂）28.7 mmHg，动脉血氧分压（PaO₂）64.1 mmHg。生化全套：白蛋白（ALB）32g/L，天门冬氨酸转氨酶（AST）56 U/L，丙氨酸氨基转移酶（ALT）68 U/L，总胆红素（TBIL）57 mmol/L，直接胆红素（DBIL）46 mmol/L，甘油三酯（TG）27.3 mmol/L，胆固醇（CHO）9.4 mmol/L。腹部计算机体层摄影（CT）表现如下：

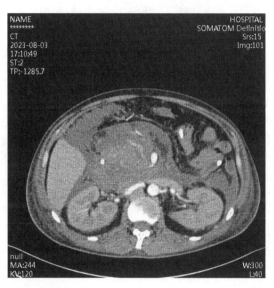

1. 该患者最可能的诊断是什么？

2. 评定患者目前血流动力学情况。思考如何进一步进行血流动力学监测，可能的参数指标如何变化。

3. 若该患者拟行康复训练，有何注意事项？

❈ 参考答案

一、填空题

1. 血液及其组成成分　作用力　流量　容积

2.60～100　发热、感染、休克、缺氧、呼吸困难、贫血、甲亢、心律失常等

3. 心脏激动起源异常　心脏激动传导异常

4. 胸骨旁左室长轴切面、胸骨旁左室短轴切面、心尖四腔切面、剑突下四腔心切面和剑突下下腔静脉切面

5. 心绞痛发作、严重气喘、晕厥、头晕、跛行；发绀、面色苍白、虚汗、共济失调；血压随运动负荷增加而下降；收缩压＞240 mmHg 和（或）舒张压＞110 mmHg；室性心律失常随运动发生频率增加；ST 段水平或下斜型压低超过 1 mm；新出现二度、三度房室传导阻滞，房颤，室上性心动过速，以及 R-on-T 现象；其他体力活动不耐受的体征与症状

二、选择题

1. ABCD   2. ACDE   3. ABC   4. ABCD

三、实例分析题

1. 急性胰腺炎(重症,高脂血症性,心功能不全、腹腔间室综合征);脓毒症休克;肺部感染。

2. 该患者目前合并脓毒症休克、心功能不全,在液体管控方面存在较大的难度,可行PiCCO并床旁心脏彩超检查。PiCCO可能出现的参数变化:GEDVI、ITBVI、SVI、SVRI等下降;而PCCI、CI、SVV、PPV、EVLWI、PVPI等参数出现升高。

3. 患者现系疾病急性严重期,病情仍不稳定,建议可暂不进行康复训练,待生命体征进一步稳定后进行康复训练,遵循运动量由小到大、时间由短到长的原则进行康复训练。

参考文献

[1]刘大为.实用重症医学[M].北京:人民卫生出版社,2010.

[2]杨毅,黄英姿.ICU监测与治疗技术[M].2版.上海:上海科学技术出版社,2018.

[3]史迪,张秋彬,曹广慧.不明原因休克急诊超声临床实践专家共识[J].中国急救医学,2017,37(5):385-393.

[4]葛均波.成人肺高血压患者运动康复中国专家共识[J].中国介入心脏病学杂志,2021,29(8):421-432.

[5]PERERA P,MAILHOT T,RILEY D,et al.The RUSH exam:rapid ultrasound in shock in the evaluation of the critically Ⅲ[J].Emerg Med Clin North Am,2010,28(1):29-56.

[6]BAUMGARTNER H,BACKER J,BABU-NARAYAN S,et al.2020 ESC guidelines for the management of adult congenital heart disease[J].Eur Heart J,2021,42(6):563-645.

[7]ZOLLER D,SIAPLAOURAS J,APITZ A,et al.Home exercise training in children and adolescents with pulmonary arterial hypertension:a pilot study[J].Pediatr Cardiol,2017,38(1):191-198.

[8]张新超,魏捷,于学忠,等.中心静脉压急诊临床应用中国专家共识(2020)[J].中国急救医学,2020,40(5):369-376.

[9]CECCONI M,BACKER D D,ANTONELLI M,et al.Consensus on circulatory shock and hemodynamic monitoring.Task force of the European Society of Intensive Care Medicine[J].Intensive Care Med,2014(40):1795-1815.

[10]张兆国,冯妍,赵兰婷,等.建立基于医院和居家协同管理的心脏康复管理路径.中华全科医师杂志,2022,21(7):696-700.

[11]张秀花.康复功能评定学实训指导[M].北京:人民卫生出版社,2013.

[12]张兆国,姜红岩,王彦辉,等.社区/家庭心脏康复管理模式与路径研究[J].中国全科医学,2019,22(31):3779-3785.

[13]中华医学会心血管病学分会预防学组,中国康复医学会心血管病专业委员会.冠心病患者运动治疗中国专家共识[J].中华心血管病杂志,2015,43(7):575-588.

[14]张宏.康复医学[M].北京:中国中医药出版社,2017.

[15]严兴科.康复医学导论[M].北京:中国中医药出版社,2017.

[16]卓大宏.康复治疗处方手册[M].北京:人民卫生出版社,2007.

[17]PRATESI A,BALDASSERONI S,BURGISSER C,et al.Long-term functional outcomes after cardiac rehabilitation in older patients. data from the cardiac rehabilitation in advanced age:exercise training and active follow-up(CR-AGE EXTRA)randomised study [J].Eur J Prev Cardiol,2019,26(14):1470-1478.

[18]JACKSON J,JUTTE J.Rehabilitating a missed opportunity:Integration of rehabilitation psychology into the care of critically ill patients,survivors,and caregivers [J].Rehabil Psychol,2016,61(2):115-119.

[19]NYDAHL P,SRICHAROENCHAI T,CHANDRA S,et al.Safety of patient mobilization and rehabilitation in the intensive care unit:systematic review with meta-analysis [J].Ann Am Thorac Soc,2017,14(5):766-777.

(尤德源编,徐亮审定)

第三节　循环系统超声

【重点难点】

(1)重点:掌握血流动力学六步法评定。

(2)难点:熟悉心脏超声不同切面的特点。

一、超声的概念

物体在振动时会发出声音,以赫兹(Hz)为单位,每秒钟振动的次数称为声音的频率。人耳能听到的声波频率在 20～20 000 Hz 之间。当物体的振动超过人耳听阈值的上限时,人耳无法听到,这样的声波被称为超声波。我们知道蝙蝠主要不是靠眼睛看东西,而是通过发射超声波判断周围的环境,因此蝙蝠在黑夜中照样能够飞行。

二、超声的物理特性

(一)束射性(或称指向性)

换能器的频率越高、直径越大,超声束的指向性越好、能量越集中。

(二)超声波的反射、透射和折射

当声波由一种介质传播到另一种介质时,如果两者的声阻抗不同,就会在其分界面上产生反射和折射现象,使一部分波束回到第一种介质中,另一部分波束穿过界面进入第二种介质中,继续向前传播。反射波的强弱与相邻两种介质的声阻抗差有关,声阻抗差越大,反射越强。当入射角大于某一临界角时,其折射的声束会全部反射回第一种介质,而完全不能进入第二种介质,造成第二种介质中的"失照现象",这种现象称为全反射(total reflection)。穿过大界面的透射声束,当两种介质的声速不同时,就会偏离入射声束的方向传播,这种现象叫作折射(refraction)。如果界面的尺寸小于半个波长($\lambda/2$),超声绕过这个界面,继续向前传播,不产生任何反射,这种现象就叫绕射。理论上,超声所能识别的最小界面的大小约为$\lambda/2$。所以使用频率较高的超声波(波长较短),它的辨识能力较强;而使用频率较低的超声波(波长较短),它的穿透能力就越好。所以要选择频率较高的探头来探测较小的近物,而选择频率较低的探头来探测较深的组织。

(三)声阻抗

声阻抗是声波通过特定介质传播的难易程度的量度,即压力与体积速度的比值,不同介质声阻抗不同。

(四)超声波衰减

当超声波在介质中传播时,声强随传播距离的增加而逐渐减弱,称为超声波衰减。

当声源和接收器做相对运动时,接收体在单位时间内接收到的振动次数(频率)增加,这是因为除了声源发出者外,接收器向前运动而接收多个(距离/波长)振动。相反,当声源和接收器做偏离运动时,接收器接收到的频率降低,这种频率提高和降低的现象称为多普勒效应(Doppler effect)。就像我们在火车站,火车来的时候让我们感到刺耳(更高的频率),火车离开的时候让我们感到舒缓(更低的频率)。彩超正是利用了这种效应。

超声波还有其他特性和效应:声压特性、空化现象(应用于超声清洗)、温热等。

三、医用超声模式

20世纪50年代,A型超声和M型超声相继诞生;70年代出现了B型超声,也就是我们熟知的"B超";彩色多普勒超声出现于80年代,俗称"彩超",是当代超声设备的基本配置。

(一)A模式

"A"是英文"amplitude"(波幅)的首字母,称为振幅调制型,是以波形来显示组织特征的方法(图5-3-1),主要用来测量器官的径线,以确定其大小。可用于鉴别实质、液体或气体是否存在等病变组织的某些物理特征。A型超声现在用得比较少了。

(二)B模式

B型超声就是大家所熟知的"B超"。"B"是英文单词"brightness"(亮度)的第一个字母,被观察结构的回声或亮度取决于反射信号的强度。检查时,通过荧光屏将人体界面的反射信号转化为直观性好、重复性强、可供前后对比的强弱不同的光点(图5-3-2),因此B超被广泛应用于疾病诊断。

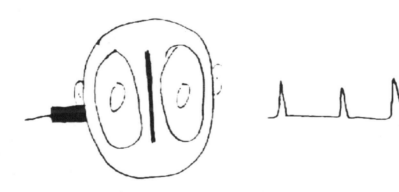

图5-3-1　A型超声模式

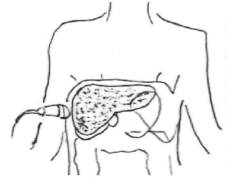
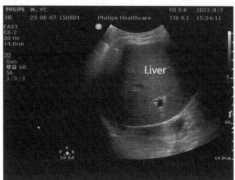

图5-3-2　B型超声模式

(三)M 模式

M 是英文单词"motion"(运动)的首字母,M 模式是较早出现的一种成像方式,现今仍常被用来分析结构的运动。在得到一张二维图像后,在这张二维图像的某条线上应用 M 模式成像。沿着选择线发射一支单声束,将这条线上的所有结构的运动数据收集起来。描记下这条线上所有的点随着时间的变化,用来评定腔隙的直径或结构的运动情况,例如,测量心腔的大小或心瓣膜在心动周期中的运动,都采用 M 模式(图 5-3-3)。

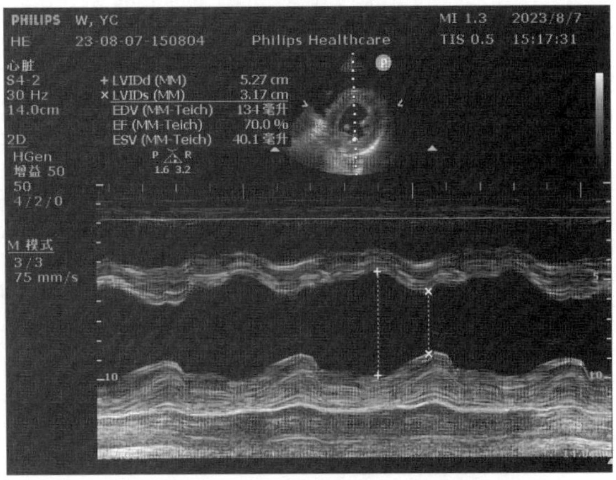

图 5-3-3　M 型超声模式

(四)D 模式

D 是奥地利物理学家多普勒的名字"Doppler"的首字母。这种超声诊断法专门用于检测血液流动和器官活动情况,也叫多普勒超声诊断法。多普勒类型分为彩色多普勒血流成像(color Doppler flow imaging,CDFI)、频谱多普勒超声成像(spectral Doppler ultrasound imaging)、组织多普勒成像(tissue Doppler imaging,TDI)。其中频谱多普勒又包括脉冲式多普勒(pulsed wave Doppler)和连续式多普勒(continuous wave Doppler)。彩色多普勒血流成像的实质是通过彩色编码显示脉冲多普勒信号,并通过多条采样线和多个采样容积显示血流的流动。以三基色及二次色原理编码彩色信号,三基色为红、黄、绿;红、绿混合调出黄色,红、蓝混合调出紫红色,蓝、绿混合调出湖蓝色,三基色混合调出白色,这就是二次调色的原理。其技术特点是能显示血液流动方向,如以红色信号表示流向探头方向,以蓝色信号表示背离探头方向。以连续呈现的彩色信号表示静脉血流,以有规律的闪烁的彩色信号表示动脉血流。血液流动速度的快慢以彩色信号的深浅(明暗)标志。均匀无深浅(色相)或色彩变化的彩色信号为层流;高速的血流表现为喷涌而来的彩色倒错,湍流时则表现为杂乱无章的颜色。成像受超声波入射角的影响很大,当超声波入射与血流方向呈 90°时,血流不能显示。检测超过尼奎斯特(Nyquist)极限的过高血流速度时可出现彩色信号混叠现象,如瓣口狭窄的高速射流等。脉冲式多普勒是在二维定位的条件下,显示血管内血液流动的方向、血液流动的速度、阻力指标等相关信息;连续式多普勒能不断地发出脉冲波,因而具有测量高速血流的能力,在显示狭窄的病灶方面具有明显的优越性,但无法测量血流的方向。多普勒组织成像,又称多普勒心肌组织成像、心肌组织速度成像或彩色多普勒心肌组织成像,是基于红细胞与心室壁(心肌)运动的不同特性而建立的,红细胞运动速度快而运动能量低,心肌运动速度慢而能量比红细胞高。因此,采取适当的滤波条件及适当的增益选择,可以显示心肌运动而不显示血流(图 5-3-4)。

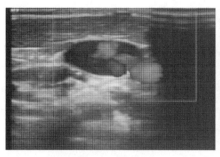

彩色多普勒血流成像

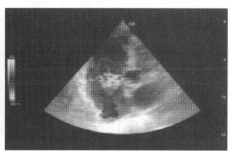

连续多普勒成像

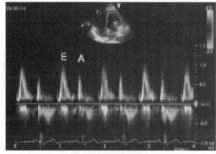

脉冲式多普勒成像

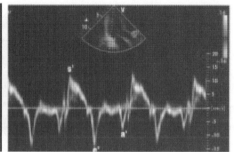

组织多普勒成像

图 5-3-4　D 型超声模式

四、医用超声诊断仪

　　医用超声诊断仪是根据超声的特点,完成检查功能的一种仪器。超声波是一种机械波,它的振动频率超过了人耳的听觉上限——20 kHz。医学超声频率范围为 200 kHz～40 MHz,超声诊断的常用频率为 1～10 MHz。因为超声波的频率高,波长短,所以超声波具备定向性、折射性、反射性等特性。设备主机和超声探头是医用超声诊断仪的两大主要部分。超声探头是超声成像设备的关键部件,它的任务是将电信号转换为超声波信号,或者将超声波信号转换为电信号。超声诊断仪器主机部分处理由超声探头接收回来的信号并通过图像显示出来(图 5-3-5)。

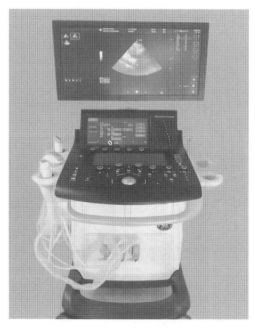

图 5-3-5　医用超声诊断仪

(一)主机

随着电子技术的发展,超声诊断仪器内
部电路逐渐由原来的模拟电路转化为数字合成电路,形成了以前置放大电路、模拟/数字转换电路、数字电路和电源部分为主的全数字超声诊断仪器。超声波探头将接收到的信号传送至前放电路放大后,透过模拟/数字转换电路将模拟信号转换为数字信号,再对数字信号进行处理,透过数字扫描转换器,在显示屏上显示处理后的影像。电源部分则为上述各部分提供电源。

(二)医用超声探头

超声探头是超声探测过程中对超声进行发射和接收的一种设备。探头的表现直接影响超声波的特性,也影响着它的侦测表现。超声波侦测所使用的探针,是一种换能器,利用物料的压电效果,将电能和声能转换出来。探头中的关键部件是晶片,晶片是一种单晶或多晶薄片,它的作用是将电能和声能相互转换,具有压电作用。医用超声探头有很多种,就它的工作方式来说,有电子化的扫描式,也有机械式的,前者包括线阵型、凸阵型和电子相控阵型(图5-3-6),后者有机械扇形。在机械扇形探头中,有摆动式和旋转式,摆动式因噪声大、易损耗、画质不佳等,被旋转式所代替。旋转扇形的优点是噪声小、不震动、体表接触面积小、画质好。

1. 凸阵探头

扫面近区视野比较大,而远区视野更大,探头与体表接触面比线阵小,便于操作,适合肋部、盆腔部位的扫面。最常见的是腹部器官检查。

2. 电子相控阵探头

具有体积小、轻便、辨识度高、可同时显示二路或更多通道等优点,在心脏超声仪中应用较多。

3. 电子线阵探头

近区视野较大,便于观察各脏器之间的关系,但探头较大不易操作,且需要较大的"声窗",对于肋间探测来说并不合适。

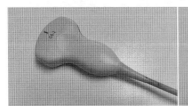
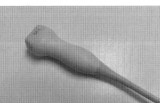
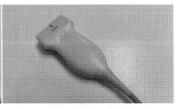

凸阵探头　　　　　　　电子相控阵探头　　　　　　　线阵探头

图5-3-6　探头类型

(三)超声成像诊断

当超声波在人体内传播时,遇到不同密度的组织和器官,即出现反射、折射、吸收等现象。一束超声波从体外发射到人体内部器官,再通过显示器显示体内器官反射回来的超声波,据此可判断或检查这部分器官的生理或病理状况。超声诊断具有使用的声强小、不损害人体、操作简单、出结果快、受检者没有不适等特点,因此超声诊断发展迅速,推广较快。目前,超声诊断已应用于颅脑、眼、颈、乳房、胃、肝、胆、脾、肾、心、腹等部位及盆腔包块、胸腹积液等软组织疾病的诊断与鉴别。

五、心脏超声

(一)心脏解剖

1. 心脏位置

心脏位于两肺之间的横膈膜上方、中线左侧约 2/3 的胸腔内。心尖钝圆,面朝左下前方,与胸壁相邻,其体表投射在锁骨中线内侧 1～2 cm 的左胸壁第 5 肋间壁上,故在此可见或可触及心尖。

2. 心脏的形状

心脏的形状像一个桃子。心脏大小与成人的拳头大小相似。它类似于一个前后略平的倒圆锥,顶端向左,底部向右。心脏的形状可分前、后、侧、左、右、下缘(即一尖、一底、三面、三缘)。心尖:在左第 5 肋间,锁骨中线内侧 1～2 cm 处,面向左前下。由于心尖毗邻胸壁,常可于胸壁左侧第 5 肋间见到或触摸到。心底:面向右、后、上,与进出心脏的大血管主干相连,是心脏相对固定的部位。三面:心脏前面,右上方为心房部,大部分是右心房,左下为室部,2/3 为右心室前壁,1/3 为左心室;后面贴于膈肌,主要由左心室构成;侧面(左面)主要由左心室构成。三缘:心右缘垂直向下,由右心房构成;心左缘钝圆,主要由左心室构成;心下缘接近水平位,由右心室和心尖构成。心脏结构:心脏主要由心肌组成,是循环系统中的能量源。心脏有左心房、左心室、右心房和右心室四个腔室,四个腔室是分开的,互不相通。心房与心室之间有瓣膜,血液只能由心房流到心室,而不能逆向流动(图 5-3-7)。

(二)心脏超声常用切面

1. 心脏超声模式

B 超、M 超、CDFI。

2. 探头

相控阵探头(频率 3～5 Hz)。

3. 检查方法

患者平躺或左侧卧位。左侧卧能让心脏贴着胸壁,有利于获取更加清晰的图像。有

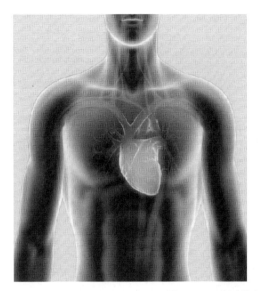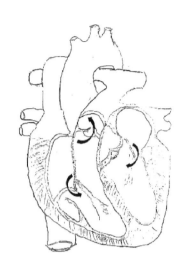

图 5-3-7　心脏位置及形状

时可将患者的左手抬起以增加肋间隙的宽度,从而获得更好的声窗,减少肋骨的干扰。此外患者应该保持平稳呼吸,配合医生指示进行检查。心脏超声可使用滑、摇、倾、转四个动作来获取图像。滑:探头在胸壁表面滑动;摇:探头表面轻贴胸壁,尾部沿着探头长轴方向在所取切面的平面内摇动;倾:探头表面轻贴胸壁,整体在垂直于所取切面内倾斜;转:探头表面轻贴胸壁,以探头长轴中心线为轴,顺时针或逆时针旋转。

4. 常用切面

心脏超声常用切面见本章第二节。

六、循环评定

在对重症患者做康复训练时,需评定患者循环情况,根据患者循环情况再决定采用什么样的康复治疗措施。血流动力学六步法可用于循环评价。六步法包括心脏整体情况评定、容量及容量反应性评定、左心功能评定、右心功能评定、外周血管张力评定及组织灌注的可视化评定六个部分。

(一)心脏整体评定

大体评定通过目测法进行,判断患者心脏形态、大小,心肌厚度及运动,左右心的比例,室间隔是否存在偏移,瓣膜结构及血流是否存在异常,有无心包积液及心包积液量,是否存在心脏压塞情况,等等。目测法通过心脏射血分数(EF)半定量评定整体心脏功能,心功能分为 EF<30%、EF30%~60%、EF>60%三个等级。在心脏评定中,需要谨记右心室才能表现为急性扩张的心腔要点。当患者存在左心室或左心房扩张时,提示存在扩张性心肌病、缺血性心肌病、瓣膜性疾病或先心病的慢性病变;当存在左心室肥厚时则可能存在肥厚型心肌病、严重主动脉瓣狭窄或者高血压性心肌病；患者存在右心房扩张或者右心室扩张同时合并右心室室壁增厚提示存在慢性肺源性心脏病。

(二)下腔静脉容量状态评定及容量反应性评定

EF>60%的患者几乎都存在容量反应性，因此没有必要评定容量。而对于 EF<30%的患者，由于患者心功能极差，基本无补液空间，所以存在容量反应性的可能性不大。容量评定主要是针对轻—中度心功能不全患者(EF30%～60%)，可通过下腔静脉了解容量状态和容量反应性。实施完全控制通气患者下腔静脉绝对直径在 1.0～1.5 cm，呼吸扩张率>18%，以及自主呼吸患者下腔静脉绝对直径<1.0 cm，呼吸扩张率>50%时提示患者可能具有容量反应性。同时结合心脏功能评定结果，如果表现为心腔小而动力高的心室(除外基础疾病情况下)则可考虑为低血容量性休克；当下腔静脉绝对直径>2.0 cm，变异率或扩张率随呼吸几乎不变时提示无容量反应性可能性大，进一步确定需进行右心和左心功能评定。但有特殊情况的患者需要进一步评定，例如心律失常(如房颤)患者可以应用下腔静脉变异度评定了解容量反应性。

(三)左心功能评定

在对重症患者行康复治疗前，左心功能评定是非常重要的。左心功能评定最重要且常用的评价方法是通过不同的心脏超声切面来定性判断左室的整体及局部运动情况。

1. 左心收缩功能评定

左心收缩功能常用左室 EF 值来表示，但由于 EF 值受患者当时前后负荷的影响，需要在临床上进行全面的分析。目前临床上测定 EF 值的方法有三种：目测估算法、M 型超声测量法、辛普森测量法。

(1)目测估算法：通过目测患者的心脏大小和收缩功能，进行 EF 值估测。有丰富经验的医生目测估算值与测量值相差非常小。目测法将左心收缩功能分为收缩功能增强、收缩功能正常、收缩功能轻度下降及收缩功能严重下降四类。常用切面为：剑突下四腔心切面、胸骨旁左室长轴切面、心尖四腔心切面。

(2)M 型超声测量法：胸骨旁左室长轴切面、二尖瓣腱索水平，取样线与室间隔和左室后壁垂直，测量左室的舒张末内径、收缩末内径等数据。存在节段性室壁运动异常者不能使用。

(3)辛普森测量法(Simpson 法)：取心尖四腔心切面或心尖二腔心切面，在舒张末期及收缩末期分别描记清晰的心内膜界面，机器将自动计算出左室舒张末容积(left ventricular end-diastolic volume，LVEDV)和收缩末期容积(left ventricular end-systolic volume，LVESV)，自动计算出 EF 值。计算公式：EF＝(LVEDV－LVESV)/LVEDV×100%。用于有节段性室壁运动异常者。

评定心室收缩功能除了测定 EF 值外，有时需要在胸骨旁左室长轴切面测量左室流出道直径，计算其截面面积(cross-sectional area，CSA)，再于心尖五腔心切面使用脉冲多普勒测量左室流出道血流速度时间积分(velocity-time integral，VTI)，然后计算得出每搏输出量(SV)、心输出量(CO)、心排血指数(CI)等血流动力学参数。计算公式:SV=VTI×CSA;CO=SV×HR;CI=CO/BSA。

2. 左心舒张功能评定

评定左室舒张功能的指标有二尖瓣舒张早期与心房收缩期血流峰值速度比率(E/A)、舒张早期二尖瓣血流峰值速度/舒张早期二尖瓣瓣环峰值速度(E/e′)、E峰减速时间(E-wave deceleration time,EDT)、等容舒张时间(isovolumic relaxation time,IVRT)和肺静脉血流频谱等。

(1)E/A测量:取心尖四腔或二腔心切面,将脉冲多普勒取样容积置于二尖瓣口,取样线平行于血流,显示出血流频谱,测量E峰和A峰最大流速,并计算其比值,但需注意E/A>1有时并不表示舒张功能正常。

(2)EDT测量:在显示的血流频谱中测量血流速度从E峰下降到基线的时间,正常为160～240 ms。

(3)E/e′测量:取心尖部四腔心切面,将脉冲多普勒采样容积置于二尖瓣瓣环室间隔或侧壁处,在组织多普勒模式下,测量E峰的最大流速,并计算其比值。

E/e′是评价左室舒张功能的理想指标,E/e′<8时提示舒张功能正常,E/e′>14可能为舒张功能异常,介于8～14为可疑舒张功能不全,还需结合其他指标来综合判断。

(四)右心功能评定

右心室结构复杂,由含三尖瓣的充盈腔、有游离壁的心尖部和与肺动脉相邻的右室流出道组成。右室壁心肌由两层组成,浅层肌呈环形,且呈斜行走势并旋向心尖,深层肌由房室沟向心尖部呈纵向排列。静脉回流的终点是右心,右心是为左心呈递容量的动力,能克服肺血管的阻力,类似肺的灌注血管,右心功能必须与左心相匹配。不规则是右心室解剖结构的最大特征。右心室只能克服低阻力而泵出适量的血,左心室可适应高压力泵血。右心室接收右心房注入的血液,然后运输至肺动脉。右心室的收缩过程包含三个方面:①右心室游离壁的内向运动;②纵向肌纤维收缩导致右心室长轴方向缩短;③左右心室交界区继发于左心室的收缩带动。其中,纵向肌纤维的收缩是右心室收缩运动的主要动力。右心室由于自身结构和形状的复杂性,在不同的超声切面上呈现出不同的形态,在胸骨旁短轴切面呈新月形,在心尖四腔心切面呈三角形。左心室的心肌比较致密,泵血能力强,左心室与主动脉相连,能产生较高的收缩压(120 mmHg)。而右心室与低压环境的肺动脉相连接,可产生的相对低的收缩压(25 mmHg)。右心室有很强的延展性,可以调节自己的容积,从而收纳过量的静脉回流血。但右心室对后负荷抗压能力较弱,当各种因素引起右心室后负荷增高时,极易导致右心功能障碍,在超声中表现为右心室扩张和功能减退。

1. 评定方法

右心功能评定包括定性评定及定量评定。定性评定方法:观察右心腔室的大小、心肌运动情况以及室间隔偏移幅度。定量评定方法:通过右心的E/A、E/e′等测量值判断其收缩功能、舒张功能。

2. 右心功能评定的常用切面

(1)胸骨旁长轴切面:测量右室室壁厚度、右室流出道内径以及右心室室腔大小。

(2)右室流入道切面:测量右心室及右心房大小,观察三尖瓣瓣叶功能和三尖瓣反流情况,同时可测量肺动脉瓣收缩压力以及了解右室前壁下壁运动情况。

(3)右室流出道切面:测量右室流出道直径及右室 CO,测量肺动脉瓣及肺动脉频谱、三尖瓣及三尖瓣频谱、肺动脉压力等。

(4)肺动脉分支长轴切面:测量肺动脉瓣环内径、肺动脉主干内径、肺动脉分支内径、肺动脉瓣血流频谱、右室流出道内径。

(5)胸骨旁短轴切面:观察室间隔形态改变,室间隔位移。

(6)剑突下四腔心切面:测量右室壁厚度,心室房间隔缺损情况以及是否存在心脏压塞。

(7)心尖四腔心切面:是评价右心最重要的切面,可测量右房右室内径、面积、容积,观察右室侧壁运动及三尖瓣反流情况,评价右心收缩、舒张功能以及肺动脉压力等。

3. 右心收缩功能评定

(1)右心收缩功能参数:三尖瓣环收缩期位移、三尖瓣环收缩期峰流速以及右室心肌做功指数、右室射血分数等。

(2)三尖瓣环收缩期位移:取心尖部四腔心切面,在 M 超模式下将取样线置于三尖瓣环侧壁处,尽量与右室游离壁平行,测量舒张期末至收缩期末三尖瓣环的位移,正常值≥1.5 cm。

(3)三尖瓣环收缩期峰流速:取心尖部四腔心切面,在组织多普勒模式下将脉冲多普勒取样容积置于三尖瓣环侧壁处,测量收缩期峰流速,正常值≥10 cm/s。

4. 急性肺心病右心功能超声评定

急性肺栓塞、严重急性呼吸窘迫综合征等疾病可引起肺动脉压力增加,导致急性肺心病。超声评价指标:右室扩大,舒张期室间隔左移,另外可测量三尖瓣反流来计算肺动脉收缩压,评定肺动脉压力情况。临床将肺动脉收缩压分为三级:轻度为 30~50 mmHg;中度为 50~70 mmHg;重度为＞ 70 mmHg。判定右心室是否扩大及扩大程度,可于心尖四腔心切面测量右心室/左心室直径比例,轻度扩大为(0.6~1):1,中度扩大为(1~2):1;重度扩大为＞2:1。

(五)外周血管张力的评定

重症超声评定血管张力,主要以排除诊断为主,包括间接判断法和排除法。间接判断法主要是评定左心室舒张末期面积和收缩末期面积的相对变化,如果两者都减小,存在血容量不足的可能性大,如果舒张末期面积增大,而收缩末期面积减小,有可能是因为动脉张力下降,但需排除是否存在心脏高动力情况。当患者出现血压低的情况,需要排除存在低血容量、梗阻、心功能不全等情况,如能够排除以上情况才能考虑为动脉张力降低。

临床上对于休克患者,如果没有心脏的大体异常,也无右心扩张和心功能不全的表现,同时左心功能正常,又无容量不足的表现,即提示动脉张力降低。如果需要对血管张力进行准确评定,可以通过脉压变异度(PPV)、每搏输出量变异度(SVV)或者心室-动脉偶联等相关指标来进行评价。动脉张力的评定与容量治疗决策有直接联系。具有容量反应性的患者,输液能够提高其心输出量,但是否能够带来血压的增加,还取决于是否具有压力反应性,也就是动脉张力情况。缺乏压力反应性的患者,虽然有容量反应性,但为了避免容量过大的风险,也需要在容量治疗的同时使用改善血管张力的血管活性药物。

(六)组织灌注的评定

休克时不仅循环功能受到损害,同时灌注不足会导致全身脏器如肺、肾、脑等受到损伤。脏器功能和组织灌注评定是重症超声循环评定六步法流程的最后一步。以组织灌注为先导的血流动力学治疗在维持患者整体和局部平衡方面具有重要意义。肺部超声能通过监测肺部不同部位的克利 A 线(Kerley A-line)、克利 B 线(Kdrley B-line)数量来半定量判断肺水情况,其准确性与脉搏指示连续心输出量(PiCCO)监测有较好的一致性。

通过动态监测 B 线数量的变化可了解休克状态下肺灌注的情况。休克治疗中通过肾脏抵抗指数、肾脏能量多普勒技术以及肾脏造影等技术,能了解肾脏灌注的本质。同样,颅内压力评定可以通过超声测量视神经鞘直径来做半定量分析,或者通过经颅多普勒超声监测脑血流以及脑灌注情况间接了解。

重症超声不仅可以对重症患者进行阶段性诊断和指导,还可以对重要脏器的灌注进行动态监测和评定,使整体和局部达到协调平衡。

在进行康复治疗前,对重症患者的循环系统进行评定极为重要。六步循环评定流程,以重症超声为导向,实现对重症患者血流动力学信息的全方位覆盖,达到循环评定和精准治疗。

❈ 综合测试题

1. 通常用于诊断的超声频率是(　　　)

A.1～10 MHz
B.20 000～75 000 Hz
C.10～20 MHz
D.16 000～20 000 Hz

2. 目前最广泛应用的超声诊断仪是(　　　)

A.A 型
B.B 型
C.D 型
D.M 型
E.多普勒

3. 二维超声心动图左心长轴切面上左心室流出道是指(　　　)

A.室间隔与腱索之间的区域
B.室间隔与二尖瓣前叶之间的区域
C.左心室内主动脉根部前方的区域
D.右心室与室间隔的连接部分
E.左心室与左心房之间的部分

4. 超声检查心脏疾病的基本部位包括(　　　)

A.心尖位
B.剑突下位
C.右肋弓下位
D.胸骨上窝

5. 彩色多普勒超声红色血流代表(　　　)

A.朝向探头的血流
B.背离探头的血流
C.动脉血流
D.静脉血流

✿ 参考答案

1. A 2. B 3. C 4. A 5. A

参考文献

[1]刘大为,王小亭.重症超声[M].北京:人民卫生出版社,2017.

[2]张丽娜,张宏民,王小亭,等.精准休克治疗:要重视超声导向的六步法休克评估流程[J].中华医学杂志,2016,8(29):2289-2291.

[3]CHANG A L,GUAN W,CHEN A.Speckle tracking algorithm-based ultrasonic cardiogram in evaluation of the efficacy of dexmedetomidine combined with bundle strategy on patients with severe sepsis[J].J Healthc Eng,2021:7179632.

[4]YE J,LIN Y,CHEN S L.Application value of emergency bedside echocardiography in early warning of acute and severe shock and clinical classification[J].Comput Math Methods Med,2022:1634866.

[5]JIN M,PEIYING L,YONGKE L,et al.Diagnostic value and clinical significance of bedside echocardiography in acute and severe cardiovascular diseases[J].Laboratory Medicine and Clinic,2019,16(17):2553-2555.

[6]KUKULSKI P,WARD M,CARTER K.Ultrasound for volume assessment in patients with shock:effectiveness of an educational intervention for fourth-year medical students[J].Cureus,2018,10(1):9-10.

[7]LANSPA M,BURK R E,WILSON E L,et al.Echocardiogram-guided resuscitation versus early goal-directed therapy in the treatment of septic shock:a randomized,controlled,feasibility trial[J].Journal of Intensive Care,2018,6(1):1-8.

[8]ALONSO J V,DEL POZO F J,VAQUERO M,et al.Sepsis,fluid resuscitation and bedside echocardiography[J].QJM:An International Journal of Medicine,2018,111(1):51-52.

[9]VALLABHAJOSYULA S,PRUTHI S,SHAH S,et al.Basic and advanced echocardiographic evaluation of myocardial dysfunction in sepsis and septic shock[J].Anaesthesia & Intensive Care,2018,46(1):13-24.

[10]LANSPA M J,CIRULIS M M,WILEY B M,et al.Right ventricular dysfunction in early sepsis and septic shock[J].Chest,2021,159(3):1055-1063.

(谭国良编,徐亮审定)

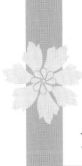

第六章 │ 心肺功能联合评定

第一节　6分钟步行试验

【重点难点】

(1)重点:掌握6分钟步行试验的适应证、禁忌证及终止指标。

(2)难点:掌握6分钟步行试验的报告内容;熟悉6分钟步行试验的结果分析。

一、概述

6分钟步行试验(six minutes walk test,6MWT)是指测定患者在6分钟内在平坦地面上以能耐受的最大速度步行的距离。患者在日常生活中大部分活动需在亚极量运动水平完成,6MWT作为一种亚极量运动试验,能较好地复制患者日常生活生理状态,评价患者的整体活动能力和功能状态,包括心血管系统、呼吸系统、外周循环、肌肉力量和骨关节活动等,是一种无创安全、简单易行、耐受性好、适应性广、可靠有效、能精确反映日常生活活动的评定手段(图6-1-1)。

6分钟步行试验最早起源于20世纪60年代,Balke设计出了一个可简单区分生理和病理状态下活动能力的方法,即测量受试者全速跑15分钟的距离,用来简单评价功能代偿能力。后来发展出了测定健

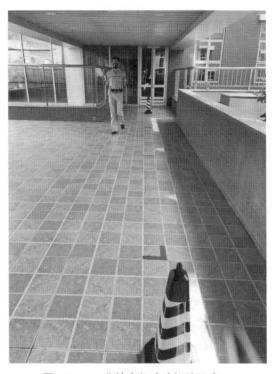

图6-1-1　6分钟步行试验场地示意

康人体能的 12 分钟场地步行试验,但长时间步行让患者操作起来困难较大,后经研究发现 6 分钟步行与 12 分钟步行效果相同。1985 年 Guyatt 等率先将 6MWT 应用于评价心力衰竭患者的活动能力。2002 年美国胸科协会(American Thoracic Society,ATS)发表关于 6MWT 的实用指南,对 6MWT 使用目的和范围、适应证和禁忌证、安全问题、所需设备、结果解释等方面进行了详细的阐释。2006 年,该科学声明被引入我国,使 6MWT 在国内进一步规范开展起来。2014 年,欧洲呼吸协会(European Respiratory Society,ERS)和 ATS 共同发表了包括 6MWT 在内的多种步行试验在慢性呼吸疾病中应用的技术标准和系统性综述,基于临床证据补充了 6MWT 的注意事项。2022 年我国中华医学会心血管病学分会、中国康复医学会心肺预防与康复专业委员会、中华心血管病杂志编辑委员会共同发表了《六分钟步行试验临床规范应用中国专家共识》,该共识在国内外已发表的共识和实践基础上,进一步阐述了 6MWT 的适应证、禁忌证、操作规范、结果分析以及依据 6MWT 指导运动处方制订等相关问题,以促进 6MWT 在临床工作特别是心肺疾病领域中的规范应用。

二、6 分钟步行试验的适应证

6MWT 可用于学龄前儿童(2~5 岁)、学龄儿童(6~12 岁)、青少年(13~17 岁)、成人(18~64 岁)、老年人(65 岁及以上)。这项测试最初是为了评定存在心肺疾病的患者的活动能力,后来渐渐被引入许多其他情况中,评定个人的功能情况,并提供有关身体活动相关系统有价值的信息,包括心血管系统、呼吸系统、神经肌肉单位、身体新陈代谢、外周循环等。6MWT 测试可用于心血管和呼吸系统疾病患者的运动耐量评定、疗效评定、医疗干预疗效评定及预后评定。近年来,随着心肺康复工作的推广普及,6MWT 适应证范围也在不断扩大,见表 6-1-1。需要说明的是,6MWT 适用但并不局限于表 6-1-1 所列的疾病。

表 6-1-1　6MWT 的适应证

评定目的	适应证	
功能评价 (单次测试)	心血管系统疾病	冠心病;肺动脉高压;心力衰竭;心房颤动;经导管主动脉瓣置入术后;经导管二尖瓣修复术后;肺静脉阻塞性疾病/肺毛细血管瘤病;外周动脉疾病;起搏器植入术后等
	呼吸系统疾病	慢性阻塞性肺疾病;囊肿性纤维化;间质性肺病;硅肺等
	其他	帕金森病;卒中;肌萎缩侧索硬化;脊髓灰质炎;外科术后肺部并发症的预测;腹部手术后的康复;纤维肌痛症;2 型糖尿病;老年及残疾人等
疗效评价 (多次测试)	心力衰竭;肺动脉高压;冠心病;起搏器植入术后;经导管二尖瓣及主动脉瓣介入术后;慢性阻塞性肺疾病;间歇性跛行;心脏康复疗效评价;肺康复疗效评价;其他康复疗效评价等	

续表

评定目的		适应证
疾病预后评定	心血管系统疾病	心力衰竭;肺动脉高压;冠心病;经导管主动脉瓣置入术后;左心室辅助装置置入后;重度主动脉瓣狭窄;外周动脉疾病等
	呼吸系统疾病	慢性阻塞性肺疾病;非囊性纤维化支气管扩张;特发性肺纤维化;放射性肺毒性等
	其他	慢性肝病;肝移植等
医疗干预资格评定		心脏移植术;ICU获得性虚弱;肺移植术;肺减容术

注:表格内容源于《六分钟步行试验临床规范应用中国专家共识》。ICU为重症监护室。

三、六分钟步行试验的禁忌证

与6MWT相关的不良事件并不常见,大多数禁忌证是针对安全问题提出的建议,具体见表6-1-2。

表6-1-2 6MWT的禁忌证

分类	禁忌证
绝对禁忌证	未控制的急性冠状动脉综合征;急性心力衰竭;有症状的重度主动脉瓣狭窄;急性心肌炎;急性主动脉夹层;严重主动脉缩窄或降主动脉瘤;心包炎或心内膜炎;有症状或血流动力学不稳定的心律失常;急性下肢深静脉血栓;急性肺栓塞及肺梗死;急性呼吸衰竭;未控制的哮喘;急性感染性疾病;急性肝肾衰竭;精神异常不能配合
相对禁忌证	已知的冠状动脉左主干50%以上狭窄或闭塞;中到重度主动脉瓣狭窄无明确症状;缓慢性心律失常或高度房室传导阻滞;梗阻性肥厚型心肌病;严重的肺动脉高压;静息心率>120次/min;未控制的高血压;收缩压>180 mmHg或舒张压>100 mmHg;近期卒中或短暂性脑缺血发作;心房内血栓;尚未纠正的临床情况(如严重贫血、电解质紊乱、甲状腺功能亢进等);休息时外周SpO_2<85%;行走功能障碍

注:表格内容源于《六分钟步行试验临床规范应用中国专家共识》。

四、6分钟步行试验的终止指标

在测试过程中测试者需密切观察受试者的步态、反应及生命体征等情况。出现下述情况时需停止测试,而不应让受试者继续勉强坚持行走:

(1)受试者出现胸痛、不能忍受的呼吸困难、肌挛缩、步态不稳、面色苍白等。

(2)心电监护提示频发室性早搏、短阵室性心动过速等严重心律失常。

(3)外周SpO_2下降,低于85%。

（4）血压下降≥10 mmHg。

测试者必须对上述情况做出及时的判断和适当的应对。应尽快安排受试者保持坐位或卧位，获取生命体征，酌情给予吸氧，或采取进一步的医学处置。

五、6 分钟步行试验报告内容

6MWT 报告应包括以下内容，具体可见本节附录中附表 A 和附表 B：

（1）受试者基本资料：包括姓名、性别、年龄、身高、体重、诊断、使用药物等。

（2）测试方法的资料：包括走廊的长度、测试中是否给予氧疗及氧流量等。

（3）步行距离：包括绝对值及其与预测值的百分比。

（4）测试中休息次数与时间。

（5）休息或提前终止测试的原因。

（6）测试中是否出现胸闷、胸痛、呼吸困难、心悸、头晕、疲乏等症状。

（7）生命体征（包括测试开始时及结束时）如心率、血压、SpO_2 等。

（8）Borg 自觉疲劳程度量表（0～10 级或 6～20 级）评分（包括静息时及测试结束时）。

（9）心电图（可选做）：包括测试前、测试结束后。

六、6 分钟步行试验结果解释

（一）结果的表示形式

6 分钟步行试验距离（six minutes walking distance，6MWD）是 6MWT 的主要结果，可以表示为绝对值（步行距离绝对值）或绝对值与预测值的百分比。目前多数研究采用绝对值，相关报道显示健康成年人的 6MWD 在 400～700 m。我国目前仍未建立中国人群的 6MWD 预测公式，目前多采用基于体重指数（BMI）和年龄的计算公式，具体如下：

男性：6MWD(m)＝1 140 m－5.61×BMI(kg/m²)－6.94×年龄(岁)

女性：6MWD(m)＝1 017 m－6.24×BMI(kg/m²)－5.83×年龄(岁)

（二）影响结果的因素

6MWT 的结果可能受到各种因素的影响，除受试者的性别、身高、体重、年龄、疾病等因素外，还包括学习效应、测试者的经验和测试期间的鼓励程度等，具体见表 6-1-3。

表 6-1-3　影响 6MWD 的因素

分类	影响因素
减少 6MWD 的因素	高龄、身材矮小、肥胖、女性、缺乏动力、抑郁、较短的走廊(转弯次数增多)、不舒适的步行鞋、认知功能障碍、慢性呼吸道疾病、慢性血管疾病、慢性肌肉骨骼疾病等
增加 6MWD 的因素	身材高大、男性、强大的动力(测试过程中的鼓励)、有测试经验、测试前用药(硝酸酯类、曲美他嗪等药物)、给运动中出现低氧血症的受试者补充氧

注:表格内容源于《六分钟步行试验临床规范应用中国专家共识》。

(三)6MWT 的结果解释

1. 功能状态评定——单次测量结果的解读

6MWT 在慢性心力衰竭患者中具有很高的评定价值。在左心室射血分数减低的心力衰竭患者中,6MWD 与患者的死亡率、非致命性心血管事件和心力衰竭住院率密切相关。多项研究显示,6MWD<300 m 是预测心力衰竭患者死亡率和发病率的有效指标,对于稳定性心力衰竭患者,6MWD<200 m 提示死亡风险明显增加。同时,6MWD 可用于量化心肺疾病的严重程度。《中国心力衰竭诊断和治疗指南 2018》建议将 6MWD 用于评定患者的心力衰竭严重程度,具体分级见表 6-1-4。

表 6-1-4　心力衰竭患者 6MWD 分级

严重程度	6WMD/m
重度	<150
中度	150~450
轻度	>450

6MWD 与慢性呼吸系统疾病的重要临床结局也有密切的关系。慢性阻塞性肺疾病(COPD)患者常用的综合评定指标 BODE 指数中,"E"项运动耐力即采用 6MWT 作为患者运动能力的评定方法,以 350 m、250 m 和 150 m 作为功能损害严重程度的分层标准。《中国肺高血压诊断和治疗指南 2018》指出,6MWT 可客观评价肺动脉高压患者的运动耐量,首次住院患者的 6MWD 与预后明显相关,是成人肺动脉高压患者危险分层的重要指标之一。6MWD 也是特发性肺间质纤维化(idiopathic pulmonary fibrosis,IPF)的重要预后指标,6MWD 绝对值/预测值≤72% 是 IPF 患者死亡的重要独立预测因子。

2. 最小临床重要差异值——多次测量/干预措施疗效评价的解读

功能状态的评定有时很难解读,因为干预前后微小的变化可能具有统计学意义,但其临床意义不大。评价医疗干预或康复前后 6MWD 变化达到多少对患者有临床意义常用的指标是最小临床重要差异值(minimal clinically important difference,MCID),用于描述患者因功能改善或恶化而导致 6MWD 变化的最小值。大多数研究根据组内的平均数据计算 MCID,用于解释组间的 6MWD 平均值变化的临床意义。

(1)相关疾病的 MCID:①6MWD 的改善与心力衰竭患者的死亡率和住院率密切相关。根据 ATS 指南,慢性心力衰竭患者 6MWT 的 MCID 为 43 m。一般认为,心力衰竭患者的 6MWD 提高 30～50 m,可显著改善患者的 NYHA 分级和提高健康相关的生活质量。②IPF 患者的 MCID 值为 24～45 m,6MWD 在 24 周内下降量＞50 m 提示预后不良,死亡风险至少增加 4 倍。ERS 和 ATS 根据目前已有的研究结果提出,成年慢性呼吸系统疾病患者 6MWD 的 MCID 为 25～33 m。

(2)运动康复及其他干预治疗的 MCID:6MWT 作为对患者运动能力和功能状态的评定手段,也广泛应用于心肺康复领域。有研究发现老年健康受试者进行 12 周中等强度的步行锻炼(30 min/天)后,6MWD 改善 50 m 是心肺疾病状态改善的 MCID。对于近期患过急性冠状动脉综合征且从心脏康复中获益的冠心病患者,6MWD 的 MCID 约为 25 m,因此 6MWD 改善 25 m 可作为冠心病患者心脏康复的基础治疗目标。也有研究证实了运动康复对于呼吸系统疾病患者的效果。在接受运动康复治疗的 COPD 患者中,中到重度的 COPD 患者 6MWD 的 MCID 值为 35 m。

在解释 6MWT 结果时,目前多数研究采用步行距离绝对值的报告形式。已报道的健康成年人 6MWD 的范围在 400～700 m。6MWD 降低提示受试者的运动耐量下降,但没有针对疾病的特异性诊断价值。多数学者认为,在心血管和呼吸系统疾病患者中,6MWD＜300 m 的患者预后较差,6MWT 在评价疾病变化、运动康复及其他干预治疗时的 MCID 为 30～50 m。

七、6 分钟步行试验的局限性

6MWT 的局限性在于不能直接精准测定峰值氧耗量,不能明确运动耐量下降的原因及机制,测试结果也不具有诊断特异性。对于存在 6MWD 下降的患者,需要进一步完善相关检查以明确原因。此外,6MWT 对测试方法的变化非常敏感,结果易受患者年龄、身高、体重、性别、步行测试的主观意愿以及抽样人群、鼓励类型、走廊长度、是否氧疗等多种因素的影响。因此,在执行过程中应严格按照规范操作,减少误差产生。

综上,6MWT 作为一种简便易行的亚极量水平的功能能力测试方法,具有良好的实用性和有效性,患者耐受性好,易于接受,尤其适用于中重度运动能力下降的患者以及老年患者。该试验已被广泛应用于临床功能状态评定、医疗干预效果评价、疾病预后评定以及指导运动处方制订等。随着未来人工智能化检测技术的发展,6MWT 将获得更多有价值的监测数据和信息,从而更深入地推动相关临床研究,更好地提升 6MWT 的临床应用水平。

【附录】

附表 A　6 分钟步行试验记录单

姓名		年龄/岁		性别	
身高/cm		体重/kg		BMI	
主要诊断					

最后一次使用支气管扩张剂 □无医嘱□今日未用□今日已使用 药物：_____ 使用时间：_____	近期使用的药物（药名/剂量/用法/频率） 1. _____ 2. _____

步行前

症状:□无；　□胸痛　□心悸　□咳痰　□喘鸣　□呼吸困难　□头晕　□脸色苍白　□下肢不适
　　　□脚步蹒跚　□其他：_____　　缓解方法：_____

跌倒风险：□否;□是,原因：_____	舒适的鞋　□是　□否
外周循环	□好	□坏:□雷诺病　□硬皮病　□其他：_____

日常吸氧

□否	□是 流量：____ L/min　FiO₂：____%　使用时长：_____ 氧气类型:□化学制氧　□钢瓶　□分子筛制氧机　□医院中心供氧 供氧方式:□鼻导管　□鼻塞　□面罩　□非重复呼吸面罩　□呼吸机

步行中

吸氧:□否;□是,方式：_____　　流量　____ L/min　FiO₂：____%

症状:□无；　□胸痛　□心悸　□咳痰　□喘鸣　□难以忍受的呼吸困难　□严重头晕甚至黑矇
□脸色苍白　□下肢不适　□脚步蹒跚　□其他：_____　缓解方法：_____
_____

中途休息：□否;□是,休息____次,耗时：_____,休息时心率____次/min,血压：____ mmHg
SpO₂：____%。休息原因：_____

提前结束：□否;□是,实际测量时间：_____ min,心率：____次/min,血压：____ mmHg
SpO₂：____%。原因：_____

步行中辅助工具:□否　;□手杖　□带轮子助行器　□不带轮子助行器　□其他_____
_____

步行距离	总距离：____圈×____ m+____ m=____ m				
对比	Borg 气促评分	Borg 疲劳评分	心率/(次/min)	SpO₂/%	血压/mmHg
步行前					
结束 5 min 内					

操作者：_____　　日期：_____

附表 B　Borg 自觉疲劳程度量表(0～10 级或 6～20 级)

0～10 级		6～20 级	
级别	疲劳感觉	级别	疲劳感觉
0	没有	6	非常轻
0.5	非常轻	7	
1	很轻	8	很轻
2	轻	9	
3	中度	10	轻
4	稍微累	11	
5	累	12	稍微累
6	很累	13	
7		14	累
8		15	
9	非常累	16	很累
10	最累	17	
		18	
		19	非常累
		20	

❋ 综合测试题

1. 关于 6 分钟步行试验描述错误的是(　　　)

A.评价患者的整体活动能力和功能状态

B.不能直接精准测定峰值氧耗量

C.测定患者 6 min 内在平坦、硬地面上以能耐受的最大速度尽力奔跑的距离

D.可用于药物或装置治疗前后观察

E.可反映心肺血管功能、神经肌肉运动耐力

2. 下列属于 6 分钟步行试验的绝对禁忌证的是(　　　)

A.高危不稳定型心绞痛　　　　　　B.中到重度主动脉瓣狭窄无明确症状

C.梗阻性肥厚型心肌病　　　　　　D.左冠状动脉狭窄

E.静息心率＞110 次/min

3. 下列属于 6 分钟步行试验的相对禁忌证的是(　　　)

A.未控制的症状性心力衰竭　　　　B.急性心肌炎或心包炎

C.冠状动脉血管成形术 24 h 内　　　D.中度狭窄性心脏瓣膜病

E.未控制的症状性或血流动力学紊乱的心律失常

4. 近年来,随着心肺康复工作的推广普及,6分钟步行试验适应证范围也在不断扩大,下列属于6MWT的适应证的是( )

　　A.评定 COPD 功能状态　　　　　　　　B.肺移植治疗前和治疗后的比较

　　C.心衰预后评价　　　　　　　　　　　　D.肺切除治疗前和治疗后的比较

　　E.以上都是

5. 当患者在做 6 分钟步行试验时出现以下哪些情况考虑中止试验( )

　　A.胸痛　　　　　　　　　　　　　　　　B.不能耐受的喘憋

　　C.突然崴脚造成行进困难　　　　　　　　D.外周 SpO_2 下降,低于 85%

　　E.以上都是

6. 某心衰患者测得 6 分钟步行距离为 258 m,根据《中国心力衰竭诊断和治疗指南2018》6MWD 用于评定患者的心力衰竭严重程度,此时该患者的心衰严重程度是( )

　　A.轻度　　　　　　B.中度　　　　　　C.重度　　　　　　D.极重度

7.6MWT 的结果可能受到各种因素的影响,以下可增加测试过程中步行距离的影响因素是( )

　　A.高龄

　　B.测试前用药(硝酸酯类、曲美他嗪等药物)

　　C.平时缺乏锻炼

　　D.步行穿不舒适的鞋

　　E.肥胖

※ 参考答案

　　1.C　2.A　3.D　4.E　5.E　6.B　7.B

参考文献

[1] ATS Committee on Proficiency Standards for Clinical Pulmonary Function Laboratories.ATS statement:guidelines for the six-minute walk test[J].Am J Respir Crit CareMed,2002,166(1):111-117.

[2] HOLLAN D,SPRUIT M,TROOSTERS T,et al. An official European Respiratory Society/American Thoracic Society technical standard:field walking tests in chronic respiratory disease[J].Eur Respir J,2014,44(6):1428-1446.

[3]中华医学会心血管病学分会,中国康复医学会心肺预防与康复专业委员会,中华心血管病杂志编辑委员会.六分钟步行试验临床规范应用中国专家共识[J].中华心血管病杂志,2022,50(5):432-442.

(洪晓琼编,刘玉琪审定)

第二节　心肺运动试验

【重点难点】

(1)重点:掌握心肺运动试验的概念、临床应用及禁忌证,掌握试验终止的指征。

(2)难点:熟悉心肺运动试验的常用指标、结果解读。了解心肺运动试验的生理基础、操作流程。

一、概述

心肺运动试验(cardiopulmonary exercise test,CPET)是指在特定运动负荷下,对呼吸系统、心血管系统、血液系统、神经生理以及骨骼肌系统对同一运动的应激反应进行综合评价,通过测量气道内的气体交换来同步评定确定受试者运动能力的测试。该试验强调心肺功能的整体作用以及内外呼吸的耦联,在受试者从平静、极限运动到运动后恢复状态下连续气体交换的过程中,监测血压、心电、血氧饱和度等指标的变化,测定外呼吸与内呼吸的异常,从而客观、定量、全面地对心肺储备功能和运动耐力进行评价,同时评定患者整体功能状态,从而达到病情评定、疾病诊断、治疗效果评定以及预后转归预测的目的。

不同于普通的心肺功能检查和一般的心脏负荷试验,心肺运动试验具有以下特点:是一种完全无创且相当安全的检测手段;是一项综合和独特的诊断工具,能够同时评定心肺功能水平和定量分级,有助于气短和乏力的鉴别诊断;具有很高的敏感度,且准确度受测试者主观因素的影响很小。

二、生理基础

机体运动的本质是为了满足肌肉运动需求,心血管以及呼吸系统相互协作从而增加氧气吸入并排出二氧化碳,其生理学反应表现在外呼吸与内呼吸的耦联过程。大致过程包括:肺通气,肺与血液氧气、二氧化碳交换(外呼吸),氧气和二氧化碳通过血液转运,毛细血管与周围肌肉组织进行氧气与二氧化碳交换(内呼吸)4个过程,即外呼吸、内呼吸、循环系统及所参与的肌肉功能等。通常,通过心输出量和肺通气量的增加来提高机体对氧的摄取。心输出量的增加是由每搏输出量增加和心率提高两种途径共同完成的。在机体以最大强度运动时,心输出量可达到静息状态下的5～7倍。心输出量的增加,在运动初期主要表现在每搏输出量增加,可达到静息状态下的2倍;运动后期,则主要是通过与运动强度(耗氧量)平行的心率上升来实现的,心率在一定范围内提高,可使心输出量达到静息状态下 2.5～3.5 倍。肺通气量的增加是由潮气量和呼吸次数的增加所决定,潮气量决定运动早期通气量的增加,而随着运动强度增加,后期的通气量则由呼吸次数增加决定。静息时潮气量约 0.5 L,最大运动强度时可达到 2 L 以上;静息时呼吸次数为 10～20次/min,最大运动强度时可达到 40～60 次/min,因此在最大运动强度下,通气量可达到静息状态下的 10～12 倍。可见,在机体运动所体现的循环系统和呼吸系统储备功能中,后者的储备能力远大于前者。所以,运动中止往往不是呼吸系统所致,而是由循环系统所引起。

三、临床应用

心肺运动试验已经广泛应用于临床,主要用于评定运动受限的病理生理,对呼吸困难的鉴别诊断,评定心功能损害的严重程度,评价治疗方法的效果,评定外科大手术的风险和预后,评定器官移植的生存潜能(如心脏移植、肺移植等),协助制订康复医学的个体化运动处方,以及制订运动计划、训练方案及进行劳动力评定等。

(一)CPET 对呼吸困难的鉴别诊断

CPET 可用于鉴别不同病因引起的呼吸困难,如慢性阻塞性肺疾病、心血管疾病、肺间质纤维化、肺血管疾病、肥胖、线粒体肌病,甚至心理因素等。

1. 慢性阻塞性肺疾病

运动潮气流速容量环与静息最大流速容量环分析,可用于出现常规肺功能检查不能解释临床症状的气流受限患者,以确定最大运动强度时其呼气受限的程度。因此,该指标目前已经成为关注热点,有学者认为其优于通气储备,至少二者在诊断通气受限方面相辅相成。

2. 心血管疾病

CPET 可协助评定心力衰竭患者的心功能分级(Weber 心功能分级),根据心功能损害程度、最大摄氧量(maximal oxygen uptake,$\dot{V}O_{2max}$)、无氧阈(anaerobic threshold,AT)及心排血指数(cardiac index,CI),将心功能分为 A、B、C、D 四级。不同于 NYHA 心功能分级,Weber 心功能分级为客观定量指标(表 6-2-1)。

表 6-2-1　心脏功能分级(Weber KT 标准)

级别	心功能损害	$\dot{V}O_{2max}/$ [mL/(kg · min)]	AT/ [mL/(kg · min)]	CI/ [mL/(min · m²)]
A 级	无或轻度	>20	>14	>8
B 级	轻度至中度	16～20	11～14	6～8
C 级	中度至重度	10～15	8～11	4～5
D 级	重度	<10	<8	<4

改编自:刘柏年,张我素.心肺运动试验在评价慢性心衰中的应用[J].天津医药,1997(7):445-447.

(二)对大手术出现并发症风险的术前评定

对心肺功能不全、静态肺功能评定不宜手术而又必须手术者,CPET 可区别围手术期的高危患者与低危患者。当 $\dot{V}O_{2max} > 20$ mL/(kg·min)时发生并发症可能性极低, $\dot{V}O_{2max}$ 为 $10 \sim 15$ mL/(kg·min)时属高危患者, $\dot{V}O_{2max} < 10$ mL/(kg·min)时并发症发生率接近 45%、病死率接近 30%。AT>11 mL/(kg·min)(大于基础代谢 2 倍以上)手术风险较低,AT<11 mL/(kg·min)手术风险较高。

(三)评定器官移植生存潜能

CPET 可为心力衰竭晚期患者提供宝贵的预后信息。有研究发现,对于缺血性或特发性扩张型心肌病患者,当 $\dot{V}O_{2max} \geqslant 16$ mL/(kg·min)时,36 个月生存率约为 80%; $\dot{V}O_{2max} < 16$ mL/(kg·min)时 36 个月生存率则不足 50%; $\dot{V}O_{2max} < 14$ mL/(kg·min)时,其病死率极高,应立即进行心脏移植手术。

(四)其他

(1)评定疾病严重程度和运动受限程度。CPET 有助于鉴别阻塞性肺疾病患者(特别是临床症状与肺功能不相符者)是否合并心脏疾病及外周骨骼肌障碍。

(2)评定运动时氧合能力,并协助做出运动处方。

(3)对药物治疗或肺康复治疗反应进行评定。

(4)客观监测治疗过程中运动能力改善情况。

(5)检查运动时传导系统疾病患者的变时性反应,有助于确定起搏器安装的必要性和时机,同时客观测定人工起搏的生理反应。

四、禁忌证

(一)绝对禁忌证

急性心肌梗死(2~3 天内);中、高危不稳定型心绞痛;心律失常伴有临床症状或血流动力学紊乱而未得到控制;有症状的严重主动脉瓣狭窄或二尖瓣狭窄;未控制的症状性心力衰竭;急性肺栓塞;急性心肌炎或心包炎;急性主动脉夹层分离。

(二)相对禁忌证

冠状动脉左主干狭窄;中度狭窄的瓣膜性心脏病;快速性或缓慢性心律失常;肥厚型心肌病或其他流出道梗阻性心脏病;高度房室传导阻滞;3 级高血压;电解质紊乱;因精神或体力障碍而不能进行运动试验。

五、操作流程及注意事项

(一)操作前准备及操作流程

(1)设备定标:任何测量工具都需要定标,以保障测量精确性。

(2)受试者准备:对受试者说明试验的目的、意义、步骤及可能存在的风险,并让其签署知情同意书。查看受试者病史、症状、以往重要的心脏检查结果及其他临床资料,评定心肺运动试验风险度。

(3)静态肺功能:测定肺容量、流速容量环及每分钟最大通气量。

(4)开始测试:佩戴合适的面罩,在功率踏车上进行运动,其中包括静息、热身、运动负荷递增和恢复四个阶段。整个过程中严密观察受试者的心电图信息、血压、心率及气体代谢等指标,必要时终止运动。

(二)操作中观察内容

1. 临床症状和体征

踏车运动试验中,医师和操作者需观察受试者是否出现胸痛、呼吸困难、眩晕、头痛、面色苍白、出冷汗、血压下降、站立不稳、动作笨拙、下肢疼痛或沉重不适、恶心、呕吐等症状。

2. 心电图的改变

(1)导联的数量:如导联脱落。

(2)ST 段改变:形态、程度的测量。

①ST 水平或下斜型压低:心肌缺血。

②ST 上抬:室壁瘤、冠脉痉挛、严重的透壁性心肌缺血。

③引起 ST 改变的其他情况:束支传导阻滞、心肌病、心室肥厚、起搏器术后、预激综合征、过度通气、贫血、低血钾等。

3. 运动性心律失常

室早最常见,其次是室速,有冠心病史者,运动中出现频发室早、室速应引起重视。

(三)试验终止指征

1. 绝对指征

诱发典型心绞痛发作或加重心绞痛;收缩压下降量≥20 mmHg,或低于运动前;血压明显上升,至 250/120 mmHg 以上;出现中枢神经系统症状;严重末梢循环灌注不足;严重致命性心律失常;心电血压无法监测;受试者要求终止。

2. 相对指征

受试者胸部不适加重、疲劳、呼吸困难、喘息、下肢痉挛、跛行;心电图表现为 ST 偏移≥3~4 mm,QRS 电轴明显偏移;新发的右束支传导阻滞;非致死性心律失常,如交界性期前收缩等;换气比值(RER)>1.15。

(四)试验中可能出现的症状及相应处理

心肺运动试验中可能出现的症状及相应处理见表 6-2-2。

表 6-2-2 心肺运动试验中可能出现的症状及相应处理

症状	处理
过度疲劳,呼吸困难,喘息,下肢痉挛,跛行	休息
低血压	休息
心绞痛发作	休息、给氧、应用硝酸甘油
心律失常	—
心动过缓	应用阿托品、异丙肾上腺素
频发室性早搏	休息、给氧、应用利多卡因
室性心动过速	应用利多卡因、心律转复
阵发性室上性心动过速	按摩单侧动脉窦,药物治疗(如腺苷、维拉帕米、洋地黄、普萘洛尔)
Ⅱ、Ⅲ度房室传导阻滞或束支传导阻滞	休息、给氧;若心率低于 40 次/min,给阿托品或异丙肾上腺素
心室颤动	心肺复苏、除颤

(五)心肺运动试验的心电图阳性及可疑阳性判断标准

(1)病变的严重程度与缺血性 ST 段改变出现的时间有关。在低负荷运动和较低的心率-血压乘积时若出现 ST 段压低,表示预后差,且与多支血管病变有关。恢复期 ST 段压低的持续时间也与冠心病严重程度相关。

(2)运动引起心率增快,舒张期缩短,冠状动脉灌注时间减少,故运动较静息时更能检出冠状动脉疾病。心肌缺血是由于心肌血流量减少,心肌耗氧量增加,供氧和需氧间不能平衡,不足以支持心肌正常做功。其心电图表现为 ST 段压低,T 波改变,运动中可出现室性早搏及其他严重心律失常等。

(3)随运动负荷递增,出现异位搏动的频率增加同样提示心肌缺血。然而也有部分异位搏动是良性,如休息时偶发房性期前收缩或室性早搏,而运动时消失或减少。

(4)很多情况下,单独依靠 ECG 的 T 波及 ST 段变化检出心肌缺血会出现假阳性或临界改变。有研究发现,当心肌动力学障碍伴 ECG 改变时,摄氧量(VO_2)不会随运动负荷递增而相应增加。因此,摄氧量与功率斜率($\Delta VO_2/WR$)降低与心肌缺血 ECG 变化相一致,这可强化累及大面积心肌病变的冠心病诊断。由于胸痛症状可有可无,仅凭借症状并不可靠,伴随着血压下降的 ECG 改变诊断心肌缺血更可靠。

心肺运动试验的心电图阳性及可疑阳性判断标准见表 6-2-3。

表 6-2-3　心肺运动试验阳性及可疑阳性标准

阳性标准	可疑阳性标准
ST 段水平或下斜型压低≥0.1 mV,持续 2 min	ST 段水平或下斜型压低≥0.1 mV(持续小于 2 min),或压低 0.05～0.1 mV
ST 段上斜型压低≥0.2 mV,伴 aVR 导联 ST 段抬高>0.1 mV	ST 段近似水平压低 0.1～0.2 mV
较 ST 段水平或上斜型压低,下斜型压低更有意义	出现倒置或双向 T 波,倒置 T 波呈箭头样
ST 段下移测量:J 点后 40 ms 或 80 ms	运动中或运动后出现 U 波倒置
若运动前出现 ST 段压低,应在原基础上出现上述改变	低负荷运动中,出现室性期前收缩二联律、频发室性期前收缩、室性心动过速、房室传导阻滞、窦房传导阻滞、心房颤动、心房扑动

六、常用指标及正常值

(一)运动试验时间

试验时间包括静息、热身、运动负荷增加至运动峰值、恢复期四个阶段。正常值或正常反应:建议运动负荷增加至运动峰值的时间最好在 8～12 min,这取决于受试者的运动储备功能和运动试验的运动负荷方案。

(二)峰值运动负荷

峰值运动负荷为患者能维持稳定每分钟踩转 60～70 圈功率踏车的最大运动负荷。正常值或正常反应:取决于受试者的运动储备功能。

(三)运动心率(HR)

运动中心率的初期增加是由于副交感神经活性减退,随后由交感神经活性增强所致。正常值或正常反应:最大预测心率＝220－年龄(岁)或者 210－0.65×年龄(岁)。

(四)最大摄氧量($\dot{V}O_{2\,max}$)

$\dot{V}O_{2\,max}$是指最大运动负荷时获得的最大摄氧量。该指标不仅可反映受试者的心肺功能及外周(骨骼肌)功能,还可较准确地反映受试者的某些疾病严重程度,如心力衰竭、肥厚型心肌病、肺动脉高压、继发性肺动脉高压、慢性阻塞性肺疾病、间质性肺疾病,同时可作为评定疾病预后的指标。正常值或正常反应:受年龄和性别影响显著,年轻运动员和身体健康状况良好的 80 岁女性差别可在 15～80 mL/(kg·min)。随着年龄增长,由于相关的心肺功能和外周肌肉功能的下降,峰值摄氧量(peak $\dot{V}O_2$)随之降低;性别相关差异主要受最大心输出量差异的影响。$VO_{2\,max}$实测值/最大预测值应超过84%。

(五)二氧化碳排出量(carbon dioxide discharge,VCO_2)

决定CO_2排出量的因素包括血液CO_2携带能力、CO_2在组织间的交换等;在组织和血液中CO_2易溶解;较呼吸中测得的$\dot{V}O_2$,$\dot{V}CO_2$与通气量相关性更大。正常值或正常反应:运动时,$\dot{V}CO_2$和每分通气量紧密相关。

(六)通气量、每分通气量(minute ventilation,MV)和潮气量(tidal volume,VT)

MV的增加是为了维持机体血气和酸碱平衡,这是机体代谢需求增加的表现;运动时通气量的增加必然包含VT和呼吸频率的增加。正常值或正常反应:健康人的低负荷运动有赖于VT的增加;当运动强度增加到最大运动强度的70%~80%时,通气量的增加则主要依赖于呼吸频率的增加。VT的高水平为肺活量的50%~60%,但差异性很大。

(七)静息和运动时的呼气末二氧化碳分压(partial pressure of end-tidal carbon dioxide,PetCO₂)

PetCO₂表示心血管和肺的通气和灌注的匹配,也可反映某些疾病的严重程度。正常值或正常反应:静息PetCO₂为36~42 mmHg;从运动初期到出现无氧阈,PetCO₂可增加3~8 mmHg;而后由于继发性通气增加,$\dot{V}CO_2$排出增加,从而使PetCO₂降低。

(八)经皮动脉血氧饱和度(percutaneous arterial oxygen saturation,SpO₂)

用于动脉血氧饱和度无创测定;诊断无法解释的呼吸困难是否与肺疾病相关;对于肺动脉高压、继发性肺动脉高压、慢性阻塞性肺疾病、间质性肺疾病患者,运动时出现的血氧饱和度下降可作为疾病严重程度的分层。正常值或正常反应:静息和运动时均应大于95%。

(九)主观症状

判断受试者运动受限的主观症状,可使用劳累程度评分(如Borg自觉疲劳程度量表)以及呼吸困难和心绞痛症状特异性量表进行量化。异常呼吸困难(严重呼吸困难以致不能持续运动)常为试验终止的主要原因,同时提示受试者的不良事件风险增加。正常值或正常反应:因肌肉疲劳而运动受限,无明显呼吸困难或心绞痛。

(十)运动血压

表示机体心血管系统对运动的反应和左室后负荷的变化。正常值或正常反应:运动中$\dot{V}O_2$每增加3.5 mL,收缩压升高约10 mmHg。正常最大收缩压上限为男性210 mmHg,女性190 mmHg;一般舒张压保持不变或略下降。

(十一)无氧阈(AT)

AT 为反映心肺功能、机体运动耐力和机体摄氧能力的指标。正常值或正常反应：由于 AT 划分出几乎完全有氧代谢运动强度的上限范围，AT 以下的运动负荷完全可以维持在有氧代谢范围内；久坐习惯的正常个体，AT 为可预测 $\dot{V}O_{2\,max}$ 的 $50\%\sim60\%$；AT 水平受年龄、遗传、运动形式及运动方案所影响。

(十二)摄氧量与功率斜率($\Delta\dot{V}O_2/\Delta WR$)

$\Delta\dot{V}O_2/\Delta WR$ 表示每增加单位功率所需增加的 $\dot{V}O_2$，代表向运动的肌肉组织输送氧所增加的程度，是负荷运动试验定量运动强度的指标，对疑似心肌缺血(运动导致左心室功能障碍)有诊断价值。正常值或正常反应：随着运动负荷的增加，$\dot{V}O_2$ 持续线性上升。在心肺运动递增试验中，$\Delta\dot{V}O_2/\Delta WR$ 的正常范围为 $8.5\sim11\ mL/(min\cdot W)$。

(十三)心率储备(heart rate reserve,HRR)

指以最大强度运动后心率的可增加程度，公式为最大预测心率－最大运动强度时实测心率。正常值或正常反应：正常情况下，心率储备≤15 次/min；对于有外周动脉疾病或心脏传导功能不全的患者，心率储备水平往往会增加。

❀ 综合测试题

1. 机体运动时所需氧的增加并排出生成的二氧化碳，其大致过程包括 4 个过程，下列描述不正确的是(　　　)

A.外呼吸　　　　　　　　　　　　B.内呼吸

C.循环系统　　　　　　　　　　　D.所参与的肌肉功能

E.神经系统

2. 关于心肺运动试验阳性标准，下列描述不正确的是(　　　)

A.ST 段下移测量：J 点后 40 ms 或 80 ms

B.ST 段水平或下斜型压低≥0.1 mV,持续 2 min

C.ST 段上斜型压低≥0.2 mV,伴 aVR 导联 ST 段抬高>0.1 mV

D.若运动前有 ST 段压低,应在原基础上出现上述改变

E.ST 段水平压低比下斜型或上斜型压低更有意义

3. 关于心肺运动试验运动终止绝对指征，下列描述不正确的是(　　　)

A.诱发典型心绞痛发作或心绞痛加重　　B.收缩压下降量≥20 mmHg,或低于运动前

C.血压明显上升≥140/90 mmHg　　　　D.严重致命性心律失常

E.中枢神经系统症状

4. 心肺运动试验绝对禁忌证不包括(　　)

A.未控制的症状性心力衰竭　　　　　B.急性心肌梗死(2～3天内)

C.低危不稳定型心绞痛　　　　　　　D.急性肺栓塞

E.急性心肌炎或心包炎

5. 心肺运动试验的相对禁忌证不包括(　　)

A.冠状动脉左主干狭窄　　　　　　　B.2级高血压

C.快速性或缓慢性心律失常　　　　　D.高度房室传导阻滞

E.肥厚型心肌病或其他流出道梗阻性心脏病

❋ 参考答案

1. E　2. E　3. C　4. C　5. B

参考文献

[1]穆魁津,刘世琬.全国肺功能正常值汇编[M].北京:北京医科大学、中国协和医科大学联合出版社,1990.

[2]ZHENG J P, ZHONG N S.Normative values for pulmonary function testing in Chinese adults[J].Chin Med J(Engl),2002,115(1):50-54.

[3]PELLEGRINO R,VIEGI G,BRUSASCO V,et a1. Interpretative strategies for lung function tests[J].Eur Respir J,2005,26(5):948-968.

[4]朱蕾,董利民.肺功能诊断[J].中华结核和呼吸杂志,2012,35(3):235-237.

[5]江梅,陈维清,郑劲平.肺通气功能正常参考值的研究进展[J].中华结核和呼吸杂志,2013,36(12):973-976.

[6]Lung function testing:selection of reference values and interpretative strategies. American Thoracic Society[J].Am Rev Respir Dis,1991,144:1202-1218.

[7]中华医学会呼吸病学分会慢性阻塞性肺疾病学组.慢性阻塞性肺疾病诊治指南(2007年修订版)[J].中华结核和呼吸杂志,2007,30(1):8-17.

[8]张炜,黄洁.心肺运动试验在扩张性心肌病慢性左心衰竭患者心功能评价中的应用价值[J].中华医学杂志,2014,94(14):1076-1079.

[9]桂珍珍,夏岑峰,高艳,等.心肺运动试验对慢性阻塞性肺疾病患者肺功能的评估价值研究[J].中国全科医学,2016,19(5):507-510.

[10]MAZAHERI R, SHAKERRIAN F, VASHEGHANI-FARAHANI A, et a1. The usefulness of cardiopulmonary exercise testing in assessment of patients with suspecte dcoronary artery disease[J].Postgrad Med J,2016,92(1088):328-332.

(刘清权编,刘玉琪审定)

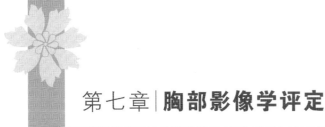

第七章 | 胸部影像学评定

+ +

第一节　胸部 X 线、CT 检查

【重点难点】
　　(1)重点:掌握异常胸部 X 线、CT 判读。
　　(2)难点:熟悉正常胸部 X 线、CT 判读。

一、胸部正常 X 线表现

(一)胸廓正常 X 线表现

胸部 X 线表现为胸腔内、外各种组织结构的相互重叠的影,检查时应灵活使用胸部正侧位投影方法综合判定。

1. 骨骼

(1)肋骨:共 12 对,左右对称,第 1~10 肋骨前端以肋软骨的形式与胸骨相连,第 11、12 肋骨前缘游离与腹壁肌肉相连。

(2)锁骨:起自肩峰向内下与胸骨连接,左右各一。

(3)肩胛骨:X 线摄影显示背部外上侧的骨骼,左右各一。

(4)胸骨:正位显示与胸椎重叠,侧位片可显示胸骨的结构。

(5)胸椎:标准后前位胸片上第 1~4 胸椎清楚可见,其余心影重叠。

2. 软组织

(1)胸锁乳突肌:与颈部相连,于两肺尖内侧形成外缘较清晰的均匀致密影。

(2)胸大肌:呈两肺中部偏外侧的弧形密度增高影。

(3)女性乳房与乳头:位于两下肺野,多表现为对称性、半圆形的密度增高影;乳头影一般年龄较大的妇女多见,在两肺下野第 5 前肋间呈现左右对称的小圆形致密影。

3. 胸膜

胸膜分为脏层、壁层两层。脏层包裹肺及各肺叶间,壁层与胸壁、纵隔及横膈相贴,脏、壁层胸膜之间存在潜在腔隙,称为胸膜腔。

(二)肺部正常 X 线表现

1. 气管

气管起于喉部环状软骨下缘,于第 5~6 胸椎平面分为左、右主支气管(图 7-1-1)。气管隆嵴显示分叉角一般为 60~85°。主要包含主支气管、肺叶支气管、肺段支气管、亚肺段支气管等更细小分支。

2. 肺

(1)肺野:胸片上两肺表现为均匀一致的透明区域。两肺野在正位胸片上表现为与肺内所含气体量成正比的肺野透明度。为了更准确地描述病变部位,人为地将两侧

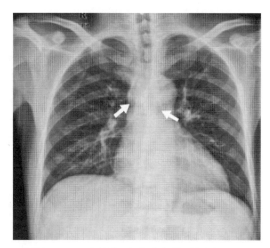

图 7-1-1　双侧左、右主支气管(箭头处)

肺野进行划分,主要包括上、中、下野及内、中、外带(图 7-1-2):横向划分为上、中、下三野,界线分别于第 2、4 肋骨前勾画水平线;纵向划分为内、中、外三带,通常将两肺进行三等分的纵行分区。肺尖区为第 1 肋骨圈外缘以内的部分,锁骨下区为锁骨以下第 2 肋骨圈外缘以内的部分。

(2)肺门:是肺动脉、肺静脉、支气管等进入肺脏的入口(图 7-1-3);通常左侧高于右侧 1~2 cm;右侧肺门上、下部构成肺门角。

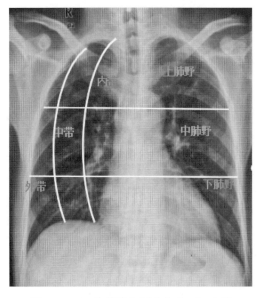

图 7-1-2　双肺被横向划分为上、中、下野,
纵向划分为内、中、外带

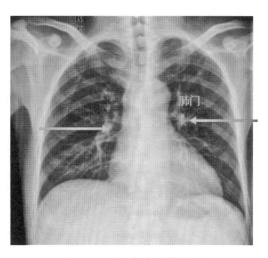

图 7-1-3　左、右肺门(箭头处)

(3)肺纹理:表现为从肺门向外呈放射状分布的树枝状影,称为肺纹理。肺纹理由肺动脉、肺静脉、支气管、淋巴管及少量间质组织组成,其中主要组成部分是肺动脉。

(4)肺叶和肺段:由叶间胸膜将右肺分成上、中、下三个肺叶,左肺分成上、下两个肺叶。每一肺叶由2~5个肺段组成。

(三)心脏正常 X 线表现

正位胸片左心缘分为三段:上段为主动脉结,中段为肺动脉段,下段为左心室。右心缘分为两段:上段为升主动脉和上腔静脉的复合影,下段为右心房。心胸比定义为心脏横径与最大胸廓横径之比,比值不超过 0.5。

二、胸部正常 CT 表现

胸部组织的结构较复杂,密度也显著不同,CT 值差异大,因此可以选择不同的窗宽、窗位,分别观察肺野、纵隔、骨骼(图7-1-4),重建出冠状位、矢状位进行多方位观察。

(一)胸廓正常 CT 表现

1. 胸壁肌肉

通常从纵隔窗 CT 图像上分辨胸大肌、胸小肌等肌肉。

2. 胸部骨骼

胸骨柄呈前凸后凹,与锁骨相连形成胸锁关节;胸骨体呈长方形;成人剑突多表现为三角形高密度影。胸椎位于后胸廓中央部,CT 可以分辨椎体、椎板、椎弓等。肋骨 CT 图像切面呈弧形排列。肩胛骨呈不规则、长条形走行,位于胸廓背侧。

(二)肺部正常 CT 表现

1. 肺野

两肺野内含气而呈极低密度影,可见由中心向外周分布的由粗渐细的肺纹理分支。

2. 肺门

由肺动脉及其伴行的支气管、肺静脉、淋巴管构成。

3. 叶间裂

叶间裂是两侧相邻肺叶的边缘部分。在薄层高分辨率 CT 图像上,叶间裂可显示,表现为高密度线状影。

4. 肺叶、肺段和次级肺小叶

(1)肺叶:叶间裂将左肺分为上、下两叶,右肺分为上、中、下三叶。

(2)肺段:表现为尖端指向肺门的圆锥形。

(3)次级肺小叶:肺的基本解剖单位,常简称为肺小叶。肺小叶呈圆锥形,直径为 10~25 mm,主要包括以下三部分:①小叶核心;②小叶实质;③小叶间隔。

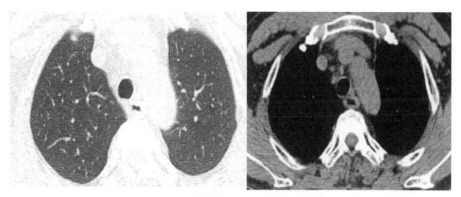

图 7-1-4 肺窗(左图),纵隔窗(右图)

(三)心脏正常 CT 表现

(1)横轴位:主要显示心脏的结构,包括各房室间的解剖相邻关系、心腔大小、心包结构。

(2)短轴位:主要观察左心室各部位的心肌厚度,结合心脏收缩与舒张期的图像对比,还可分析心肌收缩运动功能。

(3)长轴位:主要用于观察心脏的瓣膜,包括主动脉瓣膜、二尖瓣瓣膜,亦可观察左心室流出道及心尖部结构。

三、胸部异常 X 线、CT 表现

(一)气胸

1. 概念

空气进入胸膜腔内为气胸。

2. 病因

因脏层或壁层胸膜破裂导致空气进入胸膜腔。

3. X 线表现

肺野无肺纹理区。

(1)少量气胸时,呈线状或带状无肺纹理区。

(2)大量气胸时,气胸区可占据肺野的中外带,内带呈密度均匀软组织影,此为被压缩的肺;伴有同侧肋间隙增宽,横隔下降,严重者纵隔向健侧移位。

(3)液气胸时,立位胸片可见气-液平面(图 7-1-5)。

4. CT 线表现

(1)气胸表现为患侧肺外带的极低密度影,此区域为无肺纹理区(图 7-1-6),可伴有肺组织不同程度的受压,严重时整个肺组织被压缩至肺门,伴纵隔向对侧移位。

(2)液气胸的液体密度影分布于背侧,极低密度气体影则分于腹侧。

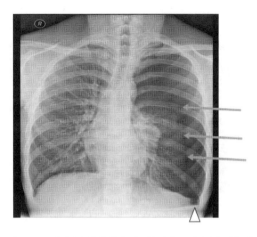

图 7-1-5 左侧肺野外带气胸(箭头处),左侧肋膈角变
钝,少量胸腔积液(三角形处),纵隔稍向对侧移位

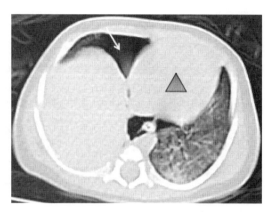

图 7-1-6 肺窗:右肺气胸,极低密度影(箭头处),
纵隔稍向健侧移位(三角形处)

(二)胸腔积液

1. 概念

因胸膜腔内液体形成过快或吸收过缓,产生胸腔积液。

2. 病因

感染、肿瘤、损伤、自身免疫疾病、心力衰竭、低蛋白血症及放射治疗等均可以引起胸
腔积液。胸腔积液分为渗出液和漏出液,可透明清亮,或呈脓性、血性、乳糜性或胆固醇性。

3. X 线表现

(1)游离性积液:

①少量积液:正位片积液上缘位于第 4 肋前端以下,侧位片上后肋膈角变钝,表现为
患侧肋膈角变钝、变平(图 7-1-7)。

②中等量积液:正位片积液上缘位于第 4 肋前端以上和第 2 肋前端以下,积液上缘通
常表现为外高内低的弧形,呈患侧中下肺野的均匀致密影(图 7-1-8)。

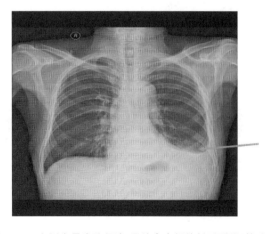

图 7-1-7 左侧少量胸腔积液,呈外高内低的斜形弧线(箭头处)

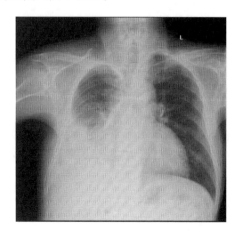

图 7-1-8 右侧胸腔中等量胸腔积液

③大量积液:正位片积液上缘位于第2肋前端以上。患侧肺野呈大范围均匀致密影,肋间隙增宽,伴有横膈下降及纵隔向健侧移位。

(2)局限性积液:

①包裹性积液:积液局限于胸膜腔。切线位片上,包裹性积液表现为自胸壁向肺野突出的边缘清晰的类圆形致密影,通常与胸壁呈现钝角。

②叶间积液:指局限于水平裂或斜裂内的梭形密度增高影,密度均匀,边缘清楚。多于侧位胸片显示。

③肺下积液:胸膜腔积液位于肺底与横膈之间,肺底积液向上推挤肺组织下缘,伴有横膈圆顶状升高。

4. CT 表现

(1)少量、中等量游离性积液:表现为贴近后胸壁的边界清晰的液体样低密度影,多呈弧形、新月形(图 7-1-9)。

(2)大量游离性积液:患侧胸腔表现为大面积的液体样低密度影,常伴有肺组织被压缩于肺门及纵隔向健侧移位(图 7-1-10)。

(3)包裹性积液:自胸壁向肺野突出的液体样低密度影,病灶多呈边缘光整的类圆形或圆形。

(4)叶间积液:呈叶间裂处条带状、梭形的稍低密度影。

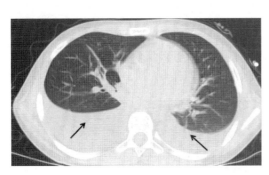

图 7-1-9 肺窗:双侧少中量胸腔积液(箭头处)

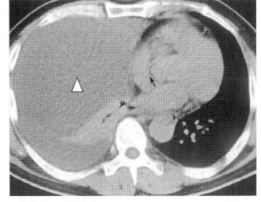

图 7-1-10 纵隔窗:右侧大量胸腔积液(三角形处),纵隔向对侧移位(箭头处)

(三)肺气肿

1. 概念

支气管不完全阻塞产生活瓣效应,气体进多出少而致肺体积增大。分为局限性阻塞性肺气肿与弥漫性阻塞性肺气肿。

2. 病因

(1)局限性阻塞性肺气肿:部分支气管病变引起狭窄和活瓣性阻塞,导致所属局部肺组织的气体增多和体积增大的状态。

（2）弥漫性阻塞性肺气肿：因炎症和（或）痉挛使两肺末梢细支气管呈现活瓣性狭窄，导致弥漫性双肺阻塞性肺气肿。

3.X 线表现

（1）局限性阻塞性肺气肿：阻塞肺叶或肺段肺纹理稀疏，肺野透亮度增加，体积稍增大；邻近的横膈和纵隔是否移位，取决于肺气肿的范围与程度（图 7-1-11）。

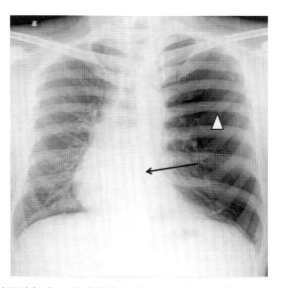

图 7-1-11　左侧肺野肺气肿，透亮度增加（三角形处），纵隔、气管影稍向对侧移位（箭头处）

（2）弥漫性阻塞性肺气肿：胸廓表现为桶状胸，肋间隙增宽。两肺野肺纹理稀疏、变细，整体呈现双肺透亮度增加，双肺野中外带肺纹理消失。心影狭长呈垂位心，横膈低平（图 7-1-12）。

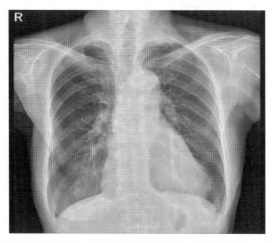

图 7-1-12　弥漫性阻塞性双肺气肿：双侧肺野透亮度增加，肺纹理稀疏、变细直，心影呈垂位心

4. CT 表现

(1)局限性阻塞性肺气肿:病灶表现为肺纹理稀少,局限性肺透亮度增加(图7-1-13)。

(2)弥漫性阻塞性肺气肿:胸廓前后径增宽,双肺野中外带肺纹理消失,余纹理稀疏、细直,肺野整体透亮度增加。

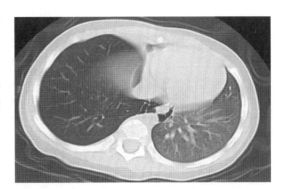

图 7-1-13 肺窗:右肺气肿

(四)肺炎

1. 概念

肺部炎性病变。按起病的病因分为感染性、理化性、免疫和变态反应性,临床以感染性炎症为最常见;按病变解剖分布情况分为大叶性、小叶性、间质性肺炎。

2. 病因

(1)大叶性肺炎:常为肺炎链球菌感染,炎症常累及一个或多个完整的肺叶,也可仅累及肺段。

(2)小叶性肺炎:病变常经累及小叶支气管,呈散在分布,部分病灶可融合成大片,小叶支气管和肺泡内产生炎性渗出物以小叶为中心向邻近扩散。

(3)间质性肺炎:以肺间质炎症为主的肺炎。

3. X 线表现

(1)大叶性肺炎:充血期可仅表现为肺纹理增多,部分患者无 X 线阳性征象。红色和灰色肝变期表现为片状、三角形密度均匀的致密影,病灶以叶间裂为界,若累及整个肺叶时呈大片状致密影,致密影中通常见"支气管空气征",即条状透亮支气管影,上缘模糊,下缘清晰,尖端指向肺门(图7-1-14)。消散期,实变致密影呈大小不等、欠规则的小斑片状影,密度逐渐减低至完全吸收。

(2)小叶性肺炎:病灶多位于双肺近肺门处中下肺野内中带,病灶沿肺纹理分布,呈现散在、边缘模糊、密度不均的斑片状影,部分病灶可融合成较大的片状影,可伴有肺气肿、肺不张(图7-1-15)。

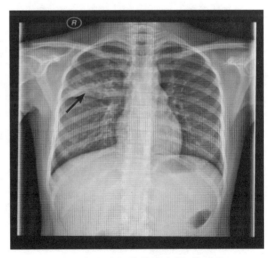

图 7-1-14 右上肺斑片状致密影(箭头处),
上缘边界模糊,下缘边界清晰

（3）间质性肺炎：常表现为两肺中下野肺纹理增粗、模糊，呈网状或小斑片状影（图7-1-16）。

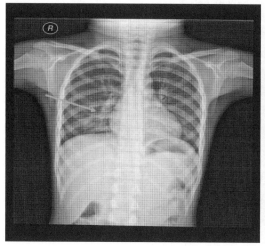 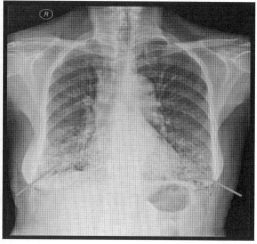

图7-1-15　右下肺内中带肺纹理增多、模糊　　　　图7-1-16　双下肺野网格状致密影

4. CT 表现

（1）大叶性肺炎：充血期病变表现为磨玻璃样密度影，边缘模糊；红色和灰色肝样变期病变呈肺段分布的实变致密影，内见"支气管空气征"（图7-1-17）；消散期病变表现为散在、大小不等的斑片状实变影逐渐吸收减少至完全消失。

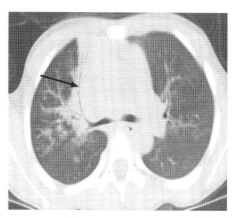 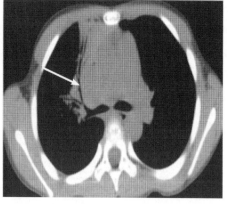

图7-1-17　肺窗（左）、纵隔窗（右）：右肺条片状密度影，内可见"空气支气管征"（箭头处）

（2）小叶性肺炎：双肺靠近肺门处的中下肺野部分肺纹理增粗；呈边缘模糊的结节状、条片状影（图7-1-18），严重时小叶支气管阻塞，常伴有小叶性肺气肿或肺不张。

（3）间质性肺炎：表现为双肺纹理增粗伴有网状或斑片状影（图7-1-19）。

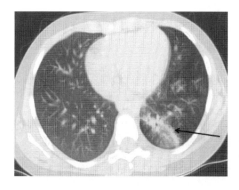

图 7-1-18 肺窗:左下肺条片状密度增高影,边界模糊(箭头处)

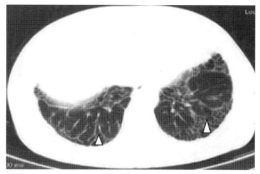

图 7-1-19 肺窗:双下肺多发条索影,近胸膜处呈网格状(三角形处)

(五)胸部外伤

1. 概念

胸部外伤包括胸壁软组织、骨骼、肺、气管、支气管、纵隔及横膈的损伤,分为闭合伤和开放伤。

2. 病因

胸部外伤通常由车祸、刀伤、挤压等因素引起。

3. X 线表现

(1)气管、支气管裂伤:气胸、纵隔气肿及皮下气肿为常见且重要的间接征象。轻度裂伤时 X 线可无明显异常表现;严重损伤者主支气管断裂,形成严重的气胸,肺组织坠至胸腔底部,呈块状高密度影。

(2)肺挫伤:表现为肺纹理边缘模糊不清,呈斑片状或片状稍致密影,边缘模糊,范围通常不按肺段或肺叶分布。若出现肺血肿,表现为类圆形致密影。

(3)肋骨骨折:肋骨骨皮质连续性中断,断端可对合良好或错位、嵌插称为完全性骨折。骨长轴扭曲,骨皮质、骨小梁褶皱,断端部分呈线状称为不完全性骨折。

4. CT 表现

(1)支气管损伤:支气管树成像可显示气管、支气管壁中断,管腔变窄等直接征象,对于气胸、纵隔气肿等继发性改变可显示。

(2)肺挫伤:轻微肺挫伤表现为外围非节段性、边缘模糊的磨玻璃密度影,多位于邻近肋骨骨折处。肺血肿表现为类圆形均匀高密度影。

(3)肋骨骨折:运用 CT 三维重组技术定位肋骨情况(如图 7-1-20),CT 扫描还能

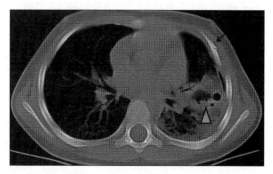

图 7-1-20 骨窗:左下肺片状致密影(三角形处),左侧部分肋骨骨折(箭头处)

显示周边组织结构的损伤情况。

(六)心脏位置异常

1.整体位置异常

（1）心脏移位：指心脏偏离正常位置，病因为胸肺疾患或畸形等。

（2）心脏异位：指心脏的先天性异常，主要表现为胚胎发育早期旋转异常所致的心脏位置的异常（图7-1-21）。

2.房室相对位置异常

正常时右心房居右，左心房居左，如左右颠倒，为心房反位；正常时右心室居右，左心室居左，如左右颠倒，为心室反位。

(七)心脏整体形态异常

心脏形态异常可分为二尖瓣型、主动脉瓣型、普大型（图7-1-22）。

（1）二尖瓣型心脏：常用于二尖瓣疾病的观察。主要表现为主动脉结较小，心腰（即肺动脉段）突出，右心缘下段较膨隆，整体形态呈梨形。

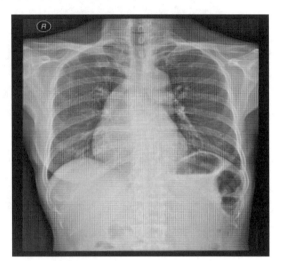

图7-1-21　心脏异位：单发右位心

（2）主动脉瓣型心脏：常用于主动脉瓣疾病的观察。主要表现为主动脉结增宽，心腰（即肺动脉段）凹陷，左心缘下段向左并向下延长，整体形态呈靴形。

（3）普大型心脏：表现为心脏向两侧较对称均匀性增大，多见于心脏衰竭、大量心包积液等。

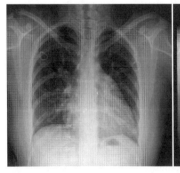 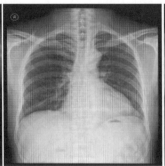 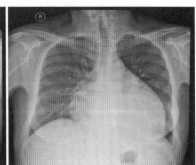

A.二尖瓣型心脏　　　　　　　　B.主动脉瓣型心脏　　　　　　　　C.普大型心脏

图7-1-22　心脏形态异常类型

(八)心力衰竭

1. 概念

心脏各种结构或功能性疾病导致的心脏收缩和(或)舒张功能障碍,心排血量不足以满足机体代谢需要,表现为肺循环和(或)体循环淤血的临床综合征。

2. 病因

(1)原发性、继发性心肌损害。

(2)感染、肺栓塞、严重心律失常、水电解质紊乱等导致心脏容量和压力负荷过重。

3. X 线表现

不同病因引起心脏衰竭的 X 线表现各不相同。

(1)左心衰竭:通过肺淤血程度来判定左心衰竭。间质性肺水肿:双肺纹理模糊,双肺野透亮度显著减低,于肋膈角附近见与外侧胸壁的垂直线,呈克利 B 线(Kerley B-line);或呈现肺泡性肺水肿:单侧或者两侧肺野内中带斑片状模糊影,突出表现为肺门周围的蝶翼状影(图 7-1-23)。

(2)右心衰竭:心影明显增大,胸部 X 线显示右心扩大和肺动脉段凸出,表现为肺门处的肺动脉明显扩张,肺野中带的肺动脉分支却变细,呈现肺门截断现象。亦可见上、下腔静脉增宽和胸腔积液。

(3)全心衰竭:心脏明显向两侧普遍性增大,心脏搏动明显减弱。

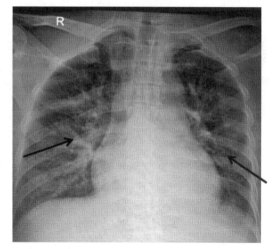

图 7-1-23 肺泡性肺水肿表现为肺门周围的蝶翼状影(箭头处),心影稍增大

4. CT 表现

不同病因引起心脏衰竭的 CT 表现各不相同。

(1)不同病因心脏的表现:①心脏左、右心室腔在舒张末期可扩大,或伴左、右心房扩大;②心肌收缩功能普遍减弱,多经相关检查证实射血分数降低;③心室壁厚度多正常或变薄。

(2)不同病因双肺的表现:①肺淤血 CT 表现是双肺静脉扩张、肺纹理模糊,肺野透亮度显著减低,严重时表现肺水肿。间质性肺水肿肺上野和外带纹理显著增多,并可见与胸膜垂直的条索线;肺泡性肺水肿肺野内中带斑片状模糊影,突出表现为肺门周围的斑片状密度增高影(图 7-1-24)。②肺充血 CT 表现显示肺动脉段凸出,肺门处肺动脉大分支扩张,两肺野中带分支变细,呈现肺门截断现象,上述均可伴有胸腔积液、上下腔静脉扩张。

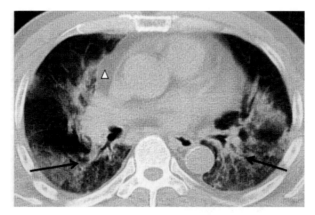

图 7-1-24 临床证实为左心衰竭,肺窗:两肺近肺门处片状密度增高影(箭头处)伴心包积液(三角形处)

❋ 综合测试题

1. 正常肺纹理,主要由哪种结构构成( )

A.支气管 B.淋巴管 C.肺泡 D.肺间质

E.肺动、静脉

2. 大量气胸 X 线胸片可见( )

A.患侧膈下降 B.肋间隙增宽

C.纵隔向健侧移位 D.肺不同程度地被压缩

E.以上均是

3. 局限性胸腔积液,不包括( )

A.胸腔包裹性积液 B.叶间积液

C.肺底积液 D.支气管囊肿

E.纵隔包裹性积液

4. 构成肺门阴影最主要的结构是( )

A.肺动、静脉 B.神经 C.主支气管 D.肺组织

E.淋巴结

5. 大叶性肺炎的典型 X 线表现"支气管空气征"见于病变的( )

A.充血期 B.实变期 C.消散期 D.消散期之初

E.病变全程

6. 下列关于胸腔积液的影像学描述,正确的是( )

A.积液区域可见到肺纹理

B.大量积液纵隔可向健侧移位

C.肋膈角变钝提示积液至少 150 mL

D.片状致密影在第 2~4 前肋间为少量胸腔积液

E.包裹性积液表现为外高内低致密影

7. 对肺的描述,正确的是( )

A.右肺分 2 叶   B.左肺分 3 叶

C.右肺窄长,左肺宽短   D.肺呈圆锥形

E.肺底突向下

8.X 线提示胸腔积液,下列描述错误的是( )

A.胸腔积液区为透过度增加区

B.表现为均匀透过度减低区

C.积液最上缘不超过第 2 前肋,提示少量积液

D.若液面位于第 2～4 前肋,提示为中量积液

E.若积液面在第 2 前肋之上,提示为大量积液

9. 患者女性,37 岁,咳嗽、胸痛 1 月余。胸片示右下肺野一边缘模糊外高内低致密影,上缘位于第 3 前肋水平左右,边缘模糊,可诊断为( )

A.右侧自发性气胸   B.右下肺实变

C.右下肺不张   D.右侧大量胸腔积液

E.右侧中等量胸腔积液

10. 患者女性,28 岁,咽痛咳嗽胸痛 3 天,X 线片见右中肺野三角形致密影,该致密影上缘模糊,下缘清晰。考虑为( )

A.左肺上叶肺不张   B.左肺上部浸润型肺结核

C.左肺上叶肺炎支原体肺炎   D.左肺上叶大叶性肺炎

E.左肺上叶化脓性肺炎

11. 患者,男性,68 岁,诊断为高血压性心脏病,哪一项错误( )

A.表现为二尖瓣型心脏   B.表现为主动脉瓣型心脏

C.主动脉结突出   D.肺动脉短凹陷

E.左心室缘向左延伸

12. 二尖瓣型心主要见于哪项疾病( )

A.高血压   B.肺动脉瓣狭窄   C.房间隔缺损   D.法洛四联症

E.心包积液

13. 大叶性肺炎典型 CT 表现为( )

A.充血期的"支气管空气征"   B.实变期的"空气支气管征"

C.消散期的斑片状密度增高影   D.各期均可见的"空气支气管征"

E.以上均不对

14. 间质性肺炎 CT 表现描述正确的是( )

A.近胸膜处网格状影   B.为肺泡实质的炎性病变

C.通常伴有纵隔向健侧移位   D.肺不同程度地被压缩

E.伴随大量胸腔积液

15. 心脏 CT 常用的扫描位描述正确的是( )

A.横轴位显示左室流出道   B.短轴位一般显示心包

C.长轴位一般显示心肌厚度   D.长轴位一般显示主动脉、二尖瓣瓣膜

E.横轴位显示心肌厚度

16. 胸部外伤包括(   )

A.气管、支气管裂伤   B.肺挫伤

C.肺撕裂伤   D.肋骨骨折

E.以上都是

17. 小叶性肺炎的CT表现描述正确的是(   )

A.两肺中下部局部透亮影   B.两肺中下部局部肺纹理增粗

C.两肺中下部网状密度增高影   D.一般不伴有肺气肿、肺不张

E.伴有空气支气管征

18. 局限性肺气肿的CT表现为(   )

A.局部透亮度减低   B.肺纹理增多、模糊

C.尖端指向肺门的条形气管影   D.局部透亮度增高

E.患侧肺体积缩小

19. 心脏衰竭的CT表现描述错误的是(   )

A.心脏左、右心室腔可扩大,可伴有左、右心房扩大

B.心室壁厚度多正常或变薄

C.心肌收缩功能普遍减弱

D.可伴有间质性肺水肿或肺泡性肺水肿的CT表现

E.一般不会出现肺充血的CT表现

20. 中年男性患者,咳嗽胸闷1月余。CT示双肺纹理稀疏,肺透亮度增高,胸廓前后径增加,应首先考虑(   )

A.双肺自发性气胸   B.双肺实变

C.双肺气肿   D.双肺大量胸腔积液

E.双肺中等量胸腔积液

21. 患者男性,20岁,突发胸痛半天,CT检查见右肺外侧带无肺纹理区,压迫相邻肺实质,肺组织萎陷。应诊断为(   )

A.右肺肺不张   B.右肺浸润型肺结核

C.右肺上叶肺炎   D.右肺上叶大叶性肺炎

E.右肺气胸

22. 大量胸腔积液的CT表现正确的是(   )

A.纵隔向患侧移位   B.肺组织通常不受压

C.肺外侧带无肺纹理区   D.患侧胸腔为液体密度影

E.患侧后胸壁少许新月形液体样低密度影

23. 次级肺小叶的描述不正确的是(   )

A.次级肺小叶是肺的基本解剖单位,常简称为肺小叶

B.肺小叶形态呈圆锥形,直径为 10~25 cm

C.包括小叶核心

D.包括小叶实质

E.包括小叶间隔

24. 弥漫性阻塞性肺气肿的 X 线表现不包括(　　　)

A.胸廓前后径增宽　　　　　　　　B.双肺透亮度减低

C.双肺野外带肺纹理增多　　　　　　D.患侧肺局限性透亮度增高

E.主要表现为双肺野内带肺纹理的缺失

❋ 参考答案

1.E　2.E　3.D　4.A　5.B　6.B　7.D　8.A　9.E　10.D　11.A　12.C
13.B　14.A　15.D　16.E　17.B　18.D　19.E　20.C　21.E　22.D
23.B　24.A

参考文献

[1]许有华,樊华.诊断学[M].8 版.北京:人民卫生出版社,2019.

[2]徐克,龚启勇,韩萍.医学影像学[M].8 版.北京:人民卫生出版社,2018.

(史旭编,代冰、封辰叶审定)

第二节　呼吸系统超声检查

【重点难点】

(1)重点:掌握肺部超声及呼吸肌超声的基本征象。

(2)难点:掌握不同肺部疾病的超声表现。

一、肺部超声

(一)肺部超声的基本原理

超声波会在气体和其他组织的交界面上形成大量反射,不利于超声波穿入组织深处,因此也就不利于超声波图像的产生,于是有了"空气是超声的敌人"这样的说法。而肺作为一个充满气体的脏器,在之前的很长一段时间内都被视为超声波医学检测的禁区。直到 1992 年,法国 Daniel A.Lichtenstein 教授推出第一本有关肺部超声的著作后,临床医学和超声影像学专家越来越重视这一技术,他也因此被尊称为"世界肺部超声之父"。

超声波通过不同密度的介质时其声阻抗不同,因而出现不同的反射及折射波束,介质密度越大,反射波束越大。例如超声通过骨头、结石等密度极大的物体时可出现全反射,而气体介质也可完全反射超声波束,而液性介质则有利于超声波速通过。肺部是液体和空气共存的器官,空气上升,液体降落。超声波通过正常肺组织时,会在胸膜与肺组织的界面出现全反射,因而限制了超声对肺深部组织的检测,同时可出现一些特殊的超声伪像。

肺组织的气液比例改变时,超声通过病变的肺组织会产生不同的超声图像。人体正常肺组织气体-液体的比例大约在 0.99。当肺组织产生病变时,其气液比例发生变化,肺实变时气液比例约为 0.1,慢性阻塞性肺气肿或哮喘失代偿期时约为 0.98,肺间质综合征约为 0.95,胸腔积液为 0,气胸时为 1。肺部超声检查显示正常的超声影像是少部分的,大部分征象是由超声通过肺组织时产生的特殊伪象来作诊断的。例如肺部组织气液比例发生变化时,超声在气-肺脏组织界面产生全反射或部分反射和折射,由此表现出 A 线/B 线、肺点等伪像。当肺泡塌陷,形成实变时,肺脏组织的含气量显著降低,超声波可直接穿透肺脏组织而显示肺中的真正病灶。这些基于肺内组织气液比例变化而产生的不同的超声征象,构成了肺超声的基本理论基础。

(二)肺部超声检查方法

1. 探头选择

一般选择凸阵超声探头,体形消瘦的患者可选择线阵探头。

2. 模式

常见的两种超声模式,即实时 B 型和时间-运动 M 型,如存在实变时可加用多普勒模式观察实变区域的血流情况。凸阵、相控阵、线阵探头都能开展肺部超声波检测。深部组织可采用凸阵探头、小凸阵探头或相控阵探头,线阵探头应用在胸膜。标记点设置在屏幕的左侧,凸阵探头深度为 10~15 cm,线阵探头深度为 2~4 cm。

3. 检查体位

经胸壁及肺超声检测可依据患者情况及需要选用各种体位,可选择仰卧位、半卧位、双侧卧位、俯卧位或坐位等方式开展。上背部由于肩胛骨的阻挡,很难检测。低频线性或凸阵探头可用于膈肌和肺底部检测,以肝、脾作为透声窗。膈肌的定位能将胸腔、腹腔积液和肺泡实变以及腹腔内的脏器区分开来。危重患者一般采用仰卧位进行肺脏超声检查,每侧胸壁分前、外侧、后外三区,每区分为上下两个区域,双侧胸壁分成十二个区加以检测,分别按肋间隙纵向扫查。

4. 扫查方法

(1)纵向扫查(纵切面,探头与肋骨垂直):是肺部超声波检测的基本方式,将超声波探头与肋之间相垂直,即矢状位。探头标记点位于头侧,从头向脚的方向垂直于肋间隙滑动,可以观测到部分胸膜和肺,但是会受到肋骨的阻挡。在临床实践中发现纵切面(垂直扫描)可发现大部分病变,所以应以纵向扫查法最为重要和常用的方法,其中探头与肋骨垂直是保障检测精准可靠的关键。

(2)横向扫查(横切面,探头与肋间隙平行):在纵向扫查切面的基础上,探头逆时针方向转动90°(此时可以使得胸膜线表现得更加完整,可应用于气胸患者肺点的查找),将标记点朝向胸骨,沿肋骨间隙长轴方向滑动,即可观测到整个肋骨间隙胸膜的状况,但也仅限于该肋间隙内的胸膜和肺。

(3)12分区法:一种较为常用的临床方法。将肺部经腋前、腋中线、腋后线分成前、中、后3个区域,再经二乳头连线把以上3个区域重新分割出前上、前下、中上、中下、后上及后下6个区域,两侧共有12个区域(图7-2-1)。

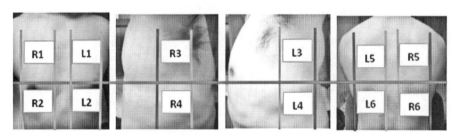

图 7-2-1　肺部超声 12 分区法

5. 急诊床旁肺超声检测(bedside lung ultrasound in emergency,BLUE)方法

BLUE 法由法国重症医学家 Daniel A.Lichtenstein 等人于 20 世纪 90 年代初发明,是一种快速检测急性呼吸衰竭的方法,但它对肺实变、肺不张的检测灵敏度相对较低,因为肺实变、肺不张大多聚集于重力依赖部位。中国重症超声工作组王小亭教授等在 BLUE 方案的基础上增加了后蓝点的检查。根据改良的床旁肺部超声评估方案(bedside lung ultrasound in emergency-plus,BLUE-plus),肺部超声 5 个检查点包括:上蓝点(大致位于肺上叶)、下蓝点(大致位于肺中叶)、膈肌点、后外侧肺泡和(或)胸膜综合征(posterolateral alveolar and/or pleural syndrome,PLAPS)点(大致位于肺下叶)、后蓝点,双肺共 10 个点。具体位置为:①上蓝点:置于上方手第 3、4 指中间;②下蓝点:置于下方手掌心位置;③膈肌点:下方手小指侧下缘表示膈肌线,此线向后的延长线与腋中线的相交点;④PLAPS 点:下蓝点向后的延长线与腋后线的相交点;⑤后蓝点:肩胛下线与脊柱间的区域。BLUE-plus(蓝手)方法是根据患者手的大小确定位置;检查者除大拇指之外的其他八手指并拢覆盖一侧胸部,上手小指紧靠锁骨,双手指尖置于前正中线。此方法可增强检查的灵敏度、特异性和精确度(图7-2-2)。

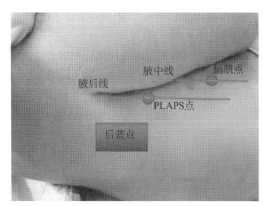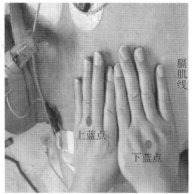

图 7-2-2　急诊床旁肺超声检测(BLUE)法

(三)肺部超声的基本征象

1. 胸膜线及胸膜滑动征

胸膜线是由两层胸膜(脏层胸膜与壁层胸膜)的超声显像表现出来的一种线状高回声图像,在一般条件下,胸膜线表现得连续而光滑平整。在正常人的呼吸运动过程中,脏层胸膜和壁层胸膜之间存在相对运动,所以在呼吸过程中胸膜线上可以观测到水平的滑动感,称之为胸膜滑动征。

2. A 线

A 线是存在于胸膜线深方的多条平行于胸膜线的线性高回声,并且皮肤至胸膜线、胸膜线至 A 线和相邻两个 A 线间的距离相等。A 线会随组织深度的增加而衰减。它是一种伪像,代表组织内含有气体(图 7-2-3)。

3. B 线

正常的肺间质很薄,为 0.1～0.15 mm,低于超声分辨率,所以看不到。各种病理性原因导致肺组织液体的比例增加,气体的比例减少,从而使肺间质增厚,达到了超声机

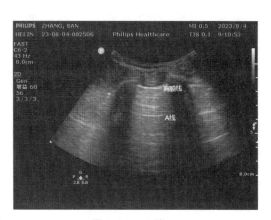

图 7-2-3　A 线

器的分辨率(大多为 1 mm),增厚的肺间质和正常的肺泡腔气体发生了多重混响产生伪像——B 线。B 线为发至胸膜线并垂直于胸膜线方向的线性高回声,且随组织深度的增加而无减弱,在呼吸运动时可观察到 B 线随肺的滑动而同时移动。B 线也是一种伪像,并不是异常征象,正常人也能探及,但只有在双侧胸部的最后一个肋骨间隙处可以探到,且其个数通常都不多于 3 个。如果存在 3 个以上的 B 线且彼此间隔在 7 mm 左右时,则存在肺小叶间隔增厚,一般属于间质性肺水肿;如果 B 线彼此间隔约在 3 mm 左右,则考虑为肺泡性肺水肿(图 7-2-4)。

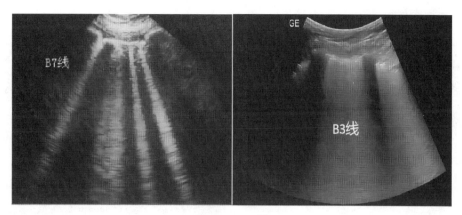

图 7-2-4　B 线

4. 肺点

肺点是气胸区域和正常肺部组织的交界区域,在超声下表现为一个交界点。当扫查过程中探及 A 线但无肺滑动征的区域时,移动探头直到出现肺滑动征或存在 B 线的区域,即为肺点(图 7-2-5)。

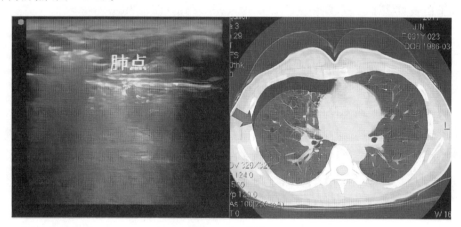

图 7-2-5　肺点

5. 肺实变

肺实变的超声显示为胸膜下的实性组织样回声。在肺实变组织内可出现呈树枝样分布的支气管管壁回声,当支气管内探及高回声的气体影时,即为支气管充气征。支气管充气征,又包括动态支气管充气征和静止支气管充气征。出现动态支气管充气征时,支气管内气体随呼吸运动在支气管内部移动,当在实变肺组织内观测到动态支气管充气征时,提示肺实变由肺炎导致的可能性大。在支气管内的高回声气体影不随呼吸改变时称之为静态支气管充气征,一般由痰栓引起的阻塞性肺不张可能性大。当探到支气管内有大量液体回声者,称之为支气管充水征(图 7-2-6)。

6. 碎片征

当探测到实变肺组织与正常肺组织交界且界线不清时,实变组织形成了一个不规则的碎片样回声区域,该现象称为碎片征(图 7-2-7)。

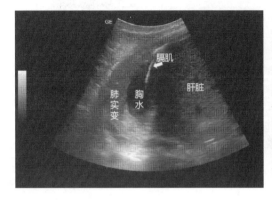

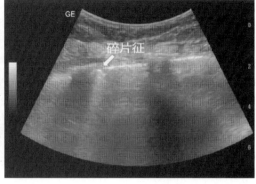

图 7-2-6 肺实变   图 7-2-7 碎片征

7. 沙滩征、平流层征(条形码征)

在肺部超声中采用 M 型超声,在胸膜线为水平线样高回声,而胸膜线下肺组织则随肺滑动而出现细颗粒样点状回声,类似于海边沙滩,故称为沙滩征。若肺的滑动消失,在胸膜线下出现许多平行线,则称为平流层征或条形码征(图 7-2-8)。

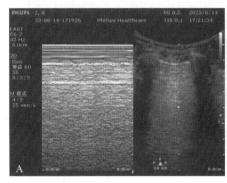

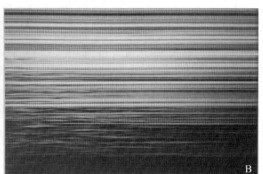

A—沙滩征;B—平流层征

图 7-2-8 沙滩征、平流层征

(四)不同肺部疾病的超声表现

1. 肺间质综合征

在一个肋间隙切面内检测到 3 条或 3 条以上的 B 线时,称之为"肺火箭征",其诊断为肺间质综合征与胸片相比准确率可达 93%,与 CT 诊断结果的一致性可达 100%。肺间质综合征的主要病因包括多种疾病引起的肺水肿、肺炎、弥漫性实质性肺部疾病(如肺纤维化)等。肺部超声可以区分心源性肺水肿和肺源性肺水肿。当两侧胸部产生均匀且对称分布的弥漫性 B 线及双侧胸腔积液时,多提示心源性肺水肿,而且此时胸膜线基本为正常;肺源性肺水肿则表现为非对称性分布的 B 线和实变区(多为下肺叶及背区),但此时常可探及异常的胸膜线。如急性呼吸窘迫综合征时肺部超声显示为不对称弥漫性的 B

线,常伴有肺部滑动征减少或消失、局部肺实变、胸部积液等。若探测到局灶多发 B 线则由肺炎、肺不张、肺部挫伤、肺梗死、胸膜病变以及恶性肿瘤所致。

2. 气胸

气胸发生时,由于胸膜破裂,空气流入胸膜腔,致脏层胸膜和壁层胸膜的相对运动停止,胸膜滑动征消失。胸膜滑动征消失对气胸的敏感性为 95.3%,特异性为 91.1%,阴性预测值为 100%,假阳性率低。由于病变部位为气体,因此可检测到 A 线,而没有 B 线。相反,如果探查到 B 线,则可以排除探查部位存在气胸的可能性。在 M 型超声下,气胸区域沙滩征消失,平流层征出现。肺点的存在是气胸检查的特异性指标,其检查气胸的特异性为 100%,敏感性为 70%。在 M 型超声下,肺点表示为在呼吸运动下交替存在的平流层征象和沙滩征象。超声检查气胸比胸部 X 线检查更为精确。肺点作为气胸区域和正常肺组织之间的交界区,在仰卧位,肺点的位置对气胸的范围可进行半定量估计,如少量气胸或隐匿性气胸,肺点在前胸部可探查到,如在侧胸壁探查到肺点提示中等量气胸,如在 PLAPS 点探及肺点提示为大量气胸,如在脊柱旁探及肺点提示极大量气胸,有时需注意在极大量气胸时肺组织压迫至肺门区可能探不到肺点。

3. 肺部实变

在本应表现为肺超声伪像征的地方出现超声实质影像的肺组织,内可探查到呈树枝样分布的血管回声,以及随呼吸运动变化的动态或静态支气管充气管征、支气管充液征。实变可占据整个肺叶或延伸至局灶性或多个区域,或仅限于胸膜线以下的区域,对于未到达胸膜的肺实变,肺部超声是不能检出的,但 98% 的肺实变会触及胸膜且 90% 的肺实变会在 PLAPS 点探及。当实变肺组织中观察到动态支气管充气征时,提示肺实变由肺部感染引起肺泡塌陷,而连接肺泡的细小支气管在吸气时仍然可充满气体而呼气时气体排出,从而出现动态的管状高回声征象。静态支气管充气征是由痰液阻塞或者肿瘤、液体等压迫支气管导致肺泡气体呼气时排不出,吸气时气体不能进入,随呼吸周期管状高回声征象持续存在无改变。

4. 胸腔积液

于脏、壁层胸膜之间出现无回声征象。肺部超声可以检测到少量的胸腔积液(甚至少至 5 mL),而这些积液无法通过胸部 X 线检查来识别。肺部超声检测胸腔积液比仰卧位 X 线检查更准确,并且与 CT 一样准确,敏感性为 93%,特异性为 97%。胸腔积液的量是可量化的,当患者处于仰卧位时,或当患者处于坐姿时,测量从胸膜线到腋后线的最大呼气胸膜间距离。超声可估测胸膜腔内游离液体的体积:患者仰卧位,探头在腋后线肺底部扫查,使用呼气结束时胸膜层与腋窝中线的距离(SEP/mm)乘以 20 来计算胸腔积液体积(V/mL),代入公式 $V(mL) = 20 \times SEP(mm)$。胸腔积液根据量的多少可分为少量(2~15 mm)、中等量胸腔积液(15~25 mm)和大量胸腔积液(25 mm)。

5. 肺栓塞

超声表现为近胸膜线处可见楔形或圆形的均匀实性低回声区,同时结合血管超声探查深静脉是否存在血栓形成,以及心脏超声是否存在肺动脉高压及右心增大等表现。肺部超声诊断肺栓塞的敏感性和特异性分别为 80% 和 92%。

6. 急性呼吸困难疾病

对于急诊呼吸困难疾病,医护人员常需对呼吸困难病情迅速作出鉴别判断。急诊常见呼吸困难疾病包括肺栓塞、慢性阻塞性肺疾病、哮喘、肺炎、心源性肺水肿、气胸等。对呼吸困难患者进行快速病因诊断可采用床边超声行 BLUE 方案检查。BLUE 方案中对观察到的特征做出了如下几种分类说明。①A 模式:前胸壁上可探测到肺滑征且以 A 线为主要特征;②A'模式:肺滑征消失,前胸壁上可探到 A 线;③B 模式:前胸壁可探及肺滑动征,且具有肺火箭征;④B'模式:肺滑行征完全消失,但前胸壁探及肺火箭征;⑤A/B 模式:具有肺滑动征,且仅单侧肺部探及肺火箭征;⑥C 模式,即肺实变;⑦后外侧肺泡和(或)胸膜综合征:具有后部肺泡和(或)胸膜的渗出特征。按照 BLUE 方法,当观察到 A 模式且合并静脉血栓时提示为肺栓塞;当观察到 A 模式而无静脉血栓时则提示为慢性阻塞性肺病或哮喘;当观察到 A 模式、无静脉血栓但后部出现后外侧肺泡和(或)胸膜综合征时提示为肺炎;当同时观察到 A/B、B'及 C 模式时亦提示为肺炎;当观察到 B 模式时提示为肺水肿;当同时观察到 A'模式合并肺点时,提示为气胸;当观察到 A'模式,而又未能探到肺点时则应做进一步检测。采用 BLUE 方法诊断以上 6 种疾病的准确率高达 90.5%。

7. 急性循环衰竭疾病

在不明原因的循环系统衰竭的情况下,应用肺部超声指导的液体管理方案(FALLS)可对导致循环系统衰竭的几种原因进行快速鉴别。首先探查心包,排除心脏压塞;然后简单评定右室容积,排除肺栓塞可能。扫查肺脏,若肺滑动征消失则考虑气胸;如肺滑动征存在且出现肺火箭征考虑心源性休克可能;如肺滑动征存在且出现 A 线则在此时进行补液治疗,若补液后出现临床改善则考虑低血容量休克的可能,若补液后未得到临床改善反而出现火箭征通常考虑感染性休克的可能。需要注意,FALLS 方案并不能鉴别出所有导致循环衰竭的病因,但可对临床诊断给予一定的提示。

(五)肺部超声的局限性

因为探头与肺之间有充气的肺组织影响,只有累及到胸膜的病变,肺部超声才能探查到,而在纵隔旁的病变以及后背上部因肩胛骨的遮挡,部分肺叶无法探及。而重症患者因严重血流动力学不稳定或存在严重脊柱骨折等情况时患者无法翻转体位,可探查区域更少。对于有软组织损伤出现皮损及皮下气肿、敷料覆盖等均会影响肺部超声的检查。对于肥胖的患者肺超声图像的质量也将会受到不同程度的影响。

总之,肺部超声简便、易掌握、实时、无放射性,在临床上使用越来越广泛,其不仅可诊断肺间质综合征、气胸、胸腔积液、肺实变、肺栓塞等疾病,还可通过多次扫查动态观察病变区域并评定治疗效果,进而指导临床决策和治疗方案。近年来肺部超声与其他脏器超声的联合诊断使疾病的诊断更加准确全面,在不断的研究与应用中,肺部超声会在更多的领域中得到应用与发展。

二、呼吸肌超声

呼吸肌超声用于评定呼吸肌泵的解剖结构和功能,是一种安全、可重复、准确、无创的床边技术。

(一)膈肌超声

1. 膈肌的生理解剖

膈肌(diaphragm)是在胸腔和腹腔正中的一条向上隆起的圆形扁肌。膈肌是由意志支配的人类最主要的呼吸肌,膈肌活动在所有呼吸肌活动中所占比例为60%～80%。膈肌由慢型、抗疲劳型和快型三个肌纤维所构成,它们分别在膈肌低强度、永久性的呼吸循环以及快速运动时产生作用。膈肌紧缩时,肌纤维缩小,膈肌胸腔附着地方变厚,中心肌腱向前向下移动,使胸廓增大,辅助吸气功能;膈肌舒张时,横膈上升,胸廓缩小,辅助呼气功能。膈肌中间阶段为腱膜,又称中间腱,外周阶段为肌纤维。根据肌纤维起源部位不同可分为三个部分:胸骨部起自剑突后部;肋骨部发源于第7～12肋骨内面;腰部起于第1～3腰椎,第2腰椎横突及第12肋骨。膈肌有三个裂孔,内有不同的结构经过:主动脉裂孔,内有正中血管和胸导管经过;食管裂孔,内有食道和迷走神经系统穿过;腔静脉裂孔,有下腔静脉和膈神经系统穿过。膈神经为支配膈肌的唯一运动神经,由颈3～5前支发出的神经纤维聚集,经胸锁乳突肌后缘、肺根前部、纵隔胸膜和心包之间下行至膈。在胸锁乳突肌外侧下1/3处离肌肉最表浅部分,是电脉冲皮肤电极激发膈神经的最好部位。

膈神经的主要功能有:①维持膈肌正常张力;②传递来源于脑部皮层的随意呼吸冲动,调节随意呼吸运动状态;③传导来自脑干的不随意呼吸冲动,调节不随意呼吸运动状态;④将膈肌的刺激冲动上行传导到大脑皮质和脑干呼吸中枢,形成反馈回路。因此膈神经的功能直接决定膈肌功能,从而影响通气功能。膈肌在收缩过程中体积保持不变,膈肌的体积等于膈肌的长度、宽度和厚度的乘积。膈肌的宽度可以认为是胸腔横径,在呼吸过程中也保持不变,因此膈肌的长度和厚度成反比。在吸气时,膈肌收缩、长度变短,使得膈肌厚度增加。重症患者常因脑、脊髓或膈神经损伤,神经肌肉疾病,上腹部或心脏手术,肺部感染,机械通气等原因导致膈肌结构或功能紊乱,进而导致呼吸衰竭甚至死亡。研究报道,重症病房中非膈肌功能障碍的患者病死率仅16%,而膈肌功能障碍患者病死率高达50%。因此,膈肌功能的评定至关重要。既往的评定手段,如X线检查、磁共振成像、肌电图、颤搐性跨膈压等,常因操作复杂而应用受限。

超声检测作为一项无侵入式手段,已被证实是一项迅速、精确、无创、无辐射,且容易应用的检测方法。在危重患者的管理中,超声检测的应用显得日益关键。心脏和肺部的超声检测更为广泛,而膈肌的超声检测则兴起得相对较晚。由于超声检测能够量化呼气与吸气过程中膈肌的厚度和变形程度,有助于观察膈肌萎缩水平、评定膈肌的做功能力和人-机同步性、预测呼吸机的脱机结果,以及为膈肌保护性机械通气提供策略。而基于对在多种医学状态下评价膈肌能力的特定需求,对膈肌的超声检测也已经开始在重症患者中得到认可。所以,膈肌能力的超声检测评定对于重症患者来说必不可少。近年来,超声检测成为一项简便、快捷、无创、无辐射和可重复的床边检测方法,可以量化各种正常和病理情况下的膈肌特征,已用于膈肌功能的评定。

2. 膈肌超声基础

常见的膈肌超声检测方法：腋中-腋前的肋间入路和以肝部及脾为声窗的肋下入路。对于膈肌的超声检测，重点在于测定膈肌的厚薄以及膈肌的活动度。不管是膈肌的厚度或者膈肌的活动度改变，都可通过 B 型超声或者 M 型超声进行测定。B 型超声更主要用来确定膈肌的深浅和方向，而 M 型超声更主要用来测定膈肌的活动改变（主要是活动度和厚度改变），它能够描绘一段时间内膈肌的活动轨迹，并且能够在横断面上观察到膈肌运动的方式、速度、频率和膈肌厚度的变化。膈肌参数的检查建议在无辅助通气或最小可容忍水平的持续气道正压通气下进行，否则将无法区分膈肌的自主收缩运动与辅助呼吸下的被动运动。

3. 膈肌测量方法

（1）膈肌厚度测量：

①探头位置。位置 1：腋前方第 7/8 肋间、第 8/9 肋间，探针沿肋骨间隙放置；位置 2：腋中线第 7/8 肋间，探头标志位于患者头侧。

②探头选择：高频探头（线阵探头，血管探头），探头朝向头侧。

③B 型超声测定膈肌厚度：在二维超声上看到 3 层平行组织，即高回声的胸膜层和腹膜层及中部无回声的肌层。膈肌的厚度是胸膜层与腹膜层间的距离。

④用 M 型超声波测定膈肌厚度：用二维超声波定位后选择检测线，M 超显示膈肌厚度沿着测量线呈周期性改变，可选择在呼气末和吸气末测定膈肌厚度。测量方法：首先确定被测的膈肌，然后选用 M 型超声，使采样线垂直于膈肌，以计算出膈肌的活动范围。横膈是一条覆盖肝脏和脾脏的亮线。由于脾脏的声学窗口较差，很难得到左半膈的清晰图像。因此单测量右侧膈肌活动度也可以。吸气时，隔膜应朝向探头移动。可以在 M 型模式下进行漂移测量，因为 M 线垂直于运动方向；扫描速率最好调节在 10 mm/s 左右，从而可以在同一幅图片上得到至少 3 个呼吸周期（图 7-2-9）。膈肌厚度的改变能够反映出膈肌的收缩程度：膈肌厚度百分比＝（最大吸气末膈肌厚度－安静吸气末膈肌厚度）/安静吸气末膈肌厚度。正常人膈肌厚度为 $0.22\sim0.28$ cm，变化率为 $42\%\sim78\%$，膈肌萎缩时厚度小于 0.2 cm，变化率小于 20%。

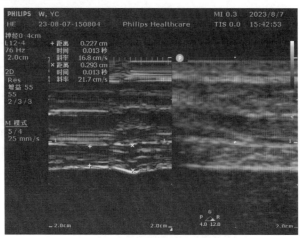

图 7-2-9　膈肌厚度测量

（2）膈肌活动度测量：

①探头位置：腋前线和锁骨中线之间的低位肋骨下缘（从肚脐向右侧肋骨下缘滑过去）。

②探头选择：低频探头 3.5～5 MHz（腹部探头即可，探头标记点朝向外下方）。

③B 型超声下可以在呼气末和吸气末标出膈肌的移动情况，两点的间距即为膈肌移动度。M 型超声下，首先选定检测线，将超声束与膈肌后部相垂直，可见肝部、下腔静脉与高回声的膈肌线在同一切平面。M 超可显示沿着测量线的膈肌运动轨迹，膈肌移动度为基线至曲线最高点的垂直距离（图 7-2-10）。平静呼吸时，膈肌的移动度通常为，男

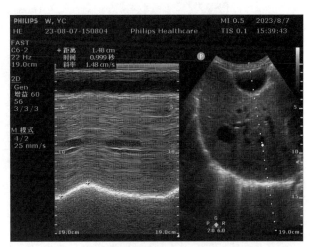

图 7-2-10 膈肌移动度测量

性：1.8 cm±0.3 cm，女性：1.6 cm±0.3 cm；快速"嗅"（吸气），男性：2.9 cm±0.6 cm，女性：2.6 cm±0.5 cm；最大深呼吸时，男性：7.0 cm±0.6 cm，女性：5.7 cm±1.0 cm（表 7-2-1）。

表 7-2-1 膈肌运动幅度的正常值/cm

膈肌活动度	平静呼吸	快速"嗅"（吸气）	最大深呼吸
男	1.8±0.3	2.9±0.6	7.0±0.6
女	1.6±0.3	2.6±0.5	5.7±1.0

（二）肋间吸气肌超声

（1）探头位置：胸骨旁第 2 肋间的头尾方向。

（2）探头选择：10～15 MHz 线性探头。

（3）测量方法：可以评定厚度和吸气增厚指数。健康人在最大吸气努力时才能观察到胸骨旁肋间肌增厚（图 7-2-11），重症患者肋间肌增厚分数与呼吸负荷存在剂量-反应关系。

（三）呼气肌超声

1. 呼气肌收缩的生理机制

当施加在吸气肌肉上的（相对）负荷增加时，呼吸时呼气肌肉就会激活。高呼吸负荷可能发生在不同的条件下，如运动、低呼吸系统顺应性和内源性呼气末正压。由于 ICU

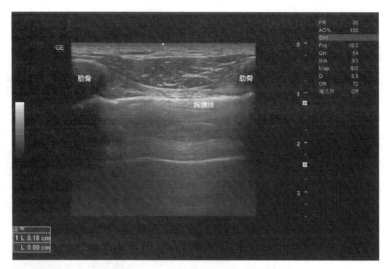

图 7-2-11 肋间吸气肌超声检查

获得性呼吸肌无力,ICU 患者常见吸气肌容量低(吸气肌相对负荷高)。在吸气肌负荷和容量不平衡的情况下,呼气时腹壁肌肉以固定的顺序进行做功:首先是腹横肌,其次是内斜肌和外斜肌,最后是腹直肌。在呼气时腹壁肌肉的激活会增加腹压。在呼气阶段(大部分时间)隔膜放松,增加的腹腔压力传导到胸膜间隙,从而降低呼气跨肺压,有助于肺回缩(减少肺过度膨胀/肺张力)。此外,增加腹部压力至少通过两种机制可以增强吸气肌能力。第一,腹部压力的增加使隔膜在呼气结束时移动到一个更接近头部的位置,从而产生一个更适合张力产生的长度;第二,当呼气末肺容量小于肺功能残气量时,弹性能量被贮存在呼吸系统中。这样贮存的能量有利于下次吸气(肺膨胀得更大更快)。实际上,当剧烈吸气负荷时,功能残气量能形成超过 28% 的潮气量,这归功于呼气肌收缩。呼气肌的一项基本功能是形成有效的咳嗽压力。在气道关闭时,呼气肌收缩运动会提高胸膜腔内气压,在 0.2 s 内可上升至超过 300 mmHg。呼气肌无力降低咳嗽强度和峰值流速,易导致肺炎和肺不张。腹肌的收缩可调节胸膜腔负压,防止肺泡塌陷或肺过度膨胀。在急性呼吸窘迫综合征或肺不张的患者中,呼气肌收缩导致的呼气时胸膜压力升高使呼气时跨肺压降低,导致周期性肺泡塌陷或气道陷闭,从而使小气道和肺泡损伤,对于阻塞性肺疾病患者,主动呼气时胸膜腔压力随着呼气肌压力的升高而升高,限流部位或阻塞点向肺泡方向移动,以减少呼气末肺容积。

2. 呼气肌超声测量

(1)探头位置:腋前线、胸腔下缘和髂骨峰之间的中间位置。

(2)探头选择:10~15 MHz 线性探头。

(3)测量方法:可以评定厚度和吸气增厚指数。

呼气肌包括腹壁肌(腹横肌、内斜肌、外斜肌和腹直肌)和一些胸腔肌(如肋间内肌)。在正常呼吸运动期间,呼气肌基本上是不活动的。此外,在直立姿势下,腹壁肌肉表现出强直的活动,以抵消作用在腹部内容物上的重力,从而将横膈膜保持在产生压力的最佳长度。腹部超声可以直接显示腹壁肌肉和腹直肌的三层,使用超声很容易观察腹壁肌肉,并且测量厚度在几乎所有患者中都是可行的。在健康受试者中,个别腹壁肌肉的厚度遵循一定的模式:腹横肌<外斜肌<内斜肌<腹直肌。超声测量的腹横肌厚度与呼气动作时产生的压力密切相关。此外,腹横肌厚度的增加与肌肉的电活动显著相关。然而,所有这些研究都是在健康受试者中进行的,需要进一步的研究来确定超声评定 ICU 患者呼气肌厚度和功能的可靠性与有效性。腹壁呼气肌使用垂直于腹壁放置的 $10\sim15$ MHz 线性探头,患者处于仰卧位,呼气肌在彩超下表现为由筋膜鞘包围的低回声层,相对容易辨认。施加在探头上的压力应保持在最小值,以防止腹壁受压,因为这可能会改变下面肌肉的形状/厚度。为了使腹直肌可视化,换能器以横向方向定位在脐上方 $2\sim3$ cm 处,从中线侧向 $2\sim3$ cm。通过沿头尾方向滑动探头,同时保持探头垂直于皮肤,可获得最大肌肉厚度。接下来,探头横向移动,半月线首先被确定为一个厚的回声筋膜,它与腹直肌外侧和斜肌内侧相融合。腹外斜肌、腹内斜肌和腹横肌可分为三个平行层,通常在腋前线、胸腔下缘和髂骨嵴之间的中间位置最清晰可见(见图 7-2-12)。呼气腹部肌肉的增厚分数可以计算为:呼气期间厚度增加的幅度=(呼气末厚度-吸气末厚度)/吸气末厚度×100%,增厚分数可以反映呼气肌力。

应当注意,呼气肌与膈肌相比具有更多的自由度,一个肌层的主动收缩可能直接影响相邻肌层的缩短和位置。此外,腹部肌肉的缩短、增厚和压力产生之间的关系很复杂,因为收缩期间腹部肌肉的几何形状像一个"收缩"的球体,而不是像横膈膜那样的"圆柱形活塞"。

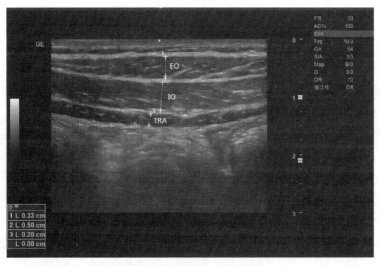

图 7-2-12　呼气肌超声测量

(四)气道超声评定

超声在气道评定中有一定的优势,可以床边实施,方法相对简单、便宜、快速,而且还可以实时及动态地观察到整个呼吸周期中气道解剖的信息。超声可以很好地显示口腔、口咽、喉部或声门下区域的许多解剖结构。掌握上呼吸道超声后,在临床工作中可以用来评定气管插管位置、插管型号、插管前气道评定以及指导气管切开等,同时联合心肺部超声以及呼吸肌超声,可以很好地评定重症患者休克、低氧等病因。

1. 探头位置

以颏下作为声窗。舌骨位于很浅的位置,可以通过使用横向中线位置作为线性结构(倒 U 形)或使用准矢状入路进行探查。会厌最好通过甲状舌骨窗观察,可以采用正中横切法,也可以使用线性探头采用矢状旁入路,或者使用凸阵探头从舌骨和下颌骨尖端之间的矢状投影也可以看到会厌(图 7-2-13)。

2. 探头选择

探查环状软骨、环甲膜、气管环或气管使用频率为 5～15 MHz 的线性探头;探查舌根、会厌、声带或杓状软骨使用频率为 3～8 MHz 的凸阵探头;口腔和咽部检查使用 3～8 MHz 的凸阵探头。

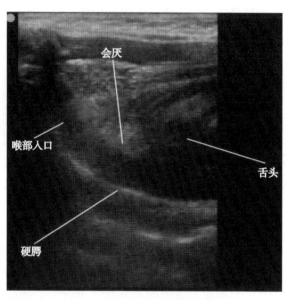

图 7-2-13　舌头和口腔底部的超声显像

3. 测量方法

(1)声带检查声像:

使用线性或微凸探头进行探查。探头置于环状软骨水平的中线,与身体纵轴垂直,声带显示为倒置的"V"形回声结构,两侧为低回声的声带肌,内侧是高回声的声带韧带(图 7-2-14)。对于甲状软骨存在钙化的患者,可以通过左右摇摆探头约 30°来观察声带和杓状软骨。在浅呼吸时,通常可以将声带分为两个阶段进行评定,首先评定声带的形状,以及是否存在水肿、声门肿块、结节或息肉,第二阶段评定发声过程中的运动情况。B 模式通常用于声带的形态的评定,而 B 模式与多普勒成像的结

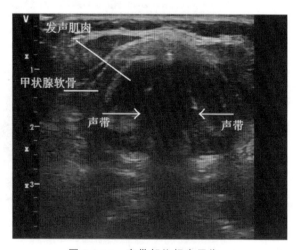

图 7-2-14　声带部位超声显像

合可用来评定声带功能。邻近声带的其他结构,如杓会厌皱襞、前连合、杓状软骨的发声突或心室皱襞,可通过甲状腺窗定位。

（2）环甲膜和气管检查：

①环甲膜位于甲状软骨和环状软骨之间。先经正中或旁正中矢状位探查来确定环甲膜的最佳位置,此膜通常位于非常浅的位置,呈高回声,位于颅侧的甲状腺软骨下缘和位于尾部的环状软骨回声结构之间。

②气管位于颈部中线,环状软骨是气管的上部,气管软骨较厚,在超声矢状位扫查时,显示为低回声的圆形结构,低回声的气管环在矢状面上组成"串珠"样(图7-2-15)。

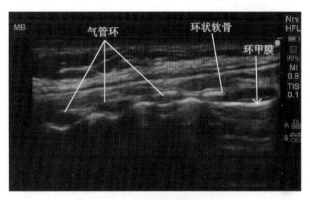

图 7-2-15　环甲膜和气管显像

（3）评定气管插管位置及深度：

声门下间隙是气管最狭窄的部分,该测量可作为选择气管插管的正确尺寸,使用线性探头,经中线横切面进行探查。对于气管切开患者,可以评定气管切开宽度,从皮肤到气管的距离,从而选择准确的气切管道。

①探头:3～5 MHz凸阵探头。

②位置:环甲膜水平,以45°的角度横断扫描颈部。气管插管进入气管时可以观察到甲状软骨出现短暂的运动,如果插管进入食管,在左侧食管区域低回声的地方会出现气管插管的高回声影像。如果气管插管过深可引起单肺通气,肺部超声可以观察到单侧肺脏胸膜滑动征消失,而肺搏动征存在。膈肌超声下提示无通气侧膈肌运动减弱,而对侧增强。

（五）吞咽功能超声评定

在吞咽过程中的口腔期和咽期的吞咽动作,可通过超声显像严密观察,并能清晰地从屏幕上观察口腔软组织的构造和运动过程,以及舌头、舌骨和咽喉部的运动状况,还能对吞咽食物的传输状况和食物残留状况进行定性分析。

1. 探头

采用5～15 MHz的线性探头和3～8 MHz的凸阵探头。

2. 探测内容

吞咽时的舌骨运动特点、喉咽部咽壁肌活动幅度等。

3. 定位

让患者采取坐位式,将超声探头放置在患者颌下,探头置于矢状位。让患者闭上嘴保持舌位静止,调节探头位置,在屏幕上可较准确地观察到舌面和舌骨,测定舌骨和下颌骨的间距。嘱患者饮水30 mL后,动态检查患者舌骨活动至下颌骨的距离。随后调节探头位置和方向,使探头放置在下颌和喉结间的凹陷处,探头仍保持矢状位,探头和颈部夹角呈大约75°,当屏幕完全呈现舌骨影像,再嘱患者饮水30 mL,超声观察患者舌骨下方喉咽部咽壁肌运动幅度。

4. 注意事项

(1)颌下检查时,在超声探头与皮下接触区尽可能涂上耦合剂,保证探头与皮下的密切接触,以保证超声影像的准确性。

(2)适当调整颌下的探头位置,并设置在下颌骨前侧边缘和舌下面中间的小凹处中间,探头与下颌垂直,并尽可能使超声波的波束位于舌的中央,以观察舌骨和下颌骨。

(3)注意确保患者头颅保持在解剖位置,不要将探头顶住下颌部而使患者头部后仰。

(4)叮嘱患者在测量过程中不要讲话,以防声音干扰超声波图像。

(5)舌骨和下颌骨的间距为以舌骨前缘为起始,到下颌骨内侧缘的垂直距离;在检查咽壁肌活动幅度时,以舌骨后缘为参照查看咽壁肌运动幅度,测量咽壁肌运动幅度时以咽壁肌内侧缘为标准。

(6)当患者因饮水后呛得厉害而不能饮水时,为了防止患者误吸的危险,只测量舌骨移动的距离,而不再进行咽壁肌的运动幅度测量。

❈ 综合测试题

1. 关于肺超声成像基础的表述,错误的是(　　　)

A.超声成像波的强弱由两种介质的声阻抗差决定,即声阻抗差越大,反射越强

B.胸膜线在二维超声图像中表现为低回声

C.声波在介质中传播会衰减,声能随着传播距离增大而减小

D.伪像可导致超声误诊,但也可以利用伪像诊断疾病,如肺的超声征象大多基于对伪像的分析,来判断患病与否

2. 经前胸壁扫查,如何定位上、下蓝点:双手置于前胸壁,左手上缘以锁骨为界,右手下缘以膈肌线为界,上蓝点(　　　),下蓝点(　　　)。

A.左手一、二掌指关节处,右手掌中心

B.左手三、四掌指关节处,右手一、二掌指关节处

C.左手三、四掌指关节处,右手掌中心

D.双手掌中心处

3. 以下关于肺炎的超声诊断中,不正确的是(　　　)

A.A 线增多　　　　　　　　　　　　B.B 线增多

C.肺实变支气管充气征　　　　　　　D.胸腔积液

4. 以下哪一项为气胸的特征性表现(　　　)

A.“蝙蝠”征　　　　　B.肺滑动征　　　　　C.肺点　　　　　　D.支气管充气征

5. 以下关于肺超声的应用表达不正确的是(　　　)

A.可以定性和定量诊断气胸　　　　　B.可以辅助胸腔积液的诊治

C.可以评定肺实变/肺不张　　　　　　D.不能指导呼吸机设置/脱机评定肺水肿

✳ 参考答案

1. B　2. A　3. A　4. C　5. D

参考文献

[1]刘大为,王小亭.重症超声[M].北京:人民卫生出版社,2017.

[2]RYO Y,KAZUHIDE T,KENTA K,et al.Measurement of intercostal muscle thickness with ultrasound imaging during maximal breathing[J].J Phys Ther Sci,2019,31(4):340-343.

[3]JIRI V,PETRA Z,LUKAS L,et al.The Role of Airway and Endobronchial Ultrasound in Perioperative Medicine[J].Biomed Res Int,2015:754626.

[4]KATHARINA W,EMMA B,KRIATIN G,et al.Ultrasound:validity of a pocket-sized system in the assessment of swallowing[J].Dysphagia,2021,36(6):1010-1018.

（谭国良编,代冰、封辰叶审定）

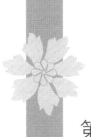

第八章 | 康复治疗综合评定

+·+

第一节　疾病严重程度评定

+·+

【重点难点】

(1)重点:掌握重症患者疾病严重程度的评定要点。

(2)难点:熟悉重症患者早期康复介入的时机。

一、危重疾病严重程度评分

对重症患者实施早期活动和康复训练可以改善患者身体机能,减少谵妄,缩短机械通气和ICU滞留时间。然而在重症监护病房,患者由于复杂、严重的疾病和血流动力学紊乱等状况,不仅需要药物支持,有时还需配置相关有创设备,使早期康复活动变得非常复杂,并且随着疾病严重程度的变化,这种状况可能会迅速改变。因此,对疾病严重程度的评定对决定是否进行康复活动至关重要。本节主要介绍疾病严重程度的评定,以判断是否达到早期康复介入的最低条件。

进行康复活动前,首先需关注患者的危重疾病严重程度评分,目前国内最常用的是急性生理学和慢性健康状况评价Ⅱ(acute physiology and chronic health evaluation Ⅱ, APACHE Ⅱ)。APACHE Ⅱ包括三部分:①年龄评分;②急性生理评分;③慢性健康评分。急性生理评分应当选择入ICU最初24 h内的最差值。对于大多数生理指标而言,这里的最差值指最高值或最低值。同时记录各个指标在最初24 h内的最高值和最低值,并根据附表分别进行评分,应当选择较高的分值。APACHE Ⅱ在临床上已被广泛用于危重症患者的病情分类和预后的预测,分值越高,反映病情越重,预后越差,预计病死率越高。详细内容见表8-1-1。

表 8-1-1　APACHE Ⅱ 评分

①年龄评分

年龄	≤44	45～54	55～64	65～74	≥75	得分：
评分	0	2	3	5	6	

②急性生理评分

指标		+4	+3	+2	+1	0	+1	+2	+3	+4
T/℃		≥41	39～40.9		38.5～38.9	36～38.4	34～35.9	32～33.9	30～31.9	≤29.9
MAP/mmHg		≥160	130～159	110～129		70～109		50～69		≤49
HR/(次/min)		≥180	140～179	110～139		70～109		55～69	40～54	≤39
RR/(次/min)		≥50	35～49		25～34	12～24	10～11	6～9		≤5
二选一	$P_{A-a}O_2$/mmHg（FiO_2>0.5）	≥500	350～499	200～349		≤200				
	PaO_2/mmHg（FiO_2<0.5）					≥70	61～69		55～60	≤54
pH(动脉血)		≥7.7	7.6～7.69		7.5～7.59	7.33～7.49		7.25～7.32	7.15～7.24	<7.15
Na^+/(mmol/L)		≥180	160～179	155～159	150～154	130～149		120～129	111～119	≤110
K^+/(mmol/L)		≥7	6～6.9		5.5～5.9	3.5～5.4	3～3.4	2.5～2.9		<2.5
Cr/(μmol/L)		≥309	177～308	133～176		53～132		<53		
HCT/%		≥60		50～59.9	46～49.9	30～45.9		20～29.9		<20
WBC/(×10^9/L)		≥40		20～39.9	15～19.9	3～14.9		1～2.9		<1
GCS评分		=15－实际 GCS 评分								
合计										

③慢性健康评分

肝脏	活检证实肝硬化,明确的门静脉高压;门静脉高压造成上消化道出血;既往发生过肝功能衰竭、肝性脑病或肝昏迷

续表

心血管	按照 NYHA 分级,心功能 4 级				
呼吸	COPD 导致严重活动受限;继发性红细胞增多;严重肺动脉高压(>40 mmHg);呼吸机依赖				
肾脏	接受长期透析治疗				
免疫抑制	免疫抑制治疗、放疗、化疗、长期或最近大剂量类固醇治疗,或患有免疫抑制性疾病,如白血病、淋巴瘤、获得性免疫缺陷综合征				
非手术或急症手术后患者	5	择期手术后患者	2	无上述情况	0
总分	APACHE Ⅱ=①+②+③				

注:HCT 为红细胞积压,GCS 为格拉斯哥昏迷量表。

引自:AKAVIPAT P,THINKHAMROP J,THINKHAMROP B,et al.Acute physiology and chronic health evaluation(APACHE)Ⅱ score-the clinical predictor in neurosurgical intensive care unit[J].Acta Clin Croat,2019,58(1):50-56.

二、神经系统评定

(一)意识的评定

在进行康复或其他功能评定前需进行意识相关评定,常用的相关评定量表有格拉斯哥昏迷量表(Glasgow coma scale,GCS)、标准化 5 问题问卷(standardized five questions,S5Q)和 Richmond 躁动-镇静评分(Richmond agitation-sedation scale,RASS),用以了解患者的意识状态和配合程度。

1. 格拉斯哥昏迷量表(GCS)

GCS 用于评定和监测颅脑损伤患者的意识状态水平(表 8-1-2)。意识的评定对于疾病的诊断和预后以及病情随访很重要,能够及时地发现患者意识的变化并给予积极治疗。

表 8-1-2　格拉斯哥昏迷量表(GCS)

项目		评分	实得分
睁眼反应(E)	自发睁眼	4	
	能通过语言指示睁眼	3	
	通过疼痛刺激睁眼	2	
	不能睁眼	1	
	无法确定	C	

续表

项目		评分	实得分
最佳 运动 能力（M）	按指示运动	6	
	对疼痛刺激产生定位反应	5	
	对疼痛刺激产生屈曲反应	4	
	异常屈曲	3	
	异常伸直	2	
	无反应	1	
	瘫痪	P	
最佳 语言 能力（V）	正常交流	5	
	胡言乱语	4	
	只能说出单词	3	
	只能发音	2	
	不能发音	1	
	气管切开	T	
总分			

注：睁眼的标准在一些特殊情况不能用作评定意识程度。比如患者因为眼部血肿不能完成睁眼，这时必须记录为 C。耳聋患者对应答的反应也不能作为评定指标。疼痛的刺激只能刺激甲床，其他刺激不应被计算在内。失语症和语言障碍患者存在语言能力评分的问题。气管插管患者和气管切开患者在评分时也存在问题。对于气管插管的患者，不得评判为"无反应"，应记录为 T。最后确定总得分时，不应对评为 T 和（或）C 和（或）P 的项目进行评分。

引自：MEHTA R，GP T，CHINTHAPALLI K，et al. Glasgow coma scale explained[J]. BMJ，2019，365：l1296.

通过 E、M、V 三个不同部分的评定得分，生成总的 GCS 评分。总分低于 8 分表示严重脑损伤，患者昏迷；总分 9～12 分表示中度脑损伤；总分 13～15 分表示轻微脑损伤。

2. 标准化 5 问题问卷（S5Q）

S5Q 详见表 8-1-3。

表 8-1-3　标准化 5 问题问卷（S5Q）

- 睁开然后闭上你的眼睛
- 看着我
- 张开嘴巴，伸出舌头
- 摇头（患者有气管插管或者气管切开时，可以用握手代替）
- 在我数过 5 之后扬起眉毛

注：每个单项可正确地反应或执行得 1 分；完整地配合并完成，得 5 分。

引自：SOMMERS J. Physiotherapy in the intensive care unit：an evidence-based，expert driven，practical statement and rehabilitation recommendations[J]. Clin Rehabil，2015，29（11）：1051-1063.

3. Richmond 躁动-镇静评分(RASS)

RASS 详见表 8-1-4。

表 8-1-4 Richmond 躁动-镇静评分(RASS)

评分	理解	描述
+4	有攻击性	有暴力行为
+3	非常躁动	试着拔出气管插管、胃管或静脉管
+2	躁动焦虑	身体激烈移动,无法配合呼吸机
+1	不安焦虑	焦虑紧张,但身体只有轻微的移动
0	清醒平静	
-1	昏昏欲睡	没有完全清醒,但可保持清醒超过 10 s
-2	轻度镇静	无法维持清醒超过 10 s
-3	中度镇静	对声音有反应
-4	重度镇静	对身体刺激有反应
-5	昏迷	对声音及身体刺激都无反应

注:如果 RASS 得分为-4 或-5,则稍后重新测试患者;如果 RASS 高于-4(-3～+4),则应进行谵妄评定;当-2≤RASS≤2,30 min 内没有需要镇静药物治疗的情绪障碍可以康复介入。

引自:EIY E W.Monitoring sedation status over time in ICU patients:reliability and validity of the Richmond Agitation-Sedation Scale(RASS)[J].JAMA,2003,289(22):2983-2991.

(二)颅内压评定

成年人的正常颅内压(intracranial pressure,ICP)为 0.7～2.0 kPa(70～200 mmH$_2$O),儿童的正常颅压为 0.5～1.0 kPa(50～100 mmH$_2$O)。颅内压过高、过低都会影响康复进程,须严密监测。临床上当颅内压≥20 cmH$_2$O 时,即认为神经系统不稳定,应暂缓康复治疗。临床上评定颅内压的方法主要是腰椎穿刺测定脑脊液(cerebrospinal fluid,CSF)压力和植入 ICP 监测器。颅内压通常以侧卧位时侧脑室内脑脊液压力为代表。体位的改变对颅内压也会造成影响。

三、呼吸系统

(一)呼吸肌评定

在日常活动中完成大多数呼吸任务时,仅需要相对较低的呼吸肌力量。只有当呼吸肌肌力中至重度下降时,才会出现临床症状。呼吸肌功能评定主要分两大类:①呼吸肌力量评定,常通过最大吸气压(maximal inspiratory pressure,MIP)和最大呼气压(maximal expiratory pressure，MEP）来进行评定；②呼吸肌耐力评定，一般通过增量负荷测试、恒负荷测试或时间试验等不同方法来进行。

（二）呼吸模式评定

常见的呼吸模式包括腹式呼吸、胸式呼吸、抬肩式呼吸、反式呼吸以及混合式呼吸。单独或过度强调其中一种模式都会造成呼吸困难。正常情况下，呼吸运动应开始于腹部而不是胸部。腹部在吸气时向外鼓，胸廓下部在水平方向增宽；而呼气时腹部下陷，腹壁拉向脊柱。呼吸正常有上下、左右、前后三个维度：①上下维度：横膈膜向下运动，胸腔空间增大，腹内压升高，肚子鼓起来；②左右维度：双侧肋骨向外侧打开，胸腔两侧往外膨胀，进一步加大胸腔空间；③前后维度：胸骨向前向上运动，当膈肌无力时，辅助吸气肌（斜角肌、胸锁乳突肌、上斜方肌）代偿打开胸廓辅助吸气。因此，人体是一个立体结构，任何一个维度都有可能发现问题，需要分别从各个维度对呼吸模式进行评定。

（三）血气分析

血气分析是指通过测定人体动脉血的 H^+ 浓度和溶解在血液中的气体（CO_2、O_2）来了解人体呼吸功能与酸碱平衡状态的一种手段，能直接反映肺通气、换气功能及其酸碱平衡状态。

具体结果分析推荐血气分析六步法（详见第三章第三节）。

四、心血管系统评定

（一）心率

通常危重症患者有连续的心电图监测，心率/心律可从此获得，也通过触诊外周或中央脉搏用来检查心率和心律。正常成人心率一般为 60～100 次/min，一般把静息心率＜50％年龄预计最大心率值作为早期康复介入的参考指标。如果静息心率已经在训练应达到的范围内，患者可能没有足够的心脏储备来耐受活动。

（二）血压

临床常用袖带压监测和动脉血压监测，一般具体值可以从心电监护上获得。正常成人血压在 95/60 mmHg 至 140/90 mmHg 之间。关注血压时，应注意：①血压绝对值的持续高或低不一定代表患者血流动力学的稳定性；②血压的变化与血流动力学最相关，血压急性升高或降低（≥20％）表明血流动力学不稳定，应延迟康复介入；③与收缩压或舒张压相比，平均动脉压（mean arterial pressure，MAP）可以更好反映心脏、大脑和肾脏的血流状态。临床上如果患者 MAP 维持在 60～110 mmHg，ΔMAP≤20％，可以考虑康复介入。

(三)心电图

心电图是利用心电图机依靠体表电极记录心脏每一心动周期所产生的电活动变化图形的技术。当机体发生缺氧、电解质紊乱、焦虑、心肌缺血等状况或进行物理治疗时,都可能导致心率或心律失常。当心输出量受到影响时,心率或心律会显著改变,这些改变会通过心电图显示。如果在物理治疗过程中发生心脏节律变化,则需要暂停治疗,直到问题得到解决或医生采取措施使其稳定后方可继续。

(四)血管活性药物

临床常用心血管药物主要有强心剂(多巴胺、肾上腺素、地高辛)、血管扩张/收缩剂、β受体阻滞剂、肺血管扩张剂、利尿剂等。康复介入前需要评定患者的心血管药物使用情况。当患者用强心类药物维持血压稳定时,表明患者存在血流动力学不稳定情况:当大剂量使用时,应延迟康复介入时间;但当使用低剂量即可稳定血压时,可以考虑康复介入。

五、其他评定

(一)营养状况

营养支持和运动的结合可能会对危重症患者的身体恢复产生巨大的影响。现营养支持已经从重症监护的辅助手段转变为确定性治疗手段,但即使在高度重视营养支持治疗的今天,营养不良的情况也很常见,不仅会影响康复治疗的进程,并且对死亡率有直接影响。所以康复介入前要进行营养状况的评定,以确定患者是否达到了康复介入的最低营养需求。

(二)骨科因素

对于某些重症合并骨科问题的患者,由于手术及愈合过程的复杂性,康复可能是禁忌的。脊柱不稳定性骨折的患者需要先制动、卧床休息,待骨折稳定后方可实施康复介入;涉及下肢的骨折(即使在切开复位和内固定后)、关节置换术后不稳定等,由于会改变身体的负重状态,从而影响康复活动的方法。不同的骨折固定方式对康复介入的标准也不一样,康复介入前应详细阅片,必要时查看手术记录并向专科医生详细了解情况。

(三)皮肤因素

当重症患者合并皮肤问题时,应重视皮肤因素对康复介入的影响。例如患者在植皮术后或皮瓣应用[包括皮肤、筋膜和(或)肌肉]的最初一段时间需要卧床休息,通常要持续数天。当某些压力区域有伤口的存在,同样可能会延迟这些区域的康复运动,例如骶部或坐骨结节区压疮,可能限制坐起训练。因此,皮肤状态的观察和评定对康复的介入也是有重要参考意义的。

(四)深静脉血栓、肺栓塞

对深静脉血栓(deep venous thrombosis,DVT)或肺栓塞(pulmonary embolism,PE)患者康复介入的安全性尚未明确,不同医院之间的康复建议差异很大。在大多数情况下,当患者被证实 DVT 或 PE(特别是涉及下肢的 DVT),康复介入应推迟到抗凝治疗完成之后。在有 PE 的情况下,如果心血管和呼吸状态在可接受的范围内,可以适当考虑介入。然而,由于没有明确的指导方针,医院之间的做法也各不相同,因此,对有这类风险的患者进行康复介入需得到主管医生的同意。

(五)凝血功能

正常血小板计数在 $100×10^9$～$300×10^9$/L,血小板计数的急性下降表明可能有近期或者活动性出血。但除非血小板计数低于 $20×10^9$/L,或伴有明显出血倾向,否则通常不需要特殊治疗。尽管没有明确的临床指南,但建议当血小板计数小于 $20×10^9$/L 时,应避免有可能显著增加血压并因此增加微血管损伤风险的活动(如抵抗性锻炼)。如果抗凝过度,可能会增加活动性出血的风险;如果血流动力学和其他参数在可接受的范围内,使用溶栓药物(如链激酶、总纤溶酶原激活剂)并不是康复的禁忌,但有出血倾向的患者,请咨询医务人员,了解康复的潜在风险。

(六)血红蛋白

康复介入之前应评定血液中血红蛋白水平,因为血液的携氧能力与血红蛋白水平成正比。血红蛋白急性下降可能表明有活动或近期出血,应延迟康复介入,特别是在伴有血流动力学不稳定的情况下。慢性低血红蛋白水平(如<70 g/L)与一些慢性疾病有关,特别是慢性肾衰竭,除非有症状否则不应延迟康复行动。

(七)体温

体温的升高伴随着氧气消耗的增加,所以在发热情况下进行康复活动可能会造成 ICU 患者的过度氧耗;发热也可能提示感染的进展。所以临床一般推荐体温低于 38 ℃才考虑康复的介入。

(八)环境和医务人员

在康复前还需对环境和医务人员等进行以下评定:①进行康复活动的环境应相对整洁,没有安全隐患;②确保康复活动期间使用的监护设备功能正常;③适当的医务人员、抢救设备和既定的抢救方案,以备紧急复苏需要;④参与康复活动工作的人员应具有适当的专业水平,出现紧急情况时需冷静、镇定,避免慌乱;⑤医务人员与医患之间的沟通应清晰、简洁;⑥每一次的康复尝试都应该确保患者有积极的体验,并建立在患者与治疗师的友好关系上;⑦任何时候都应尊重每位患者的隐私和尊严。

❋ 综合测试题

1. APACHE Ⅱ评分不包含下列哪项（　　）

A.年龄评分　　　　　B.急性生理评分　　　C.慢性健康评分　　　D.慢性生理评分

2. 格拉斯哥昏迷量表（Glasgow coma scale,GCS）一般包括哪些内容（　　）

A.睁眼反应　　　　　B.最佳运动能力　　　C.最佳语言能力　　　D.以上全是

3. 下列不属于意识评定的是（　　）

A.GCS　　　　　　　B.S5Q　　　　　　　C.APACHE Ⅱ　　　　D.RASS

4. 成年人的正常颅内压为（　　）

A.0.5～1.0 kPa　　B.0.7～2.0 kPa　　C.0.7～1.0 kPa　　D.1.5～2.0 kPa

5. 常见的呼吸模式不包括（　　）

A.腹式呼吸　　　　　B.胸式呼吸　　　　　C.抬肩式呼吸　　　　D.抬腿式呼吸

6. 根据血气分析 pH 值判断酸碱平衡,下列初判碱中毒的是（　　）

A.pH＞7.45　　　　B.pH＜7.45　　　　C.pH＞7.50　　　　D.pH＞7.35

7. 下列血压变化情况应延迟康复介入的是（　　）

A.血压急性升高≥10％　　　　　　　B.血压急性升高≥15％

C.血压急性升高≥20％　　　　　　　D.以上均不是

8. 呼吸肌力量常通过下列哪一项来进行评定（　　）

A.最大吸气压（maximal inspiratory pressure）和最大呼气压（maximal expiratory pressure）

B.最大呼气压（maximal expiratory pressure）和静息跨膈压（transdiaphragmatic pressure）

C.静息跨膈压（transdiaphragmatic pressure）和最大跨膈压（maximum transdiaphragmatic pressure）

D.以上均不是

❋ 参考答案

1.D　2.D　3.C　4.B　5.D　6.A　7.C　8.A

（徐小莉编,吴秀文审定）

第二节 物理治疗评定

物理治疗(physical therapy,PT)是从整体功能障碍的层面上对因疾病、外伤、遗传等因素造成的躯体功能异常进行改善和重建以及预防躯体残疾的专业。物理治疗评定是康复治疗过程中贯穿始终的重要环节。为了科学有效地实施康复治疗,康复治疗师及相关医务人员须全面地掌握康复评定的理论与基本技能,并做到康复评定与治疗的一致性。

物理治疗评定是对已经形成的功能障碍进行诊断的过程。治疗师根据每个患者的不同病情,按照《国际功能、残疾和健康分类》(International Classification of Functioning, Disability and Health,ICF)的整体框架,有选择地对相关项目进行评定。

一、身体结构评定

由于原发疾病和一些并发症具有严重性、复杂性,危重症患者在重症病房住院期间可能因为护理治疗会有特殊体位要求,同时可能伴随各种管道支持。不过,每天的休息静息姿势依然是仰卧或半卧位。为了便于医务人员顺利评定,同时尽量减少频繁变换体位给患者带来的不适,关于身体结构方面的评定主要以患者休息体位为主。

(一)肢体长度测量

关于肢体长度测量,测量工具一般选择普通软尺,测量前,测量人员应该把患者左右两侧肢体对称放置于两侧,再以体表骨性标志,测量四肢或残肢长度,然后对两侧测量结果进行对比。

1. 上肢长

(1)体位:仰卧或45°仰卧,双上肢保持放松对称放于体侧,保持肘关节伸展,前臂旋后,腕关节保持中立位。

(2)测量位点:从肩峰外侧端到中指指尖或桡骨茎突的长度(图8-2-1)。

2. 上臂长

(1)体位:仰卧或45°仰卧,双上肢保持放松对称放于体侧,保持肘关节伸展,前臂旋后,腕关节保持中立位。

（2）测量位点：从肩峰外侧端到肱骨外上髁的长度（图 8-2-2）。

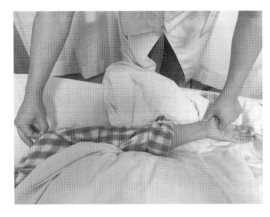

图 8-2-1　上肢长度测量

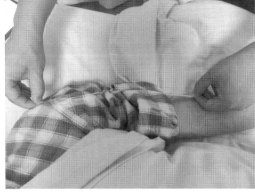

图 8-2-2　上臂长度测量

3. 前臂长

（1）体位：仰卧或 45°仰卧，双上肢保持放松对称放于体侧，保持肘关节伸展，前臂旋后，腕关节保持中立位。

（2）测量位点：从肱骨外上髁到桡骨茎突的长度（图 8-2-3）。

4. 手长

（1）体位：手指伸展位。

（2）测量位点：从尺骨茎突与桡骨茎突连线的中点到中指指尖的长度（图 8-2-4）。

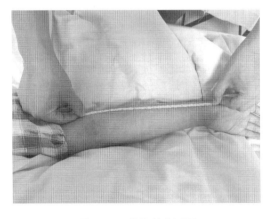

图 8-2-3　前臂长度测量

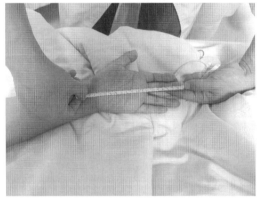

图 8-2-4　手长度测量

5. 下肢长

（1）体位：仰卧位或 45°仰卧位，骨盆保持水平，下肢伸直放松，髋关节中立位。

（2）测量位点：从髂前上棘到内踝的长度或从股骨大转子到外踝的长度（图 8-2-5）。

6. 大腿长

（1）体位：仰卧位或 45°仰卧位，保持骨盆水平，下肢伸直放松，髋关节中立位。

（2）测量位点：从股骨大转子到膝关节外侧关节线的长度（图 8-2-6）。

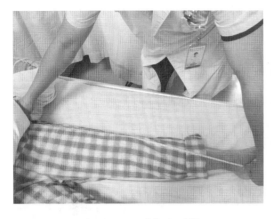

图 8-2-5　下肢长度测量

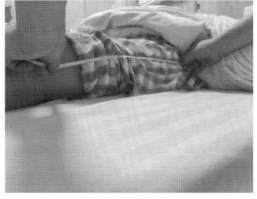

图 8-2-6　大腿长度测量

7. 小腿长

(1)体位:仰卧位或 45°仰卧位,骨盆保持水平,下肢伸直放松,髋关节中立位。

(2)测量位点:从膝关节外侧关节线到外踝的长度(图 8-2-7)。

8. 足长

(1)体位:踝关节中立位。

(2)测量位点:从足跟到第 2 趾末端的长度(图 8-2-8)。

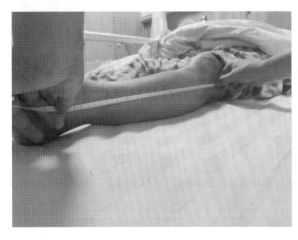

图 8-2-7　小腿长度测量

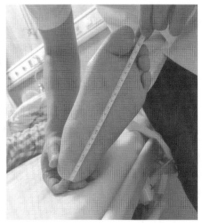

图 8-2-8　足长度测量

(二)肢体围度测量

重症患者由于临床疾病、长期制动、体液循环障碍等因素,患者肢体可能会继发不同程度的萎缩、肥大、肿胀。对被测肢体的状态可以通过测量肢体的围度进行简单直观的了解。测量一般选用常规带刻度的软尺,测量时,要特别注意患者应充分放松被测肢体的肌肉,同时可以对比较长的肢体进行分段测量,皮尺的松紧度(上下移动不超过 1 cm)以皮尺在皮肤上可稍做活动为宜。软尺的放置应与肢体的纵轴垂直,不可倾斜,测量位点应放在肌肉最粗壮处。同时,需要用同样的方法,在肢体的同一水平测量对侧肢体的围度,对两侧的测量数值进行比较。

1. 上臂围度

(1)体位:仰卧位或 45°仰卧位,肘关节保持伸直放松。

(2)测量位点:测量上臂中部、肱二头肌最大膨隆处的围度(图 8-2-9)。

2. 前臂围度

(1)体位:仰卧位或 45°仰卧位,双上肢保持伸直放松对称置于体侧。

(2)测量位点:测量前臂近端最膨隆部的围度(图 8-2-10)。

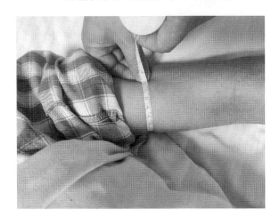
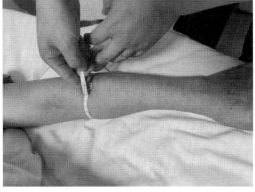

图 8-2-9　上臂围度测量　　　　　　　　图 8-2-10　前臂围度测量

3. 大腿围度

(1)体位:下肢稍外展,膝关节保持伸直放松。

(2)测量位点:分别从髌骨上缘向大腿方向每隔 6 cm、8 cm、10 cm、12 cm 处测量围度,在记录测量结果时应注明测量的部位(图 8-2-11)。

4. 小腿围度(分别测量最大和最小围度)。

(1)体位:下肢轻度外展,膝关节伸直放松。

(2)测量位点:分别在小腿最粗处和内外踝最细处测量围度(图 8-2-12)。

(三)关节挛缩评定

关节挛缩是指因关节本身、肌肉及软组织病变所致的被动活动范围受限。在重症病房,患者可能由于创伤、中枢神经损伤、长期制动、不良体位等因素,较容易引起废用综合征。其中,关节挛缩的发生率最高,一旦形成,矫正起来会非常困难。

关节挛缩最突出的临床特点就是关节活动范围减小,目前,对于关节挛缩的评定主要是通过测量关节活动度来量化。评定关节挛缩的目的主要是明确关节挛缩的具体程度,并对引起关节挛缩的具体原因进行分析,然后根据评定结果的不同,及时调整相关干预

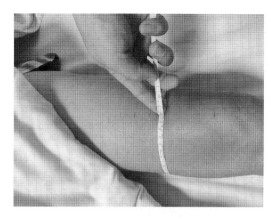

图 8-2-11 大腿围度测量

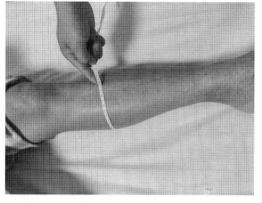

图 8-2-12 小腿围度测量

措施。评定时一定要注意跨双关节的肌肉对局部活动受限的影响。

(四)皮肤状态评定

一般来说,危重症患者在住院期间由于长期卧床或每天卧床时某种体位持续时间过长,同时,患者的自主活动能力差,会造成长期缺血、缺氧的局部组织压迫,从而形成压疮。

压疮(pressure sore),又称压力性溃疡,俗称褥疮,是由于局部组织长时间受压,血液循环障碍,局部持续缺血、缺氧、营养不良而导致的软组织溃烂和坏死的现象。

1. 压疮的分期

压疮分期标准需要统一规范,便于医护人员对压疮程度进行准确的区分,并采取正确的应对措施。美国国家压疮咨询委员会的压疮分期方法目前在我国被普遍采用。

(1)Ⅰ期压疮:皮肤完整,常有局限的红斑,易受压的部位如骨突等处压伤不退。压疮部位与周围组织相比,可有痛感,可有硬肿感,也可有松软感,皮温可能升高也可能降低。

(2)Ⅱ期压疮:表皮层及部分真皮层缺损,表现为完整的或开放/破溃的血清性水疱,也可表现为浅表开放的粉红色创面,周围无坏死组织的溃疡,甚至较干燥。

(3)Ⅲ期压疮:全层皮肤组织缺损,皮下脂肪可见,只是骨骼、肌腱或肌肉还没有显露出来而已。有腐肉,但不影响对组织缺损深度的判断,有潜行和窦道的可能。

(4)Ⅳ期压疮:全层皮肤组织缺损,一般可探及外露的骨骼或肌腱。创口床上可局部覆有腐肉或焦痂,常伴有潜行,并伴有窦道。

可疑深部组织损伤期压疮:皮下软组织因受压力或剪切力损伤,在完整但褪色的皮肤上出现局部紫色或黑紫色,或形成充血性水疱,可出现疼痛、硬结、糜烂、松软、潮湿,皮温较周围组织升高或降低。

不可分期压疮:缺损涉及全层组织,但溃疡完全被创面坏死组织(黄色、棕褐色、灰色、绿色或褐色)或焦痂(棕褐色、褐色或黑色)覆盖,无法确定其实际深度,必须对坏死组织或焦痂彻底清除,待暴露创面基底后进一步确定其实际深度和分期。

2. 压疮的风险评定

压疮危险因素评定表常常在临床上用于评定患者发生压疮的危险性,根据患者的具体情况制订相应治疗护理计划是预防压疮的重要环节。Braden 风险评估量表(表 8-2-1)因其简便、易行的特点,目前被全世界广泛使用,其通过打分的方式评定患者患压疮的危险程度。

表 8-2-1 Braden 风险评估量表

危险因素	分值				评分
	1 分	2 分	3 分	4 分	
感觉/知觉 (对压迫有关的 不适感受力)	完全受限	非常受限	轻微受限	无受限	
潮湿度 (皮肤暴露在潮湿 环境中的程度)	持续潮湿	潮湿	有时潮湿	很少潮湿	
活动 (身体活动程度)	限制卧床	可以坐椅子	偶尔行走	时常行走	
移动 (改变或控制 体位的能力)	完全无法移动	非常受限	轻微受限	未受限	
营养 (通常进食状况)	非常差	可能不足够	足够	非常好	
摩擦力和剪切力	有问题	潜在的问题	无明显问题	—	

引自:KELECHI T J.Review of pressure ulcer risk assessment scales[J].J Wound Ostomy Continence Nurs,2013,40(3):232-236.

Braden 风险评估量表总共包含 6 个因素:感觉/知觉、潮湿度、活动、移动、营养、摩擦力和剪切力。除了摩擦和剪切力评分为 1～3 分,其余项目评分均为 1～4 分,总分为 6～23 分。分值越低,发生压疮的危险性越高,通常当总分≤16 分时患者易发生压疮;≤18 分作为预测有压疮发生风险的诊断界值。评分 15～18 分,提示轻度危险;评分 13～14 分,提示中度危险;≤9 分提示极度危险,应采取相应措施实施重点预防。

3. 临床评定

临床描述压疮包括部位、形态、大小、颜色、深浅、边缘、基底坏死组织、分泌物、周围皮肤状况等。通常压疮的深浅或大小可用皮尺或纤维素尺测量,然而有些溃疡形状并不是规则的,可利用 Kundin 六角测量器、牙科印模材料等测量工具来评定这些溃疡的状态。这些方法都需要数据分析技术或电脑辅助计算,虽然复杂,但可以提供有利于临床对比研究的精确测量。对于潜行或隧道式溃烂,其范围和深度可用超声波确定,也可在拍摄 X 线片后注射造影剂。

二、身体功能评定

(一)肌力评定

肌力(muscle strength)是指收缩肌肉的力量。肌力评定是测定受试者在进行主动运动时,肌肉与肌群所产生的收缩力量的最大值。肌力评定是一种检查神经和肌肉功能状态的方法,也是对神经和肌肉损伤程度及范围进行评定的重要手段。肌力评定主要包括徒手肌力检查和器械肌力测定两大类。

在 ICU 住院期间,重症患者容易并发 ICU 获得性肌无力(intensive care unit acquired weakness,ICU-AW)。临床上通过电生理相关检查把 ICU-AW 分为危重症性多发性神经病、危重症性肌病和危重症性神经肌病等三个亚类。研究发现导致 ICU-AW 的危险因素包含疾病自身严重程度、器官衰竭、高龄、高血糖、药物作用和缺乏活动等。目前临床比较推荐使用英国医学研究理事会(Medical Research Council,MRC)测试对重症患者进行肌力评定。

鲁汶大学附属医院呼吸重症物理治疗团队基于现有的循证依据和多年积累的临床经验,对此项测试进行了细节完善,目前在世界危重症物理治疗领域也得到了普遍推广。由于此项检查需要患者进行主观配合,因此在进行此项评定之前,应先确认被评定者可以完全合作,否则这项检测是不能进行的。

较对普通患者进行肌力检测不同,危重症患者住院期间长时间卧床,因此,对危重症患者进行此项测试有特殊的体位要求,如果被评定者即将进行对抗重力测试,躯干应该与水平面成 45°,进行非对抗重力测试时,躯干与水平面保持 10°。为了评定不受干扰,评定前应先吸痰,去除固定体位的保护带、不必要的导管等。

测试前,先跟患者解释评定内容,必须先在患者身上进行示范性的被动活动,以便患者熟悉动作。整个测试过程必须以相同的顺序进行,每个测试都从右侧开始,完成右侧和左侧的第一项测试,才能转到下一个动作。单个动作的初始测试从 3 级(MRC 分级,见表 8-2-2)开始,然后根据初始测试结果再进行 4 级或 2 级的动作。

由于疾病特殊情况,患者不能检查某个肢体的肌力,则需要利用已有的评定推测患侧肢体的评分,最后记录 MRC 总评分。例如,一侧肢体由于外伤不能进行测试,则需要用对应的健侧肢体的评分进行推测,神经损伤者除外。

表 8-2-2　MRC 分级

分级	评定内容
0 级	肌肉无收缩或没有可见收缩感
1 级	肌肉稍有收缩,但是不能够带动关节运动
2 级	肌肉收缩能够带动关节活动,但是不能对抗肢体的重力

续表

分级	评定内容
3级	能够对抗肢体的重力完成全关节活动,但是不能够对抗阻力
4级	能够部分对抗阻力,使关节产生活动,但是关节并不稳定
5级	能够对抗阻力,肌力正常,关节稳定

引自:FONTELA P C.Medical research council scale predicts spontaneous breathing trial failure and difficult or prolonged weaning of critically lll individuals[J].Respir Care,2021,66(5):733-741.

对于重症患者,肌力评定包括肩外展、屈肘、伸腕、屈髋、伸膝、踝背屈等6个动作,总共包含两侧12组肌肉的测量。如果发现异常,需要描述具体原因。

(1)肩外展:

测试要点:先在仰卧位45°进行抗重力评定(3级标准),告知患者向外移动手臂进行肩外展;达到3级时维持体位,然后在肘关节处施加阻力,继续进行抗阻力测试;不能达到3级时,应调整体位至仰卧位10°,然后托住患者肘关节告知患者做肩关节外展动作,1级时主要是在患者做肩外展时触摸肩外展肌有无收缩。

(2)屈肘:

测试要点:告知患者向肩膀方向屈曲手臂;达到3级时维持体位,然后在手臂远端施加阻力,继续进行抗阻力测试;不能达到3级时,应调整手臂至非抵抗重力体位,然后托住患者肘关节和手臂远端,告知患者做屈曲手臂动作;1级时主要是在患者做屈肘动作时触摸患者屈肘肌有无收缩。

(3)伸腕:

测试要点:告知患者把手自然放平,掌心朝下,然后做抬手腕动作;达到3级时维持体位,然后在手背施加向下阻力,继续进行抗阻力测试;不能达到3级时,应调整手腕非抵抗重力体位(掌心对身体),然后托住患者的手,告知患者做伸腕动作;1级时主要是在患者做伸腕动作时触摸患者伸腕肌有无收缩。

(4)屈髋:

测试要点:告知患者屈曲膝关节把膝盖向胸部靠近;达到3级时维持体位,然后在大腿远端施加向足方向的阻力,继续进行抗阻力测试;不能达到3级时,应托住患者的膝关节和踝关节,告知患者做屈髋动作的同时给予适当助力;1级时主要是在患者做屈髋动作时触摸患者屈髋肌有无收缩。

(5)伸膝:

测试要点:在患者膝关节正下方垫一滚筒或软枕,告诉患者把小腿向上踢直;达到3级时维持体位,然后在小腿远端施加向下的阻力,继续进行抗阻力测试;不能达到3级时,应托住患者的膝关节和踝关节,告知患者做伸膝动作的同时给予适当助力;1级时主要是在患者做抬小腿动作时触摸患者股四头肌有无收缩。

(6)踝背屈:

测试要点:告知患者勾起脚尖;达到3级时维持体位,然后在足尖位置施加阻力,继续进行抗阻力测试;不能达到 3 级时,应托住患者踝关节,告知患者做勾脚尖动作时给予适当助力;1 级时主要是在患者做勾脚尖动作时触摸患者胫骨前肌有无收缩。

(二)肌张力评定

肌张力(muscle tone)是指肌肉在静息状态时的紧张度,表现为肌肉组织微小而持续的不随意收缩,临床上常表现为肌肉被动拉长或牵伸时的阻力。正常肌张力是活动与维持身体姿势的重要基础。

1. 肌张力类型

根据活动状态,肌张力一般分为静止性肌张力、姿势性肌张力、运动性肌张力三大类。

(1)静止性肌张力:它是指在静卧休息时,肌肉自身所具有的张力。

(2)姿势性肌张力:肌肉在维持一定姿势时产生的紧张感,如身体站立时,虽然没有明显的肌肉收缩,但为了保持站姿和身体的稳定,身体前后的肌肉也保持着一定的张力。

(3)运动性肌张力:通常指的是运动过程中肌肉的张力,它是保证肌肉运动持续、平滑(无颤动、抽动、痉挛)的重要因素。

2. 肌张力异常

和普通患者一样,危重症患者由于疾病本身、长期卧床、固定体位等多种危险因素,也常表现出肌张力异常,通常存在肌张力增高、肌张力降低和肌张力障碍三大类肌张力异常。

(1)肌张力增高(hypermyotonia):即肌张力高于正常静息水平,包括两种状态(痉挛和强直)。表现为肌肉僵硬,被动运动时阻力增加,关节活动受限,通常见于锥体系或锥体外系病变。

(2)肌张力低下(hypotonia):是指在关节被动运动时,肌张力低于正常静息水平,阻力减退甚至消失,表现为被动关节活动范围增大,通常见于下运动神经元损伤、卒中后软瘫期、脊休克等。

(3)肌张力障碍(dystonia):是一种运动功能亢进性障碍,表现为不自主的运动,表现为持续性张力损害和扭曲。扭转痉挛、手足徐动等在临床上较常见。

肌张力的评定很重要,医疗团队可根据评定结果鉴别中枢和外周神经损伤、预测康复治疗效果,同时也可作为制订康复治疗计划的重要依据。目前临床上已有包括电生理、被动运动检查法、量表评定法等多种肌张力评定方法。

肌张力的被动运动检查法简便易用,是目前临床实践中使用最多的方法。该方法检查的主要是运动性肌张力,检查时需要被检查者完全放松肢体配合检查,检查者通过手来感觉被检查者肌肉的抵抗,体会肌肉对牵张刺激的反应和抵抗强弱的变化。一般来说检查者可感觉到一定的弹性和轻度的抵抗感。该法易于在短时间内重复操作并且不需要设备来评定肌肉张力。

改良 Ashworth 量表(modified Ashworth scale,MAS)评定简便、可接受度强,目前在肌张力评定方面也得到广泛应用,详细内容见表 8-2-3。

表 8-2-3　改良 Ashworth 量表（MAS）

分级	评定标准
0 级	无肌张力的增加
1 级	肌张力微弱增加：在关节活动范围末端时出现最小阻力或突然出现卡住或释放
1⁺ 级	肌张力轻度增加：在关节活动范围的前 50％出现轻微卡顿，在后 50％出现轻微阻力
2 级	肌张力明显增加：在关节活动的大部分范围内出现肌张力明显增加，但受累部分仍能较容易地移动
3 级	肌张力严重增高：被动运动困难，但还能活动
4 级	僵直：关节呈现僵直状态，无法活动

引自：PAN，J X.Effects of repetitive peripheral magnetic stimulation on spasticity evaluated with modified Ashworth scale/Ashworth scale in patients with spastic paralysis：A systematic review and meta-analysis[J].Frontiers in neurology，2022，13：997913.

（三）关节活动度评定

关节活动度（range of motion，ROM）是指一个关节从起始端活动至终末端的范围（即运动弧）。分为主动关节活动度和被动关节活动度。主动关节活动度的评定由患者在无辅助条件下主动完成；被动关节活动度的评定则指患者在完全放松的情况下，由外力使关节被动运动的范围。

ICU 重症患者由于疾病自身因素或体位的局限性，一般只评定患者的四肢关节活动度，对于有挛缩或因其他因素受限的关节应注意保护，避免医源性损伤。

1. 禁忌证

（1）关节运动会造成进一步伤害或损伤急性期。

（2）患者疑似关节半脱位、脱位或骨折。

（3）怀疑发生骨质疏松或骨化性肌炎时，需要经专科医师确定后方可进行评定。

2. 关节活动度评定的工具

测量关节活动范围的常见工具包括量角器、电子测角器等。其中量角器为测量 ROM 的常用工具。常规量角器由两根直尺和一个半圆量角器或全圆量角器制成，其中一根直尺作为固定臂平行关节近端肢体长轴，另一根直尺作为移动臂平行关节远端肢体长轴。指间关节与掌指关节一般用小型半圆角器测量。正式评定时，量角器的中心点需要对准关节活动轴中心，两根直尺的远端分别与关节两端肢体长轴相平行。移动臂随着关节远端肢体移动，然后在量角器上读出相应的关节活动度。

3. 评定结果的记录

ROM 评定的结果具体应包括：①左右关节名称；②关节受限的位置；③主动和被动关节活动度；④关节运动方向等。

关节活动范围的记录不是具体某一数值，而是记录整个活动范围（例如肘关节屈曲

$0°\sim140°$）。为了更好地确定关节活动范围，美国骨科学会关节运动委员会推荐的中立位法（解剖 0 位）在业内被广泛推荐，该方法使用时把解剖学立位时的肢体位置定为 $0°$。当被评定者的某关节出现超过正常伸展范围时，应采用"－"表示。如肘关节"－$20°$"，表示被评定者肘关节 $20°$ 过伸展。详细评定记录见表 8-2-4。

表 8-2-4　关节活动度记录表

左			位置	正常范围	右		
3	2	1			1	2	3
			肩前屈	$0°\sim180°$			
			肩后伸	$0°\sim60°$			
			肩外展	$0°\sim180°$			
			肩内收	$0°\sim70°$			
			肘屈曲	$0°\sim140°$			
			肘伸展	$0°\sim10°$			
			腕掌屈	$0°\sim80°$			
			腕背伸	$0°\sim70°$			
			髋屈曲	$0°\sim120°$			
			髋后伸	$0°\sim30°$			
			髋外展	$0°\sim40°$			
			髋内收	$0°\sim35°$			
			膝屈曲	$0°\sim135°$			
			膝伸展	$0°$			
			踝背屈	$0°\sim15°$			
			踝跖屈	$0°\sim50°$			

三、活动能力评定

（一）平衡功能评定

Berg 平衡量表（Berg balance scale，BBS）是目前临床应用最广泛的平衡定量评定工具，总共有 14 个评分项目，每个项目按 $0\sim4$ 分总共 5 个等级。但对于 ICU 危重症患者来说，并不是每个项目都适合，此项评定中的从坐位站起、无支持站位、无支持坐位这 3 个项目是适合危重症患者的（表 8-2-5）。进行这些项目评定时，需要准备 1 个秒表，2 把坐位高度约 45 cm 的椅子，一把有扶手，一把无扶手。

表 8-2-5　Berg 平衡量表（部分）

项目	完成情况	评分	实得分
1. 从坐位站起	不用手扶能独立站起并保持稳定	4	
	用手扶能独立站起	3	
	多次尝试后自己用手扶站起	2	
	依靠他人少量帮助能站起或保持稳定	1	
	依靠他人大量帮助能站起或保持稳定	0	
2. 无支持站位	能够安全站立 2 min	4	
	监护下能够保持站立 2 min	3	
	有支持情况下能够站立 30 s	2	
	需要多次尝试才能无支持地站立 30 s	1	
	无帮助时不能站立 30 s	0	
3. 无支持坐位	可以安全地保持坐位 2 min	4	
	在监护下能够保持坐位 2 min	3	
	能坐 30 s	2	
	能坐 10 s	1	
	无靠背支持,无法坐 10 s	0	

改编自:DOWNS S.The Berg balance scale[J].Journal of physiotherapy,2015,61(1):46.

(二)转移和行走能力评定

目前,国内外对重症患者转移和行走能力的评定认可度比较高的是 de Morton 活动指数(de Morton mobility index,DEMMI)评定,DEMMI 评定是住院患者可行有效的移动性评定工具。此项评定虽然应用广泛但暂时没有正式中文版。

DEMMI 总共由 15 个项目组成,包括:床上桥式运动;床上翻身;由卧到坐;坐在无支撑椅子上;从椅子上站起来;不用扶手从椅子上站起来;无支撑站立;双脚并拢站立;踮脚站立;闭眼时两脚前后站;步行距离,有/无步行辅助器具(有用时圈出辅助器具使用情况:不使用/助行架/手杖/其他);独立步行;从地板上拿起笔;向后行走;跳跃。患者被要求执行这些评定项目,每个项目在 2 分或 3 分的相应选项上进行评分,最高得分为 19 分。序数分数可以通过对应标度转换为从 0 到 100 的 DEMMI 分数,其中较高的分数表示更大的独立活动能力。

❀ 综合测试题

1. 测量上臂长度时,下列哪项正确（　　）

A.从肩峰外侧端到尺骨鹰嘴的距离　　　　B.从肩峰外侧端到肘关节中点的距离

C.从肩峰外侧端到肱骨内上髁的距离　　　D.从肩峰外侧端到肱骨外上髁的距离

2. 对于Ⅰ期压疮,下列哪项不正确（　　）

A.皮肤完整　　　　B.局限性红斑　　　　C.可能有疼痛　　　　D.表皮缺损

3. 利用改良 Ashworth 量表评定肌张力时,下列对 1$^+$ 级描述不正确的是（　　）

A.肌张力无增加　　　　　　　　B.肌张力轻度增加

C.前 50％范围内有轻微的卡顿感觉　　　D.后 50％出现轻微的阻力

4. 下列关于重症患者肌力评定正确的是（　　）

A.对抗重力测试,躯干应该与水平面成 45°

B.非对抗重力测试,躯干应该与水平面成 45°

C.对抗重力测试,躯干应该与水平面成 10°

D.对抗重力测试,躯干应该与水平面平行

5. 关于 Berg 平衡量表评定,下列哪个内容不适合重症患者（　　）

A.从坐位站起　　　　B.无支持站位　　　　C.无支持坐位　　　　D.转移

6. 关于肌张力根据活动状态分类,下列错误的是（　　）

A.静止性肌张力　　　　　　　　B.维持性肌张力

C.运动性肌张力　　　　　　　　D.姿势性肌张力

7. 下列哪种情况可以评定关节活动度（　　）

A.异位骨化　　　　B.关节严重挛缩　　　　C.疑似关节半脱位　　　D.损伤急性期

8. 关于压疮评定,下列不属于风险评定的是（　　）

A.摩擦力　　　　B.感觉　　　　C.认知　　　　D.潮湿度

❀ 参考答案

1.D　2.D　3.A　4.A　5.D　6.B　7.B　8.C

（韩琼编,吴秀文审定）

第三节 营养状态评定

【重点难点】
> (1)重点:掌握营养状态评定的内容。
> (2)难点:掌握营养综合性评定工具。

一、概述

营养评定(nutritional assessment)是指临床营养专业人员通过膳食调查、人体组成测定、生物化学检查、临床检查以及多种营养综合评价方法,对患者营养代谢和机体机能进行的全面检查和评定。营养评价有助于确定营养不良的类型和程度,制订营养支持计划,分析营养支持的适应证和可能的副作用,监测营养治疗的疗效,以及评定营养不良所致后果的危险程度。

重症者往往合并多种能引起营养不良的因素,如碳水化合物代谢异常、脂肪代谢障碍、蛋白质分解加速、胃肠道功能紊乱等,所以营养评定是对重症者进行康复治疗的重要前提。及时发现营养不良,并给予适宜的康复干预,对降低康复治疗风险、改善重症者的临床结局意义重大。

二、营养不良

传统意义上的营养不良(malnutrition)主要指营养不足,而全面营养不良定义包括营养过剩、营养不足和营养物质的不均衡。营养不足通常指蛋白质-能量缺乏型营养不良(protein-energy malnutrition,PEM),表现为体重减轻、皮下脂肪减少、渐进性消瘦或水肿、血清胆固醇下降、常伴各脏器功能紊乱等,常由机体能量和(或)蛋白质摄入不足或吸收障碍引起,是一种慢性营养缺乏症。

营养不良的原因主要有摄入不足或过量、饮食结构不均衡、吸收不良、消耗增加、营养素代谢障碍、心理因素等。营养不良有以下几种类型:①以成人消瘦型营养不良为主的能量缺乏型;②表现为低蛋白血症的蛋白缺乏型;③蛋白质-能量缺乏型,又称混合型营养不良。营养不良也可按轻重程度分为轻、中、重度营养不良(表8-3-1)。

表 8-3-1　营养不良的诊断标准

参数	正常范围	营养不良		
		轻度	中度	重度
体重(占理想值%)	＞90	80～90	60～79	＜60
体重指数/(kg/m²)	18.5～23	17～18.5	16～16.9	＜16
三头肌皮褶厚度(占正常值%)	＞90	80～90	60～80	＜60
上臂肌围(占正常值%)	＞90	80～90	60～79	＜60
肌酐身高指数(占正常值%)	＞95	85～94	70～84	＜70
白蛋白/(g/L)	＞30	30～25	24.9～20	＜20
转铁蛋白/(g/L)	2.0～4.0	1.5～2.0	1.0～1.5	＜1.0
前白蛋白/(g/L)	＞0.20	0.16～0.20	0.10～0.15	＜0.10
总淋巴细胞计数/(×10⁹/L)	＞2.5	1.8～1.5	1.5～0.9	＜0.9
氮平衡/(g/d)	±1	－10～－5	－15～－10	＜－15

改编自：吴国豪.实用临床营养学[M].上海：复旦大学出版社，2006.

三、营养状态评定

(一)临床检查

临床检查包括病史分析和体格检查(表 8-3-2)，可以提示患者存在营养不良，但不能完全反映其营养状态。

1. 病史分析

病史可帮助医生了解患者体重减少的速度、程度，营养摄入的数量和质量，以及患者饮食特点、味觉改变、食物药物过敏、酒精摄入及厌食等相关信息。可以从以下几点分析：

(1)饮食调查：通过 24 小时饮食回顾法、连续 3 天的食物称量、频率调查表等方法评定患者是否有厌食症、食物忌口、吸收不良、消化障碍以及了解患者热量和营养素的摄入等。

(2)已存在的病理和营养成分影响因子：传染性疾病、内分泌疾病、慢性疾病(如肝硬化、肺肾功能衰竭等)、神经运动系统疾病等。

(3)药物的使用史：包括代谢药物、类固醇、免疫抑制剂、放化疗药物、利尿剂、泻药等。

(4)过敏、不耐受的食物等。

2. 体格检查

详细的体格检查可发现诸如皮肤干燥、鳞屑、萎缩、肌肉消耗、水肿、意识状态等信息。下列提示营养不良的体征应在体检时注意：恶病质；肌肉萎缩；毛发脱落；皮肤受损；水肿或腹水；维生素、微量元素不足体征；必需脂肪酸不足体征。世界卫生组织建议，体格检查时需采集以下 13 个方面的信息：头发、面色、眼、唇、舌、齿、龈、面部、皮肤、指甲、心血管系统、消化系统和神经系统。

表 8-3-2　营养状态评定内容

项目	评定内容
病史分析	除一般病史外，对患者的饮食史、病前体重状况等也要重点了解
体格检查	除检查与疾病相关的体征外，还应关注是否存在体重减轻，是否有肌肉消耗、面色苍白的表现；是否有维生素或微量元素缺乏的表现，如皮疹、嘴唇干裂、龋齿、舌炎等；是否有手足搐搦等矿物质缺乏的表现
人体组成测定	成人需关注与脂肪贮备、瘦体组织丢失相关的指标，儿童需关注生长发育与成熟的相关指标
实验室检查	血液红细胞计数、白细胞计数、淋巴细胞计数、血清蛋白、维生素、矿物质及微量元素等

改编自：吴国豪.实用临床营养学［M］.上海：复旦大学出版社，2006.

（二）人体测量

1. 体重

体重反映的是身体脂肪组织、瘦组织群、水和矿物质的总和。体重是营养评价中最简单、最直接、最可靠的方法。每次测定体重时，时间、衣着、体态都需要保持一致，一般选择精确到 0.5 kg，晨起空腹，大小便排空。

体重的评定指标有以下几项：

（1）真实体重占理想体重百分比（％），算法为真实体重/理想体重×100％。

理想体重计算方法：男性的理想体重（kg）＝身高（cm）－105；女性的理想体重（kg）＝身高（cm）－100。测量身高要求被测者赤足站立，足尖成 40°～60°角，两脚跟并拢，两膝伸直，两肩自然放松，上肢自然下垂，头部端正，眼耳处于同一水平面。可用体长、坐高等代替某些因神经系统疾病不能直立的患者。真实体重占理想体重百分比结果判读见表 8-3-3。

表 8-3-3　真实体重占理想体重百分比结果判读

结果	体重状况
＜80％	消瘦
80％～90％	偏轻
90％～110％	正常
110％～120％	超重
＞120％	肥胖

改编自：于康.临床营养治疗学［M］.2 版.北京：中国协和医科大学出版社，2008.

（2）体重改变：以体重改变评定营养状态较体重更合理，算法为：体重改变（%）＝［平时体重（kg）－实测体重（kg）］/平时体重（kg）×100%。

体重变化幅度要结合速度综合考虑，其评判标准见表 8-3-4。

表 8-3-4　体重改变结果判读

时 间	中度体重丧失	重度体重丧失
1 周	1%～2%	＞2%
1 个月	5%	＞5%
3 个月	7.5%	＞7.5%
6 个月	10%	＞10%

改编自：吴国豪.实用临床营养学［M］.上海：复旦大学出版社，2006.

（3）体重指数（body mass index，BMI）是临床上常见的体重/身高关系指数，其计算方法是体重（kg）/身高的平方（m²），被认为是反映蛋白质-能量缺乏型营养不良的可靠指标。BMI 的正常范围是 18.5～23 kg/m²，BMI＜16 kg/m² 可考虑为重度营养不良。但是体重和 BMI 均无法反映人体成分或近期病情变化。所以，目前对体重指标的一般认识是，在确定内脏功能的指标上，体重变化是最重要的营养不良指标之一。

2. 皮褶厚度

皮下脂肪含量约占全身脂肪总量的 50%，体脂含量可通过测定皮下脂肪含量来推算，并间接反映热能的变化。皮褶厚度包括三头肌皮褶厚度（triceps skinfold thickness，TSF）、肩胛骨下皮褶厚度、髋部和腹部皮褶厚度等。

（1）三头肌皮褶厚度：被测者上臂自然下垂，取左上臂或右上臂背侧肩胛骨肩峰至尺骨鹰嘴连线中点，在该点上方 2 cm 处，测量者用左手拇指和示指捏起与皮下脂肪一起的皮肤呈皱褶状，捏起的地方两边皮肤须对称，然后用压强为 10 g/mm² 的皮褶厚度计（图 8-3-1）进行测量，连续 3 次测定后取其平均值。注意上臂测定时间延长可压缩被测点皮下脂肪，造成人为误差，应在夹住后 3 s 内读数。要固定测量者和皮褶仪，以减小误差。TSF 的正常值男性为 8.3 mm，女性为 15.3 mm。实测值占正常值 90% 以上为正常，80%～90% 为轻度亏损，60%～80% 为中度亏损，60% 以下为重度亏损。

（2）肩胛骨下皮褶厚度：受测者上臂自然下垂，取左或右肩胛骨底角约 2 cm 处，测定方法同 TSF（图 8-3-2）。以肩胛骨下的皮褶厚度与 TSF 之和来判断，男性

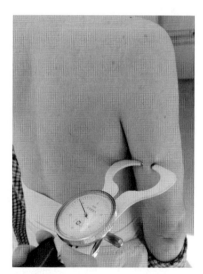

图 8-3-1　三头肌皮褶厚度测定

正常参考值为 10～40 mm，女性为 20～50 mm。当男性肩胛骨下皮褶厚度小于 10 mm，女性小于 20 mm，即为消瘦。

(3)髋部与腹部皮褶厚度:髋部取左侧腋中线与髂嵴交汇处(图8-3-3),腹部取脐右侧1 cm处(图8-3-4),测定方法同 TSF。

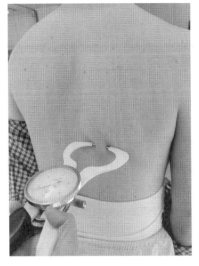

图 8-3-2　肩胛骨下皮褶厚度测定

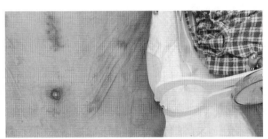

图 8-3-3　髋部皮褶厚度测定

3. 上臂围与上臂肌围

（1）上臂围（upper arm circumference,UAC）:被测者上臂自然下垂,用软尺测量上臂的中点处。连续测量3次取平均值,软尺误差不能超过 0.1 cm。

（2）上臂肌围（mid-arm muscle circumference,MAMC）:与血清白蛋白水平有关的上臂肌围可间接反映体内蛋白的贮存水平。可用 UAC 值换算得到MAMC,即 MAMC＝UAC－3.14×TSF。

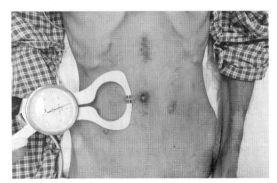

图 8-3-4　腹部皮褶厚度测定

MAMC 正常参考值男性为 24.8 cm,女性为 21.0 cm,实测值占正常值 90％以上为正常,80％～90％为轻度营养不良,60％～80％为中度营养不良,低于 60％为重度营养不良。

4. 握力

握力的测定方法:先将握杆指针调整到"0"的位置;受测者身体挺直、放松,两臂自然下垂,手持握力计,紧握握力计后读数。接着,被测者稍作休息,重复上面的步骤,再进行2次测定,结果取3次测量的平均值。需要注意的是,手臂不能碰到身体,握力器在确定握力的过程中不能晃动。

(三)生化及实验室检查

蛋白质、脂肪、维生素及微量元素可通过多种生物化学及实验室检查测定。检测内容包括:血液中的营养成分浓度;血液和尿液中营养代谢物浓度;与营养素的吸收代谢有关的各种酶的活性;头发、指甲的营养成分等。

1. 蛋白相关指标

血液中白蛋白和前白蛋白的含量可用于评定营养状态。营养性贫血是最常见的营养不良问题。有时很难鉴别是营养性缺铁性贫血还是其他原因引起的贫血,依靠铁质、铁蛋白、总铁蛋白结合力或转铁蛋白浓度的测定可诊断营养性缺铁性贫血。维生素 B_{12} 或叶酸缺乏导致部分肠道疾病危重患者出现大小细胞混合性贫血,维生素 B_{12} 内因子复合体主要在小肠下半部分吸收,对回肠切除的患者需测定维生素 B_{12} 及内因子浓度,以明确贫血的原因。

多种血浆蛋白功能和指标见表 8-3-5。

表 8-3-5　血浆蛋白功能和指标

血浆蛋白	临床意义	半衰期	功能
白蛋白/(g/L)	35～50:正常 28～34:轻度不足 21～27:中度不足 <21:重度不足	14～20 天	维持渗透压和转运物质
转铁蛋白/(g/L)	2.0～4.0:正常 1.5～2.0:轻度不足 1.0～1.5:中度不足 <1.0:重度不足	8～10 天	结合血浆铁,向需要的铁组织转运
前白蛋白/(g/L)	0.20～0.40:正常 0.15～0.20:轻度不足 0.10～0.15:中度不足 <0.10:重度不足	2～3 天	转运甲状腺素和维生素 A
维生素 A 结合蛋白/(g/L)	0.027～0.076:正常	12 h	转运维生素 A

改编自:吴国豪.实用临床营养学[M].上海:复旦大学出版社,2006.

2. 氮平衡

氮平衡=摄入氮－排出氮,排出氮中的80%以上为尿氮,其他氮排出途径还包括粪氮、体表失氮、非蛋白氮、体液失氮等。尿氮是包括尿素、肌酐、尿酸、氨基酸、铵盐等在内的蛋白质分解代谢产物。氮平衡是指蛋白质合成占优,负氮平衡是蛋白质分解占优。计算氮平衡是一种简单有效的营养评价方法。

3. 肌酐身高指数(creatinine-height index,CHI)

CHI测定方法为:连续 3 天保留 24 h 的尿液,将肌酐的平均值与年龄、身高相同的肌酐标准值进行比较,得到的百分比为 CHI。CHI 是用来衡量身体蛋白质水平比较敏感的指标。CHI 大于 90%为正常,80%～90%为轻度消瘦组,60%～80%为中度消瘦组,60%以下为重度消瘦组。

4. 肝功能及电解质测定

肝脏中酶的活性以及电解质水平(钙、磷、镁)等都应常规检测。锌、硒和铁的检测对于胃肠道疾病患者尤其重要。

5. 免疫功能测定

(1)外周血淋巴细胞(peripheral blood lymphocyte,PBL):是指血液循环中的淋巴细胞。PBL=白细胞总数×淋巴细胞百分比,正常值≥$1.5×10^9$/L,营养不良时 PBL 下降。

(2)迟发型超敏皮肤试验:将不同的抗原制剂 0.1 mL 注射在前臂屈侧皮内,待接种48 h 后测量接种部位硬结直径。常用的抗原有链激酶、腮腺炎病毒、白念珠菌萃取液、植物血凝素、结核菌素纯蛋白衍生物等。营养不良时细胞免疫功能受损,迟发型超敏皮肤试验为无反应或反应减弱,即接种处不出现硬结或硬结直径很小。

(3)外周血 T 细胞亚群:反映机体 T 细胞的免疫应答反应,其中,目前临床上常用的指标主要为营养不良时会下降的 $CD3^+$、$CD4^+$、$CD8^+$、$CD4^+$/$CD8^+$等。

(四)综合性营养评定指标

由于应激状态下代谢变化明显,体内水钠潴留和组织水肿明显,免疫功能受到损害,从而使静态的实验室指标不能在应激状态下有效地反映营养状态,因而不能作为严重创伤、感染和多器官功能障碍综合征重症者营养评价的可靠标准。临床常用的营养综合评价指标有主观营养状态评定、营养不良通用筛查工具、微型营养评定、重症营养风险评分(NUTRIC 评分)等。

1. 主观营养状态评定

主观全面评定(subjective global assessment,SGA)是根据病史和体格检查进行主观评价的方法,以详细病史和临床检查为依据,省略人体测量和生化检查。其理论依据是:机体组成的改变与进食的改变、消化的改变、消化吸收功能的改变、肌肉的消耗、机体机能的改变、活动能力的改变等都是相互联系的。在严重营养不良的情况下,SGA 可更好地与评价身体成分的方法相关联。SGA 简便易行,在不同的观测者间可重复性好,适于推广,SGA 的观测内容见表 8-3-6。

表 8-3-6　主观全面评定(SGA)

指标	正常	中度营养不良	严重营养不良
体重下降(最近 6 个月内)*	<5%	5%~10%	>10%
膳食摄入*	达到正常标准量	70%~90% 正常标准量	<70%标准量
消化道症状(食欲下降、恶心、呕吐、腹泻)	无	间歇有	每天有,>2 周
体力情况	正常工作、学习	下降	卧床
病变情况	不活动	介于不活动与活动间	急性活动

续表

指标	正常	中度营养不良	严重营养不良
皮下脂肪含量（腋中线、三头肌皮褶厚度）	正常	下降	明显下降
肌肉（四头肌、三角肌）*	正常	下降	明显下降
下坠性水肿	无	轻	明显
腹水	无	轻	明显

注：* 重点评定项目。

改编自：吴国豪.实用临床营养学[M].上海：复旦大学出版社，2006.

2. 营养不良通用筛查工具

营养不良通用筛查工具（malnutrition universal screening tool，MUST）主要通过 BMI、体重变化、急性疾病影响等 3 部分内容筛查营养不良。可用于社区的营养不良筛查，也适用于评定重症者的营养状况。

MUST 通过分别评价 BMI、体重变化、疾病所致进食量减少等 3 个部分得出总分（表 8-3-7），分为低风险、中风险及高风险 3 个等级。

表 8-3-7　MUST 评分标准

评分项目	分值		
	0 分	1 分	2 分
BMI/(kg/m²)	＞20	18.5～20	＜18.5
过去 3～6 月体重下降程度	＜5%	5%～10%	＞10%
疾病原因导致近期禁食时间			≥5d

改编自：石汉平，李薇.营养筛查与评估[M].2 版.北京：人民卫生出版社，2021.

MUST 评分将 BMI 分为＞20 kg/m²、18.6～20 kg/m² 和＜18.5 kg/m² 3 个等级，相应评分分别为 0 分、1 分和 2 分；将近 3～6 个月的减重程度也划分为＜5%、5%～10%、＞10% 3 个等级，相应评分分别为 0 分、1 分、2 分；若近期因疾病导致出现的禁食时间≥5 天，则加 2 分。将上述分数相加，0 分为低营养风险状态，无须营养干预，需要定期复筛；1 分是中等营养风险状态，需要记录连续 3 天进食量和流体量，必要时接受膳食指导；2 分属于营养风险较大的状态；若≥2 分，说明营养风险较高，需由专业营养医师制订营养治疗方案，按照先一般食物、后强化食物或营养支持补充剂的层次递增，后续还需对治疗方案进行持续监测和评定。

3. 微型营养评定与简明微型营养评定

微型营养评定（mini-nutritional assessment，MNA）是由 Y.Guigoz 等人在 20 世纪 90 年代初创立并发展起来的一种营养状况评价方法，其评定内容包括：①人体测量，包括身高、体重、体重的损失；②总体评价，包括居住环境、医疗和疾病状况（如消化功能条件等）；③饮食调查表，包括饭量、进餐次数、营养素摄入、是否有摄食障碍等情况；④主观评价，自我评定身体健康营养状况。MNA评分共有18项考核内容,每项得分相加,得出MNA总得分,满分为30分。若得分≥24,说明营养状况尚可;如果17≤MNA≤23.5,就说明有营养不良的危险;若得分<17则表示营养不良较为确定。此法简便易行,10 min左右即可完成,且与传统评价人体营养的方法和评价人体成分的方法有较好的线性关联性,特别适用于老年人营养状况的评价。

2001年,L.Rubenstein等人为了更进一步简化MNA量表,将MNA量表中的18个项目与营养状况进行相关分析,得到了6个相关性较强的条目:①BMI<23 kg/m²;②近期体重下降>1 kg;③突发疾病或压力大;④卧床;⑤痴呆或意志消沉;⑥食欲减退或进食障碍。以上6条构成了更为简单的简明MNA(mini-nutritional assessment short-form,MNA-SF)。由于MNA-SF与MNA相关性较好,灵敏度、特异度好,且指标易于测量,可作为营养不良流行病学检查的初次筛检。MNA-SF总成绩为14分,分数≥11分说明营养状况良好,分数≤11分说明营养不良。

4. NUTRIC评分与改良NUTRIC评分

重症者通常合并了难以接受主观问答的意识障碍、有创机械通气等问题,因此对营养状态的评价更多的是需要依靠客观的检查结果。NUTRIC评分所包含的绝大部分项目都可以从客观检查中得出结果,评定指标包括年龄、APACHEⅡ评分、脓毒症相关性器官功能衰竭评价(SOFA)、并发症数量、ICU入院前住院时间、血清IL-6等6项,是专门用于评定危重症营养风险的指标。每一项根据机体受损程度,得出0分、1分和2分不等的分数,分数越高说明受伤程度越重。NUTRIC评分结果为0~5分,说明重症者营养风险较低;评分结果为6~10分,说明重症者营养风险较高。NUTRIC评分被国内外众多ICU医生、护士和营养师采用。该评分相对于营养风险筛查2002(NRS 2002),对重症的针对性更强,因其既结合了重症的病情危重程度、脏器功能等,又考虑了年龄、住院总时间等,因此对复杂危重症的营养状况反映得更为全面。NUTRIC评分的局限性在于,它包含两个疾病严重程度评分,而疾病严重程度本身与肠内营养不耐受以及能量和蛋白质输送减少有关。

由于部分医院无法获取NUTRIC评分中所需指标的全部内容,于是一些学者改进了评分表,改良NUTRIC评分应运而生。改良NUTRIC评分表可以在得不到IL-6值的情况下使用。改良NUTRIC评分表被简化为5个项目:年龄、APACHE Ⅱ评分、SOFA评分、并发症数量、ICU前的住院时间。根据损伤程度,每个项目被赋予0、1、2分不同的分值,分值越高表示损伤越重。改良NUTRIC评分结果为0~4分,说明重症者营养风险较低;改良NUTRIC评分结果为5~9分,说明重症者营养风险较高。

(五)人体成分分析

人体由水、蛋白质、无机盐、脂肪等成分构成。人体成分常以各种物质在身体中的比例来表示,因此身体成分反映身体内部结构比例特点。在体重标准的情况下,人体内主要物质的比例大致为水分占60%,蛋白质占20%,无机盐占5%,体脂占15%。

人体成分分析是利用人体成分分析仪器进行测试,在5节(右上肢、左上肢、躯干、右下肢、左下肢)部位,利用 8 个电极接触点通过多个不同频率对阻抗进行 10 次电阻检测(图 8-3-5)。注意在做检查前,保持室内温度在 20～25 ℃,不能进行身体锻炼或者进行其他体力活动,不能进食,不能洗澡。如果可能,患者在进行检查之前应去洗手间排便;最好在午餐前进行检查。

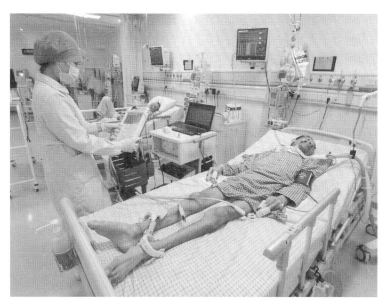

图 8-3-5 人体成分分析

通过对人体成分的分析,可以得到诸如体重、骨骼肌质量(skeletal muscle mass, SMM)、身体脂肪质量等指标。SMM 由四肢的肌肉质量计算,因其主要都是由骨骼肌组成,并且约占身体总骨骼肌的 70％。100％体脂质量表示被测对象为理想体重,身体脂肪的比例正常。与肌肉质量相比较,个体间体脂质量差异大。

四、康复治疗注意事项

(一)纠正营养不良

康复治疗前应先明确营养不良的主要原因,纠正致病因素。应从少到多,从稀到稠,循序渐进地进行饮食调整的原则,否则可能会导致腹泻,使胃肠功能紊乱加重,甚至诱发再喂养综合征的发生。临床营养制剂应按医嘱执行。

(二)预防感染

感染与营养状况密切相关。长期营养不良患者免疫功能低于正常状态,容易导致细菌、病毒等感染,应加强口腔、皮肤等护理,加强预防感染。

(三)密切监测血糖

营养不良的危重症应严密监测血糖,该类群体容易出现血糖过低的情况,而高血糖则可能在营养干预后发生。对营养不良的重症者,特别是对老年人进行康复治疗时,要严密监测血糖,防止出现血糖过高或过低的情况。

在面对每个具体患者时,营养评定指标可以帮助临床医师确定患者营养状态,但医师对营养治疗的临床经验也至关重要。

❈ 综合测试题

一、选择题

1. 下列属于人体成分分析方法的是(　　　)

A.生物电阻抗分析法(BIA)　　　　　　　B.双能 X 线吸收测定法(DXA)

C.磁共振成像(MRI)　　　　　　　　　　D.以上全是

2. 主观全面评定(SGA)一般包括哪些内容(　　　)

A.体重变化　　　　　B.饮食摄入的变化　　C.胃肠道症状　　　　D.以上全是

3. 主要应用于 ICU 营养筛查的工具是(　　　)

A.NRS 2002　　　　　B.NUTRIC 评分　　　　C.SGA　　　　　　　　D.MNA

4. 用于评价人体的肥胖程度的指标是(　　　)

A.体重　　　　　　　　B.BMI　　　　　　　　C.腰围　　　　　　　　D.体重变化

5. 适合住院患者的营养筛查工具是(　　　)

A.主观全面评定(SGA)　　　　　　　　　B.营养风险筛查工具(NRS 2002)

C.微型营养评定(MNA)　　　　　　　　　D.营养不良通用筛查工具(MUST)

6. 正常人体血液中白蛋白的正常值是(　　　)

A.5～20 g/L　　　　　B.20～35 g/L　　　　　C.35～50 g/L　　　　　D.50～60 g/L

(7,8 题共用题干)

营养风险和营养不良是相关的两个不同概念。

7. 对于营养风险和营养不良的描述错误的是(　　　)

A.营养风险是现存的或潜在的营养和代谢状况对不良临床结局的影响

B.营养风险是与营养因素有关的对临床结局产生不良影响的风险,而不是出现营养不良的风险

C.有营养风险的患者一定存在营养不良

D.营养支持护士需在患者入院的 24 h 内,运用营养筛查工具对患者进行营养风险筛查,以便及时发现患者营养状态

8. 用于筛查营养不良风险的工具有(　　　)

A.NRS 2002　　　　　B.MUST　　　　　　　C.MST　　　　　　　　D.以上全是

二、实例分析题

主诉:患者,女,62 岁,间断黑便 10 月余。

现病史:10 个月前出现间断排黑便,呈柏油样,就诊于外院,胃镜示:胆管-十二指肠吻合术后,吻合口多发溃疡、胃炎;口服埃索美拉唑后症状稍有缓解,后间断出现便血,给予内科保守治疗后病情平稳,1 天前患者再次出现黑便,总量约 2000 mL。为进一步诊治来我院。

辅助检查:血液分析提示血红蛋白 5.1 g/L,便潜血(±)。

营养状态评定:

1. 主观全面评定法评定营养状态包括哪些内容?

2. 请依据主观全面评定法对该患者进行补充问诊。

❀ 参考答案

一、选择题

1. A   2. D   3. B   4. B   5. B   6. C   7. C   8. B

二、实例分析题

1. 详见本节表 8-3-6。

2. 补充询问 6 个月内体重下降情况,有无恶心、呕吐等胃肠道症状及发作频率,膳食摄入情况,是否能正常工作、学习等。

(吴秀文编,刘玉琪审定)

┉┉┉┉┉┉┉┉┉┉┉┉┉┉┉┉┉┉┉┉┉

第四节　生活能力评定

┉┉┉┉┉┉┉┉┉┉┉┉┉┉┉┉┉┉┉┉┉

【重点难点】

(1)重点:掌握重症监护室活动量表(IMS)、佩尔梅危重患者活动评分量表(Perme score)、切尔西危重患者身体功能评定工具(CPAx)、危重患者功能状态评分量表(FSS-ICU)评分标准。

(2)难点:熟悉功能独立性评定量表(FIM)的评价方法和提示意义。

危重患者是指一个或多个重要器官/系统功能障碍或衰竭的患者。由于疾病限制、机械通气、留置导管、切口疼痛和文化观念的影响,患者的早期活动经常受到限制。长期卧床休息会导致蛋白质合成减少、分解增加,使身体肌肉力量减弱,在危重患者中,肌肉损失甚至可以达到40%,这部分患者在卧床休息1周内死亡率接近100%。转出ICU后,肌肉萎缩、活动不耐受和生活质量下降可能持续1年。早期活动干预可以改善危重患者的身体功能、缩短机械通气时间、缩短ICU住院时间,可以有效预防重症监护室获得性肌无力(ICU-AW),降低谵妄的发生率。

一、评定目的

活动评定工具在危重患者的早期活动治疗中非常重要。使用客观统一的标准评定工具,可以掌握患者的病症,设定康复目标,促进和改善患者护理的连续性,并帮助判断预后。

二、评价方法

(一)国外制定的危重患者活动评定量表

1. 重症监护室活动量表(ICU mobility scale, IMS)

IMS是Hodgson等人于2014年开发的一种量表,用于描述成人ICU患者的活动水平。IMS量表共有11个评分项目,患者的活动水平评分定义为0~10分。0分表示患者没有主动活动,依靠被动转向或被动关节运动;得分为10表示患者可以在没有步态辅助的情况下独立行走。得分越高,活动水平越强。该量表的评分者间信度为0.69~0.83,完成时间不到1 min,大多数ICU护士和身体康复者可以在没有培训的情况下使用。

该量表具有良好的可靠性和内部一致性。在获得原作者的同意后,IMS按照Brislin双人翻译和回译模式被翻译成中文(详见表8-4-1)。

表8-4-1 中文版重症监护室活动量表(IMS)

分类	定义
0:无自主活动(卧床)	无法自主活动,被动翻身或被动关节活动
1:床上坐起,床上活动	可在床上进行任何包括翻身,主动活动,脚踏车和主动辅助活动;但不会下床或在床边活动
2:被动床椅转移(没有站立)	利用升降工具被动升降或滑动转移到床旁椅上,这个过程中患者没有站立或坐在床边
3:坐在床边	这个过程可能有工作人员的协助,但患者需通过控制肢体主动坐在床的一侧

续表

分类	定义
4：站立	患者自主或在工作人员协助下通过脚负重保持站立位置。这个过程中可能使用站立式升降装置或倾斜台
5：主动床椅转移	能够从床边坐到椅子上。在这个过程中涉及将身体的重量从一条腿转移到另一条腿以便移动到椅子上。如果患者在医疗装置的辅助下保持站立，那么就必须通过步行到椅子上（排除使用站立升降装置推送患者至椅子上）
6：原地行走（床旁）	完全独立或在工作人员协助下，能现场交替抬脚行走（必须至少交替抬脚4次，每只脚2次）
7：在2个或以上人员协助下行走	在2个或更多的人协助下，行离床/椅子至少5 m
8：在1人协助下行走	在1个人的协助下，行离床/椅子至少5 m
9：利用步态辅助工具独立行走	在没有工作人员协助下，使用步态辅助工具，行离床/椅子至少5 m。若为坐在轮椅上的人，能自行滑动轮椅远离床/椅子5 m
10：独立行走，无须步态辅助	在没有工作人员协助下，不使用步态辅助工具，行离床/椅子至少5 m

表源：张川林,张泽菊,米洁,等.ICU活动量表的汉化及信效度研究[J].护理学杂志,2019,34(10)：46-48.

中文版IMS量表与原版IMS量表相同,它有11个项目,项目内容简单易懂,评定者不需要填写11个项目,只需要根据患者的实际情况评定患者的最佳活动水平。在信度和效度方面,中文版IMS量表与原版量表具有较好的信度和内部一致性,能更好地反映危重症患者的活动能力。绝大多数ICU医护人员可以在1 min内完成中文版IMS量表评定,表明ICU患者最佳活动水平的评定是可行的,易于为ICU医护人员所接受。

2. 佩尔梅危重患者活动评分量表(the Perme intensive care unit mobility score,Perme score)

Perme score(表8-4-2、表8-4-3)是美国研究人员Perme等人于2014年开发的活动评分量表,适用于任何诊断的危重患者。量表共13个项目,主要从精神状态、潜在活动障碍、功能强度、卧床活动、转移、步态和耐力7个维度进行评价。每项分值不等,总分为0～28分。总分越高,患者活动障碍越小,活动过程中需要的辅助越少;总分越低,活动障碍越大,活动过程中需要的辅助越多。完成Perme score的平均时间很短,填写计分表的平均时间为1分12秒。与切尔西危重患者身体功能评定工具相比,此计分表不需要额外的设备(如握力计),也不需要呼吸功能评定,因此使用更方便。

表 8-4-2　佩尔梅危重患者活动能力评分表

评定内容			评分	
遵嘱活动（最高分值＝5分）	1. 意识程度	无反应:0 昏睡迟钝:1 清醒警觉:2		
	2. 连续指令——患者是否可以完成3个连指令中的2个（建议眨眼、伸舌及点头等）	否:0 是:1		
	3. 下肢功能——患者是否可以在膝关节伸直的条件下,抵抗重力抬高下肢接近20°	否:0 是:1	左侧	右侧
	4. 上肢功能——患者是否可以在肘关节伸直的条件下,抵抗重力抬高上肢接近45°	否:0 是:1	左侧	右侧
活动障碍（最高分值＝2分）	5. 机械通气——患者是否使用有创或无创机械通气	是:0 否:1		
	6. 疼痛评定——评分时间点可在初次接触患者时或者在活动干预期间	主诉疼痛或无法确定:0 无疼痛:1		
床上活动（最高分值＝6分）	7. 床上坐起——从仰卧位到坐起	无法评定或完全依赖（自主完成＜25％):0 需较大帮助（自主完成25％～50％):1 需部分帮助（自主完成50％～75％):2 需较小帮助或者只需照看（自主完成＞75％):3		
	8. 静坐平衡——在床边静坐时的平衡能力	无法评定或完全依赖（自主完成＜25％):0 需较大帮助（自主完成25％～50％):1 需部分帮助（自主完成50％～75％):2 需较小帮助或者只需照看（自主完成＞75％):3		

续表

评定内容		评分
床下活动（最高分值＝15分）	9. 坐站转移	无法评定或完全依赖（自主完成＜25％）:0 需较大帮助（自主完成25％～50％）:1 需部分帮助（自主完成50％～75％）:2 需较小帮助或者只需照看（自主完成＞75％）:3	
	10. 站立平衡——静止站立时的平衡能力	无法评定或完全依赖（自主完成＜25％）:0 需较大帮助（自主完成25％～50％）:1 需部分帮助（自主完成50％～75％）:2 需较小帮助或者只需照看（自主完成＞75％）:3	
	11. 床椅转移	无法评定或完全依赖（自主完成＜25％）:0 需较大帮助（自主完成25％～50％）:1 需部分帮助（自主完成50％～75％）:2 需较小帮助或者只需照看（自主完成＞75％）:3	
床下活动（最高分值＝15分）	12. 步行训练	无法评定或完全依赖（自主完成＜25％）:0 需较大帮助（自主完成25％～50％）:1 需部分帮助（自主完成50％～75％）:2 需较小帮助或者只需照看（自主完成＞75％）:3	
	13. 平地步行:2 min 内行走的距离,不考虑所需辅助的程度、休息的时间（站或者坐）、是否需要辅助装置等	不能走或无法评定:0 距离5～50步(1.5～15 m):1 距离51～99步(15～30 m):2 距离≥100步(≥30 m):3	

评定者:

评定时间:

表源:程洁.基于佩尔梅量表的 ICU 机械通气患者早期主动活动方案构建[D].兰州:兰州大学,2022.

表 8-4-3　佩尔梅危重患者活动能力评分表说明

遵嘱活动	1. 意识程度	接触患者后立即评定
	2. 连续指令	患者被要求完成 3 个连续性指令。对于四肢显著无力的患者,建议执行如下指令:眨眼,伸舌,抬头或低头
	3. 下肢功能	要求患者在半坐卧位下并保证膝关节伸直时,分别单独抬起一侧下肢,髋关节屈曲近 20°以上,否则得分 0 分
	4. 上肢功能	要求患者在仰卧位或坐位下并保证肘关节伸直时,分别抬起一侧上肢,肩关节屈曲至少 45°
活动障碍	评定者应当考虑患者活动时是否存在潜在的活动障碍	
	5. 机械通气	患者是否应用有创或无创机械辅助通气,包括通过气管插管,气管切开或者面罩(无创机械辅助呼吸)
	6. 疼痛评定	患者在进行运动过程中,任何时间点是否存在疼痛
床上活动	7. 床上坐起	要求患者在床上从仰卧位或半坐卧位改变为坐位。如果患者不能自行完成,那么临床医生可以提供身体援助,以及语言或肢体提示来完成任务
	8. 静坐平衡	在床边静坐时的平衡能力,当患者保持坐立时,所需辅助级别的评定
床下活动	9. 坐站转移	要求患者从坐位(如坐在床边、椅子边、轮椅上或躺椅上)改变为站位
	10. 站立平衡	静止站立时的平衡能力,当患者保持站位时,所需辅助级别的评定
	11. 床椅转移	要求患者从床边可以坐到椅子、轮椅、担架或者躺椅上,也可以从上述位置坐回到床上。如患者离开床,而且不再回到床上,则此项运动评定可以作为"无法评定"
	12. 步行训练	步态被定义为一系列的脚步移动,在这个过程中完成了几次完整的步态周期。在步行运动评定中,患者可以应用或不用助步器、拐杖,以及任何的辅助装置。沿着床走或者转换体位的过程不包括在步行观察范围内
	13. 平地步行	要求患者行走 2 min。"2 min"是由临床医生通过监控器确定的持续的 2 min 周期,并记录 2 min 内总的行走距离。在行走过程,患者可以站着或坐下休息,不考虑所需辅助的程序、是否需要辅助装置等,休息的时间应计算在 2 min 周期之内

注:Perme score 目的是在特定的时间点,及时地评定危重患者的活动状态。建议:①活动状态的评分是建立在患者实际能做到的,而不是患者试图要做的;②评分应该在患者活动结束之后立即完成。

表源:程洁.基于佩尔梅量表的 ICU 机械通气患者早期主动活动方案构建[D].兰州:兰州大学,2022.

此外,Perme score 不仅可以捕捉到患者的关键特征,还可以为研究人员提供相关趋势数据,以决定是否保持相同的运动过程。它是一种专门用来衡量 ICU 患者活动能力的评价工具。

3. 切尔西危重患者身体功能评估工具(the Chelsea critical care physical assessment tool,CPAx)

CPAx 是英国研究人员 Corner 等于 2012 年开发的一种用于评定 ICU-AW 患者身体

功能的工具,由物理治疗师实施。评定内容包括呼吸功能、咳嗽能力、床上活动、仰卧位到床边坐位的转换、动态坐姿、站立平衡、坐起来到站立的转换、从床到椅子的转换、行走和握力等10个项目。每个项目对患者的活动能力从完全依赖到完全独立进行评分,评分为0~5分,总分为0~50分。0分为完全依赖患者,50分为完全独立患者。CPAx也可以绘制到雷达图中,快速描述患者的功能,指出功能障碍。填写CPAx计分表的平均时间约为2 min。

CPAx评价结果表明,对于ICU机械通气患者,呼吸功能的恢复是治疗的重要内容,而CPAx最有特色的部分就是呼吸功能的评定。但也有研究者指出,在一些ICU,患者呼吸功能或咳嗽能力的评定需要由特定的呼吸治疗师进行,这是物理治疗师无法替代的。因此,使用CPAx需要更多的培训,或需要增加更多的呼吸治疗师或护士。

CPAx可以评价肌肉质量、力量和功能,具有较强的临床实用性。然而,在进行握力测试时,CPAx需要额外的设备,如握力仪。CPAx可以监控患者在ICU整个治疗期间身体功能的变化,是适用于ICU患者的测量工具(表8-4-4、表8-4-5)。

表8-4-4　中文版CPAx量表

评定内容	0级	1级	2级	3级	4级	5级
呼吸功能	完全依赖呼吸机;仅指令呼吸;可能完全镇静/瘫痪	依赖呼吸机:指令呼吸伴部分自主呼吸	自主呼吸伴持续有创或无创通气支持	自主呼吸伴间歇性有创或无创机械通气,或伴连续高流量氧气(大于15L)	接受标准氧疗(<15L)	自主通气,不依赖氧疗
咳嗽功能	咳嗽缺如,可能完全镇静/瘫痪	仅深吸痰刺激诱发咳嗽	无效自主咳嗽,无法自主清除分泌物	微弱,部分有效的自主咳嗽,有时能够清除分泌物,需要抽吸器辅助	有效咳嗽,通过呼吸道清除技术清除分泌物	持续有效的自主咳嗽,能够自主清除分泌物
床上活动,如翻身	不能,可能完全镇静/瘫痪	需要>2人的协助(最大程度协助)	需要>1人协助(中等程度协助)	需要1人协助(最低程度协助)	自主完成翻身≥3 s	自主完成翻身<3 s
仰卧位至床边坐位	不能/无法完成	需要>2人的协助(最大程度协助)	需要>1人协助(中等程度协助)	需要1人协助(最低程度协助)	自主完成床边坐位时≥3 s	自主完成床边坐位<3 s
动态坐姿(如床边坐位或无支持性坐姿)	不能/无法完成	需要>2人的协助(最大程度协助)	需要>1人协助(中等程度协助)	需要1人协助(最低程度协助)	独立完成部分动态坐位平衡,如有辅助设备可改变躯干体位	独立完成动态的坐位平衡,不依赖基础支持

续表

评定内容	0 级	1 级	2 级	3 级	4 级	5 级
站立平衡	不能/无法完成、卧床不起	依赖倾斜台或类似物	依赖立式起重工具或类似物	依赖步行架、拐杖或其他类似物	依赖辅助设备,完成站立平衡	不依赖任何工具,独立完成站立平衡
坐位转换站立#	不能/无法完成	需要最大程度协助,如立式起重工具或类似物	需中等程度协助,如1~2人	需最低程度协助,如1人	借助椅子能够自主完成	能够独立完成,不需要上肢参与
床上移动至椅子	不能/无法完成	完全依赖起重工具	依赖立式起重工具或类似物	借助物理性协助或机动性枢纽转移工具完成站立(不含步行)	借助机动性辅助或物理性辅助完成站立和步行	独立完成,不需要工具
步行	不能/无法完成	借助立式起重工具或类似物	使用助行器和≥2人协助(中等程度协助)	使用助行器和1人的协助(最低程度协助)	使用助行器或1人的协助(最低程度协助)	独立完成,不需要协助
握力强度*	无法评定	<20%	<40%	<60%	<80%	≥80%

注:# 开始位置,髋关节屈曲角度<90°。

* 根据该年龄段和性别组平均值测量最有力手的实际握力值。

表源:吴雨晨.切尔西物理功能评估量表的汉化与临床应用[D].兰州:兰州大学,2019.

表 8-4-5　握力表

年龄/岁	男							女						
	手	均值	<20%	<40%	<60%	<80%	≥80%	手	均值	20%	<40%	<60%	<80%	≥80%
5~19	右	46.9	9.38	18.76	28.15	37.53	37.53	右	28.82	5.76	11.53	17.29	23.06	23.06
	左	42.13	8.43	16.85	25.28	33.70	33.70	左	24.98	5.00	9.99	14.99	19.98	19.98
20~24	右	48.15	9.63	19.26	28.89	38.52	38.52	右	28.33	5.67	11.33	17.00	22.66	22.66
	左	43.08	8.62	17.23	25.85	34.46	34.46	左	25.78	5.16	10.31	15.47	20.62	20.62
25~29	右	53.76	10.75	21.50	32.26	43.01	43.01	右	33.82	6.76	13.53	20.29	27.06	27.06
	左	48.60	9.72	19.44	29.16	38.88	38.88	左	30.31	6.06	12.12	18.19	24.25	24.25
30~34	右	52.63	10.53	21.05	31.58	42.10	42.10	右	33.97	6.79	13.59	20.38	27.18	27.18
	左	48.98	9.80	19.59	29.39	39.18	39.18	左	31.64	6.33	12.66	18.98	25.31	25.31
35~39	右	53.16	10.63	21.26	31.90	42.53	42.53	右	32.46	6.49	12.98	19.48	25.97	25.97
	左	51.75	10.35	20.70	31.05	41.40	41.40	左	29.77	5.95	11.91	17.86	23.82	23.82
40~44	右	55.49	11.10	22.20	33.29	44.39	44.39	右	30.34	6.07	12.14	18.20	24.27	24.27
	左	50.40	10.08	20.16	30.24	40.32	40.32	左	26.23	5.25	10.49	15.74	20.98	20.98
45~49	右	49.93	9.99	19.97	29.96	39.94	39.94	右	35.30	7.06	14.12	21.18	28.24	28.24
	左	48.94	9.79	19.58	29.36	39.15	39.15	左	32.06	6.41	12.82	19.24	25.65	25.65
50~54	右	48.40	9.68	19.36	29.04	38.72	38.72	右	28.37	5.67	11.35	7.02	22.70	22.70
	左	41.46	8.29	16.58	24.88	33.17	33.17	左	26.28	5.26	10.51	15.77	21.02	21.02

续表

年龄/岁	手	男 均值	<20%	<40%	<60%	<80%	≥80%	手	女 均值	20%	<40%	<60%	<80%	≥80%
55~59	右	45.7	9.14	18.28	27.43	36.57	36.57	右	29.76	5.95	11.90	17.86	23.81	23.81
55~59	左	42.16	8.43	16.86	25.30	33.73	33.73	左	27.81	5.56	11.12	16.69	22.25	22.25
60~64	右	40.59	8.12	16.24	24.35	32.47	32.47	右	26.35	5.27	10.54	15.81	21.08	21.08
60~64	左	37.25	7.45	14.90	22.35	29.80	29.80	左	23.47	4.69	9.39	14.08	18.78	18.78
65~69	右	40.87	8.17	16.35	24.52	32.70	32.70	右	23.60	4.72	9.44	14.16	18.88	18.88
65~69	左	36.57	7.31	4.63	21.94	29.26	29.26	左	23.38	4.68	9.35	14.03	18.70	18.70
70~74	右	37.48	7.50	14.99	22.49	29.98	29.98	右	25.84	5.17	10.34	15.50	20.67	20.67
70~74	左	35.49	7.10	14.20	21.29	28.39	28.39	左	22.92	4.58	9.17	13.75	18.34	18.34
75十	右	32.76	6.55	13.10	19.66	26.21	26.21	右	19.40	3.88	7.76	11.64	15.52	15.52
75十	左	28.59	5.72	11.44	17.15	22.87	22.87	左	17.64	3.53	7.06	10.58	14.11	14.11

表源:吴雨晨.切尔西物理功能评定量表的汉化与临床应用[D].兰州:兰州大学,2019.

4. 危重患者功能状态评分量表(the functional status score for the intensive care unit，FSS-ICU)

FSS-ICU 是美国研究人员 Zanni 等人于 2010 年开发的描述 ICU 患者活动能力的评价工具。量表的评分内容以床上活动和床下活动为重点，包括 5 个项目，即床上翻身、从仰卧位到坐位、在床边坐起来、坐到站和行走(表 8-4-6)。每项评分 0～7 分，0 分表示患者不能在床上或床下活动，1 分表示完全依赖，7 分表示完全独立。总分为 0～35 分。总分越高，提示活动的能力越好。

FSS-ICU 量表将对患者个体日常能力的评价与对 ICU 日常活动的评价相结合，有助于预测 ICU 患者住院时间、转归及预后情况等。

表 8-4-6　FSS-ICU

任务	得分
1. 翻身	
2. 卧坐转移	
3. 从坐到站	
4. 坐在床边	
5. 步行	
总分	

【单项条目得分说明】

1. 翻身：

患者在床上翻身需要帮助吗？

(检测说明：尽可能为患者安全地铺平床面。)

不：

①患者是否能独立翻身？ 如果是，得 7 分。

②患者是否需要借助栏杆或物体进行床上翻身？ 如果是，则得 6 分。

是：

③患者是否需要提示或引导才能翻身，但是身体上没有接触他人(如果需要的话，可以借助栏杆或物体)？ 如果是，则得 5 分。

④患者是否需要最小的帮助来进行翻身(定义为患者的独立表现程度占 75％ 或以上)？ 如果是，则得 4 分。

⑤患者是否需要中等量的协助来进行翻身(定义为患者的独立表现程度占 26％～74％)？ 如果是，则得 3 分。

⑥患者是否需要最大限度的协助来进行翻身(定义为患者的独立表现程度少于25％)？ 如果是，则得 2 分。

⑦患者完全依赖或不能协助翻身？ 如果是，则得 1 分。

⑧患者是否由于虚弱无法尝试或完成翻身的任务？如果是,则得0分。

2. 卧坐转移:

患者从仰卧位到坐位需要帮助吗？

(检测说明:尽可能为患者放置安全的平板床。)

不:

①患者是否能独立从卧到坐？如果是,则得7分。

②患者是否能独自从卧到坐,但需要使用床栏或其他对象借力？如果是,则得6分。

是:

③0～5分得分标准同第1条。

3. 从坐到站:

患者从坐位到站起来需要帮助吗？

(测试说明:转移可以发生在任何一个合理的表面和习惯上的高度,包括一张床、一把椅子等。)

不:

①患者是否独立完成从坐到站？如果是,则得7分。

②患者是否需要使用床栏/扶手或其他方法辅助站起来？如果是,则得6分。

是:

③0～5分得分标准同第1条。

4. 坐在床边:

患者需要帮助才能坐在床边吗？

(测试注意:此任务没有时间限制。)

不:

①患者是否能自己坐在床边,双手自由,不抓住床栏或物体来支撑？如果是,则得7分。

②患者是否需要他们的手或床栏来平衡他们自己坐在床边？如果是,则得6分。

是:

③0～5分得分标准同第1条。

5. 步行:

患者需要帮助才能步行45 m?

(测试说明:医护人员用轮椅跟着患者或协助管理患者行走时的医疗设备不应被视为以辅助设备协助患者完成这项任务。)

不:

①患者是否可以在不使用辅助设备的情况下行走45 m？如果是,则得7分。

②患者是否可以步行45 m,但需要使用辅助设备,如拐杖、助行器,或使用支具/假肢？如果是,则得6分。

是:

③0～5分得分标准同第1条。

(二)国内危重患者活动评定工具使用现状

目前国内适合危重患者的评定工具研究较少,多基于日常生活活动量表(activity of daily living scale,ADL)、功能独立性评定量表(function independent measure,FIM)、Barthel 指数(Barthel index,BI)、时限行走试验等常用活动量表,或机械通气时间、ICU/住院时间、相关并发症舒适度、线性视觉模拟评分法等结局指标。而 ADL、BI 等评价工具对功能水平低的危重症患者缺乏敏感性,对患者运动状态的评价也不具有特异性和敏感性。

FIM 适用于各种疾病或创伤者的日常生活活动能力的评定,主要评定患者的运动功能和认知功能。运动功能包括自理能力(1～6 项),括约肌控制(7、8 两项),转移(9～11 项),行走(12、13 两项);认知功能包括交流(14、15 两项),社会认知(16～18 项)。FLM 的功能水平和评分标准详见表 8-4-7。

表 8-4-7 功能独立性评定量表(FIM)

		项目		评定日期
运动功能	自理能力	1	进食	
		2	梳洗修饰	
		3	洗澡	
		4	穿裤子	
		5	穿上衣	
		6	上厕所	
	括约肌控制	7	膀胱管理	
		8	直肠管理	
	转移	9	床、椅、轮椅间	
		10	如厕	
		11	盆浴或淋浴	
	行走	12	步行/轮椅	
		13	上下楼梯	
	运动功能评分			
认知功能	交流	14	理解	
		15	表达	
	社会认知	16	社会交往	
		17	解决问题	
		18	记忆	
	认知功能评分			
FIM 总分				

注:适用人群为意识清醒的神经重症患者。

表源:王玉龙.康复功能评定学[M].3 版.北京:人民卫生出版社,2018.

【提示意义】

FIM 最高分 126 分,最低分 18 分。126 分为完全独立;108～125 分为基本独立;90～107 分为有条件独立或极轻度依赖;72～89 分为轻度依赖;54～71 分为中度依赖;36～53 分为重度依赖;19～35 分为极重度依赖;18 分为完全依赖。

1. 独立:生活中不需要他人帮助。

(1)完全独立(7 分)——构成活动的所有作业任务均能规范、完全地完成,不需更改和使用辅助设备或用品,并能在合理的时间内完成。

(2)有条件的独立(6 分)——具有下列一项或几项:活动中需要辅助设备;活动需要比正常长的时间;或有安全方面的顾虑。

2. 依赖:为了进行活动,患者需要另一个人予以监护或身体的接触性帮助,或者不进行活动。

(1)有条件的依赖——患者付出 50% 或更多的努力,其所需的辅助水平如下:

①监护和准备(5 分)——患者所需的帮助只限于备用、提示或劝告,帮助者和患者之间没有身体的接触,或帮助者仅需要帮助准备必需用品或帮助带上矫形器。

②少量身体接触的帮助(4 分)——患者所需的帮助只限于轻轻接触,自己能付出 75% 或以上的努力。

③中度身体接触的帮助(3 分)——患者需要中度的帮助,自己能付出 50%～75% 的努力。

(2)完全依赖——患者需要一半以上的帮助或完全依赖他人,否则活动就不能进行。

①大量身体接触的帮助(2 分)——患者付出的努力小于 50%,但大于 25%。

②完全依赖(1 分)——患者付出的努力小于 25%。

综上所述,危重症患者活动和身体功能的评定工具多由国外研究人员设计开发,国内相关报道较少。近年来,在国外研究的基础上,我国引进了适合国内危重症患者的评定工具,如重症监护室活动量表(IMS)、切尔西危重患者身体功能评定工具(CPAx)、佩尔梅危重患者活动评分量表(Perme score)等,并将其翻译成中文,进行信度和效度测试,以评定其在国内 ICU 的适用性和有效性。这些量表为国内危重症患者的活动状况和身体功能评定提供了方便有效的工具,可促进患者早期活动干预措施的实施,促进患者康复。

❀ 综合测试题

1. 为什么不使用 ADL 和 BI 评定量表对重症患者进行评定?
2. 评定 FSS-ICU 对于重症患者的意义是什么?

❀ 参考答案

1. 因为 ADL 和 BI 量表在功能水平低下的危重患者中缺乏灵敏度,不是评定患者运动状态的特异性和敏感性评定工具。

2. FSS-ICU 有助于预测 ICU 患者住院时间、转归及预后情况等。

（王雅娴编，王志勇审定）

第五节　吞咽功能障碍评定

【重点难点】

（1）重点：掌握重症吞咽功能障碍的评定流程。

（2）难点：熟悉重症吞咽功能评定中阴性和阳性指征的鉴别。了解重症吞咽障碍仪器评定的操作流程。

一、概述

吞咽运动作为人体基本生理活动之一，其运动过程十分复杂，主要指食物先经过口腔的咀嚼，逐步形成食团，由口腔运送到胃内的过程，共涉及了 50 多块肌肉和一些脑神经，吞咽过程需要唇、颊、舌、软腭、咽等吞咽相关器官的共同参与，还需要皮质和皮质下的吞咽中枢、延髓吞咽中枢的共同协调控制。成年人每人每天可进行的吞咽次数达到 200～1500 次，可根据实际情况分为可控制吞咽（进食需求）和非可控吞咽（无意识）。正常的吞咽过程可被分成四个阶段，分别为口腔准备期、口腔推送期、咽期和食管期。口腔准备期指患者摄入食物至完成咀嚼的过程，此时咽和喉相对静止，气道开放，鼻呼吸持续存在，该阶段可随意控制。口腔推送期指食团形成并运送到咽的过程，此时吞咽动作变成反射性行为，该阶段不受控制。咽期指吞咽反射开始启动，食物开始进入咽，环咽肌发生松弛时，咽期结束，该阶段气道处于闭合状态，为不受控制活动。食管期指食物从食管到胃的过程。吞咽障碍可表现为一种进食障碍，是由于吞咽相关解剖结构或功能受损而导致的，如下颌、舌、软腭、双唇等结构。吞咽障碍可由多种原因引起，如神经性疾病所引起的吞咽障碍，可称为神经性吞咽障碍，这类患者通常没有吞咽相关的器官损伤；若吞咽相关器官发生异常改变，称为器质性吞咽障碍。目前吞咽障碍越来越受重视，危重症患者的吞咽障碍常由多种原因引起，如严重的神经损伤直接影响中枢神经系统（如脑卒中、帕金森病、多发性硬化或肌萎缩侧索硬化），创伤性周围神经损伤和神经-肌肉连接功能受损也会影响吞咽功能，其他原因如原发性神经-肌肉连接异常（如重症肌无力）、原发性肌肉疾病（如炎症性肌病）、由插管或恶性肿瘤引起的结构损伤，以及药物治疗或毒物、药物副作用等也可引起吞咽障碍，故危重症患者吞咽障碍的评定尤为重要。

重症患者发生吞咽障碍的现象在临床上十分常见，由于重症患者监护时间长，插管、气管切开术和呼吸衰竭导致的危重症原发病可能对该患者吞咽相关的感觉和运动功能产生较大影响，尤其是对喉功能的负面影响。在危重症患者中，早期吞咽障碍的筛查能够最大限度地降低患者的误吸风险，并且系统的吞咽障碍筛查还可降低卒中相关肺炎的发生率，故危重症患者早期的吞咽评定十分重要。评定危重患者的吞咽障碍可应用临床评定方法和仪器评定方法，其中临床评定一般由吞咽治疗师或专业的康复医生来完成，评定内容包括患者的认知、依从性、反复唾液吞咽试验、饮水试验、染料测试、摄食评定、吞咽调查问卷、量表评定等。在进行危重症患者的吞咽评定时，建议不要将临床评定单独用于评定患者的吞咽功能，而是将其与吞咽的仪器评定相结合，如吞咽造影录像检查（video fluoroscopic swallowing study，VFSS）或吞咽纤维内镜检查（fiberoptic endoscopic evaluation of swallowing，FEES）。

二、临床评定

（一）意识评定

在急性和重症监护环境中，患者的神经、呼吸和认知状态每天都在发生变化，这些变化都将影响其吞咽功能。为确定患者的吞咽功能障碍是由其本身吞咽器官或吞咽相关神经损伤所引起，还是由患者的意识障碍所引起，应将意识状态作为临床评定的第一项。此外，吞咽功能障碍的后续治疗都需依赖患者的主动参与，若患者存在一定程度的认知功能障碍会对疾病的精准判断和治疗产生负面的影响，所以对危重症患者进行认知和意识功能的评定，对其治疗尤为重要，这也是医生和治疗师选择最优的治疗方案和计划的关键一步。对危重症患者认知和意识功能评定，临床上主要采用量表法，目前临床上主要应用的是简易精神状态检查量表和蒙特利尔认知评估量表。

简易精神状态检查量表（mini mental state examination，MMSE）作为临床上一种简便的智能心理状态检查量表，是一种筛查工具，用于获取患者认知功能的整体印象，能够反映患者的意识智力状态和认知功能障碍程度，具有全面、快速、准确的特点。该量表由美国学者Folstein在1975年开发研究制成，目前在国际上仍然广泛被应用，同时也是现阶段临床上最常用的作为辅助筛查各种认知功能障碍的常用工具。简易精神状态检查量表是一份30分问卷（表8-5-1），广泛用于临床和研究环境，用于测量认知障碍，包括许多领域的简单任务：如时间和地点的测试，重复的单词列表，算术（如连续减7），语言使用和理解，以及基本的运动技能。量表包括19个问题共30项，患者每项问题回答正确得1分，回答错误或不知道如何作答为0分。判定标准为：27～30分为正常，低于27分为认知功能障碍。由于MMSE是一种简短的筛查，因此只能从表面上评定视觉空间能力和执行功能的认知领域，而且根据患者的受教育水平不同，其测评结果也会有不同，故还应根据患者的受教育水平进行评分。正常阈值可分为：文盲，高于17分；小学程度，高于20分；初中及以上的教育程度，高于24分。

表 8-5-1 简易精神状态检查量表(MMSE)

1. 今年是哪一年?(0/1)
2. 现在是什么季节?(0/1)
3. 现在是几月?(0/1)
4. 今天是几号?(0/1)
5. 今天是星期几?(0/1)
6. 现在我们在哪个省、市?(0/1)
7. 你住在什么县(区)?(0/1)
8. 你住在什么乡(镇)?街道?(0/1)
9. 我们现在是第几层楼?(0/1)
10. 这里是什么地方(地址)?(0/1)

---

11. 现在我要说三样东西的名称,在我讲完之后,请你重复说一遍,请你记住这三样东西,因为等一下要再问你的。(以第一次答案计分)。皮球(0/1)/国旗(0/1)/树木(0/1)

---

12. 现在请你从 100 减去 7,然后从所得的数目再减去 7,如此一直计算下去,把每一个答案都告诉我,直到我说"停"为止。93(0/1)——86(0/1)——79(0/1)——72(0/1)——65(0/1)

---

13. 现在请你告诉我,刚才我要你记住的三样东西是什么?皮球(0/1)/国旗(0/1)/树木(0/1)

---

14. (检查者拿出手表)请问这是什么?手表(0/1)。(拿出铅笔)请问这是什么?笔(0/1)

---

15. 现在我要说一句话,请清楚地重复一遍,这句话是:"四十四只石狮子"。(0/1)

---

16. (检查者把写有"闭上你的眼睛"大字的卡片交给受访者)请照着这卡片所写的去做。(0/1)

---

17. (检查者说下面一段话,并给他一张空白纸不要重复说明,也不要示范)用右手拿这张纸(0/1)——再用双手把纸对折(0/1)——将纸放在大腿(0/1)。

---

18. 请你写出一句完整的、有意义的句子(句子必须有主语、动词)_____。(0/1)

19. 照样子画图。(必须画出 2 个五边形交叉)(0/1)例图:

表中例图来源:FOLSTEIN M F, FOLSTEIN S E, MCHUGH P R. Mini-mental state: a practical method for grading the cognitive state of patients for the clinician[J].Psychiatr Res,1975,12:189-198.

蒙特利尔认知评估量表(Montreal cognitive assessment,MoCA)是一个涵盖 8 个认知领域的 30 点测试,是由 Nasreddine 等人研发的筛选工具。MoCA 评定需要 10～15 min,分数越高表示认知能力越好,最高分为 30 分(表 8-5-2)。执行功能使用交替连线测试,视觉空间能力使用时钟绘制测试和三维立方体进行测试;通过短期记忆回忆任务测试记忆力;注意力和工作记忆使用持续注意力任务、连续减法任务进行测试;语言测试使用三种动物的命名任务和复述 2 个语法复杂的句子任务进行;还包括时间和地点的测试。其总分为 26 分以上为正常,如果受教育年限低于 12 年则总分加 1 分,但最高分仍为 30 分。患者得分越高认知功能越好,当总分低于 26 分时提示认知功能出现减退,建议做进一步认知评定,以检查患者受损的认知领域。同时在医师或治疗师的指导下进行专业认知训练,以减缓其认知功能衰退的症状。正常范围内的分数则提示患者认知功能没有明显衰退,但不排除患者可能处于疾病前期,也建议做进一步认知评定,以便于实现更客观精准的评定和治疗。

表 8-5-2　蒙特利尔认知功能评估量表(MoCA)

姓名:　　性别:　　年龄:　　文化程度:　　是否大于 12 年(即高中)　　评定日期:　　评定者:

视空间与执行功能		得分
5 戊 甲 1 丁 乙 2 4 3 丙 [ ] 复制立方体 [ ]	画钟表(11 点 10 分)(3 分) 轮廓[ ]　指针[ ]　数字[ ]	__/5

命名		
[ ]	[ ]　　　　　　[ ]	__/3

记忆	读出下列词语,然后由患者重复上述过程 2 次,5 min 后回忆		面孔	天鹅绒	教堂	菊花	红色	不计分
		第一次						
		第二次						

注意力	读出下列数字,请患者重复(每秒 1 个)	顺背[ ]	21854	__/2
		倒背[ ]	742	
	读出下列数字,每当数字出现 1 时,患者敲一下桌面。错误数大于或等于 2 不给分	[ ]5213941180621519451114190511 2		__/1
	100 连续减 7	[ ]93　[ ]86　[ ]79　[ ]72　[ ]65 全部错误记 0 分,一个正确给 1 分,2~3 个正确给 2 分,4~5 个正确给 3 分		__/3

语言	复述:我只知道今天张亮是来帮过忙的人[ ]。狗在房间的时候,猫总是躲在沙发下面[ ]	__/2
	流畅性:在 1 min 内尽可能地多地说出动物的名字[ ]_____(≥11 个)	__/1

姓名：　性别：　年龄：　文化程度：　是否大于 12 年（即高中）　评定日期：　评定者：							
抽象	词语相似性：［水果］香蕉—橘子　［　］火车—自行车　［　］手表—尺子						__/2
延迟回忆	回忆时 不能提醒	面孔 ［　］	天鹅绒 ［　］	教堂 ［　］	菊花 ［　］	红色 ［　］	仅根据非提示记忆 得分	__/5
	分类提示						
	多选提示						
定向	日期［　］　月份［　］　年代［　］　星期几［　］　地点［　］　城市［　］						__/6
总分							__/30

图源：NASREDDINE Z S，PHILLIPS N，BEDIRIAN V，et al. The Montreal cognitive assessment，MoCA：a brief screening tool for mild cognitive impairment[J]. Am Geriatr Soc，2005，53：695-699.

（二）吞咽器官评定

在危重症患者的整个吞咽评定的过程中，吞咽器官功能评定尤为重要，由于危重症患者常合并存在 ICU 获得性肌无力（ICU-AW），可能会出现全身肌肉无力和肌肉萎缩的现象，这也可能会影响其相关吞咽器官的功能。故吞咽器官功能评定中应重点进行口、唇、舌、颊、软腭、咽和喉等器官的评定。

1. 口腔器官直接检查

患者首选坐位或半卧位，观察患者的唇、舌、软腭、硬腭、牙齿等口腔结构是否有损伤。观察唇的外观以及口腔内两颊内侧黏膜是否完好，唇沟及颊沟是否对称以及是否正常存在，硬腭的结构、软腭和腭垂的大小是否正常，以及腭咽弓和舌咽弓是否完整；观察患者面部表情肌肉在自然状态和活动状态下的对称性，同时观察舌头外形是否完整、有无伤痕，舌体表面是否结痂、干燥、有无疤痕等；最后观察患者牙齿是否有损伤或缺失、是否佩戴假牙，以及其口腔黏膜的异常、口腔分泌物含量多少。危重症患者由于长期卧床，其唇部和面部失去正常的弹性和丰满度，甚至失去正常的嘴唇弯曲，出现凹陷等。嘴唇组织发生萎缩以及弹性降低使唇部的几个主要解剖特征消失，如唇部的光泽度、饱满度等。

2. 口腔器官运动评定

（1）面颊部运动：分别在静止状态和活动状态下观察患者两侧面颊部肌肉的丰盈度（图 8-5-1）。令患者做张口动作可观察下颌运动情况；做微笑嘴角上扬动作可观察面部肌肉灵活度；做鼓腮吹气动作可观察面颊的充盈程度。若患者均能完成上述动作，医生或治疗师可施加适当阻力并继续观察患者能否完成。

（2）唇部运动：观察患者在安静状态下时唇部的位置情况，如患者有无嘴角下垂、两侧嘴角是否在同一水平线，然后让患者分别做抿唇和嘟唇的动作。若患者均能完成上述动作，医生或治疗师可施加适当阻力并继续观察患者能否完成。

（3）下颌运动：观察患者在静止状态和活动状态时下颌的位置（图 8-5-2）是否处于正常水平，并让其做交替性张口和闭合的动作，观察患者该动作是否进行全范围的运动。若

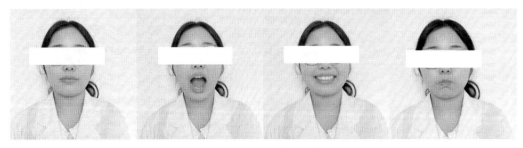

图 8-5-1　面颊部运动

患者均能完成上述动作,医生或治疗师可施加适当阻力并继续观察患者能否完成。

（4）舌部运动:观察患者在非运动状态下舌头的位置,并让患者做舌头上下左右运动,包括舌伸展、舌收缩、舌抬高、口腔外左右侧的侧移以及口腔内舌交替旋转的运动(图 8-5-3),观察患者是否达到舌头活动的全范围。若患者均能完成上述动作,医生或治疗师可施加适当阻力并继续观察患者能否完成。

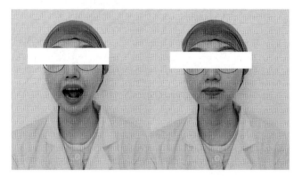

图 8-5-2　下颌运动

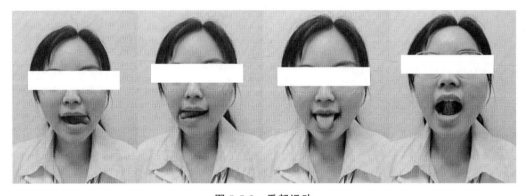

图 8-5-3　舌部运动

（5）软腭运动:令患者发"a"音,并观察患者在发"a"音的时候,其软腭的提升幅度和对称性变化情况。

3. 口腔器官感觉评定

对患者口颜面部和口腔内进行相关感觉刺激,如面颊部、舌部、唇部、咽后壁等部位进行温度刺激和触觉刺激,嘱患者回答被刺激的部位,并观察患者的反应情况。

4. 喉功能评定

主要对患者音质或音量的变化、发音控制能力和时长以及喉上抬的幅度进行评定。

（1）音质及音量评定：令患者发"ɑ"音，患者逐渐增大音量，医生重点听其发音的变化。若发现患者声音出现沙哑且音量持续较低，则说明其声带闭合功能较差。

（2）发音控制能力和时长评定：嘱患者发"ɑ"音，或与患者谈话，观察其音调、时长和节奏等变化。若患者出现声音震颤或节奏失控，可能为喉部肌群协调性欠佳，进一步影响吞咽的协调性。

（3）喉上抬的幅度评定：令患者做空吞咽动作，并检查喉上抬幅度。医生或治疗师可将示指轻放于患者下颌骨下方，中指放在舌骨处，环指放于甲状软骨处，小指放于环状软骨处，并令患者进行空吞咽动作，要判断喉上抬的正常值，应以甲状软骨上缘接触到中指为标准，成年人喉上抬的正常高度应大于 2 cm。

（三）吞咽反射评定

（1）咽反射：患者首选坐位或半卧位，医生或治疗师用冰棉签触碰患者硬腭与软腭的交界处或软腭和腭垂的下缘，并观察可否诱发出咽反射。

（2）呕吐反射：患者首选坐位或半卧位，医生或治疗师用棉签触碰患者舌面或舌根、咽后壁处，并观察触碰之后能否会引起患者整个咽后壁和软腭的收缩性运动，即观察能否出现呕吐反应。

（3）咳嗽反射：该反射可作为一种保护性反射动作。患者首选坐位或半卧位，医生或治疗师观察患者自主咳嗽动作能否完成，并观察患者受刺激后的咳嗽反应能否出现。

（四）呼吸功能评定

危重症患者的长时间机械通气、多次插管以及头颈部疾病史增加了其肺炎的发生率。而伴随吞咽障碍的患者，由于其呼吸功能较差常常有误吸甚至引发肺炎的风险，故在进行吞咽功能评定时，对患者呼吸功能的评定也同样重要，具体评定内容如下。

1. 肺功能评定

肺功能检查由呼吸物理治疗师或专业的康复医师进行，包括坐位和仰卧位的用力肺活量（forced vital capacity，FVC），最大咳嗽流量（peak cough expiratory flow，PCEF），最大吸气压（maximal inspiratory pressure，MIP）和最大呼气压（maximal expiratory pressure，MEP），呼吸肌耐力试验呼吸肌耐受时间等。

2. 呼吸肌评定

吞咽障碍患者常常伴随呼吸肌无力、呼气峰流量减少、反射性咳嗽迟钝、自主咳嗽受损、心肺健康受损等症状，而且呼吸和吞咽需要激活共同的解剖结构，故对吞咽障碍患者进行呼吸肌评定尤为重要，包括膈肌、辅助呼吸肌群等。

呼吸肌功能测定可分为两大类，第一类是呼吸肌的力量测定，包括最大吸气压、最大呼气压、膈肌超声；第二类是呼吸肌的耐力测定，包括最大自主通气量、膈肌张力—时间指数、膈肌肌电图、最大维持通气量等。

另外还需对患者的呼吸模式进行评定，平静呼吸是一种正常的呼吸循环模式。当呼吸功能障碍时，会出现一系列的病理现象，如三凹征、浅快呼吸或口呼吸等。重症患者易发生感染、神经损伤、发热、代谢紊乱等症状,这些症状出现时更易引起深大呼吸、不规则呼吸、潮式呼吸、胸腹反常运动等异常呼吸模式。

3. 问卷评定

呼吸功能常用的问卷有英国医学研究理事会呼吸困难分级量表(MRC)、改良 MRC 呼吸困难分级量表(mMRC)、早期预警评分、世界卫生组织(WHO)呼吸困难问卷、ATS 呼吸困难评分、基线呼吸困难指数(baseline dyspnea index,BDI)、疼痛评分、变化期呼吸困难指数(transition dyspnea index,TDI)、改良 Borg 呼吸困难评分等,目前改良 Borg 呼吸困难评分作为评定患者呼吸功能的量表在临床上广泛应用。

(五)洼田饮水试验

洼田饮水试验是由日本学者洼田俊夫提出,并于 1982 年开始在临床上应用,是一种评定吞咽障碍的特定方法。其操作简单、分级明确清楚、易使患者接受,该方法是判断患者能否经口摄食或作为能否进行吞咽造影检查的一种筛查方法,但该方法也有一定的局限性,如要求患者意识状态清楚,且能够完成医生或治疗师给出的相应指令动作。由于该检查主要根据患者的主观感觉,其结果可能会与临床仪器检查的结果有一定偏差,而且该试验对存在隐性误吸症状的患者不敏感。

1. 目的

该试验可以确定不同程度的吞咽障碍,是否有误吸等。根据该试验结果可判断是否给予患者留置胃管,并根据情况给予患者相应的护理干预,降低肺部感染的发生率。

2. 适应证

该试验适用于精神状态、认知状态良好,注意力集中且生命体征稳定者。

3. 检查方法

对危重症患者进行该项试验的筛查之前,患者首选端坐位或半卧位,医生或治疗师依次将 1 mL、3 mL、5 mL 的水放入患者口中,并令其进行吞咽,若患者均能吞下且无出现呛咳或声音沙哑等症状,再继续让患者吞下 30 mL 的水,并观察患者饮水次数、饮水时间和呛咳情况。分级标准详见表 8-5-3。

表 8-5-3　洼田饮水试验分级

分级	临床表现
I 级	可一次喝完,无呛咳
II 级	需要超过 2 次吞咽将水饮完,但不伴随声音嘶哑或呛咳
III 级	一次吞咽动作即可将水全部咽下,但伴有声音嘶哑或呛咳
IV 级	需要超过 2 次吞咽将水饮完,同时伴有声音嘶哑或呛咳
V 级	吞咽过程中频繁咳嗽,难以将 30 mL 水全部饮完

改编自:窦祖林.吞咽障碍评估与治疗[M].2 版.北京:人民卫生出版社,2017.

4. 吞咽功能判断

正常情况为患者 5 s 内喝完,分级为 I 级;可疑情况为患者 5 s 以上喝完,分级为 I ～

Ⅱ级;异常情况分级为Ⅲ～Ⅴ级。

5. 误吸情况判断

Ⅰ～Ⅱ级患者不伴有呛咳,无误吸,即阴性;Ⅲ～Ⅴ级患者伴有呛咳,存在误吸风险,即阳性。

(六)反复唾液吞咽试验

反复唾液吞咽试验由日本学者才藤荣一于1996年提出,是观察随意性吞咽反射的一种方法,其方便简单、易于操作。主要通过对患者进行上下触诊喉结节和舌骨水平,来观察能否引发患者随意性吞咽反射,是评定患者吞咽反射功能的一种直观简单的方法。

1. 目的

检查患者吞咽反射是否发生,是否存在误吸。

2. 适应证

该试验适用于意识状态良好且能够听从指令进行空吞咽的患者。

3. 评定方法

对危重症患者进行该项试验的筛查之前,患者首选端坐位或半卧位,医生或治疗师在患者喉结处进行触诊,以此确认喉结是否存在向上运动,并嘱患者做反复快速的空吞咽动作,同时计时30 s,观察30 s内患者吞咽的次数以及喉上抬的幅度。临床上常用单指检查法进行评定,具体方法为医生或治疗师将一侧手的拇指放于患者环状软骨处上缘,并将其余四指轻放于患者后颈部,嘱患者做空吞咽动作,此时评定者观察其喉咙的提升能力,若在整个吞咽过程中患者喉结从评定者拇指下缘向上移动,且越过到达拇指上缘,表示喉上抬高度正常,一般情况下成年人拇指宽度大约为2 cm,可以以此作为判断喉上抬达到正常高度的依据。

4. 评定结果

30 s内完成喉上抬5次以上,80岁以上的高龄患者在30 s内完成喉上抬3次,且任何年龄段患者在单次吞咽过程中喉上抬高度应大于2 cm可为正常。

(七)染料测试

在ICU的危重患者中,气管内导管或长期机械通气被认为是吞咽困难的关键风险因素。其中存在6种可能导致ICU获得性吞咽障碍的潜在关键因素:①气管内导管和气管造口导管引起的直接创伤;②导致肌肉无力的神经肌病;③喉感觉功能减弱;④感觉器官受损,反映了更集中的问题;⑤胃食管反流;⑥呼吸和吞咽不同步。长时间插管可能导致杓状软骨脱位或者半脱位,导致声门在吞咽时闭合受损。此外,创伤性喉镜检查也会导致舌下神经麻痹和吞咽困难。喉神经的外周损伤,例如由套管压迫(或为手术中的并发症)引起的损伤,可导致声带轻瘫或者麻痹,并可能妨碍竞争性气道保护。

染料测试是吞咽障碍筛查手段中的一种,对于重症患者中气管切开者,可利用果绿、亚甲蓝等食用染料测试,判断是否存在吞咽功能障碍。

1. 普通版染料测试

染料测试是让气管切开患者进食被染色食物并从气管处抽吸判断是否存在吞咽功能障碍的一种评定手段。

(1)方法：

危重患者取45°半平卧位，人工气道采用普通气管内管。评定前排出痰液，充分吸出气道分泌物。在气囊放气后，给患者三种不同黏度的染色食物（以绿色为染料颜色）。食物温度控制在38~41 ℃。试验从黏度最高的开始，逐渐增加5 mL、10 mL、20 mL的剂量。确认完全吞咽后，观察染色食物是否从气管导管中吸出。

(2)结果：

经痰液排出干预后，引流气管内管。如吸入绿色物质，可判断为误吸，存在吞咽功能障碍。其体积为黏性条件下患者抽吸的阈值。评定后给予患者足够的痰液排出。

2. 声门下吸引染色测试

声门下吸引染色试验是在普通染色试验和气管插管特殊结构的基础上改进的染色试验方法。有助于对吞咽困难进行早期评定，及早有效清除气囊上方的滞留液，避免致病菌定植和下呼吸道浸润，提高重度人工气道患者吞咽困难程度评定的安全性，减少生命体征波动，提高检测效率，降低吸入性肺炎的发生率。

(1)方法：

重症患者采用45°半卧位。人工气道使用具有声门下吸引功能的气管套管。评定前，排出痰液，填充空气，调节气囊压力。在保证气道关闭后，根据黏度由高到低分别给予三种不同黏度（绿色可为染料颜色）的染色食品。确认完全吞咽后，观察是否有染色物质从气管的声门下抽吸出来。

(2)结果：

吞咽后，用注射器对吸入套管的声门下吸入接头进行抽吸，抽吸得到绿色物质可判为误吸，其体积为患者在黏性条件下的抽吸阈值。评定结束后，给予患者足够的痰液排出。

(八)量表评定

重症患者吞咽功能障碍的评定方法以量表的形式呈现，以确定吞咽功能障碍严重程度，并为下一步诊断和治疗提供依据。重症吞咽困难有许多评定量表，其中最常用的是改良曼恩吞咽能力评定量表（Mann assessment of swallowing ability，MASA）和自我筛查量表。自我筛查量表主要用于认知功能正常，且能进行简单配合的重症患者，该量表用以确定重症患者是否存在吞咽功能障碍，而MASA是一种详细而全面的功能评定量表，能更为全面直观地了解患者的吞咽功能情况。

1. 自我筛查量表

该量表对住院患者适用，同时对居家和社会活动人群也适用。主要用于吞咽功能障碍的筛查，能有效地鉴别危重症患者的吞咽功能障碍，并为下一步的治疗奠定基础，详见表8-5-4。

表 8-5-4　吞咽障碍患者的自我筛查

问题	有	没有	备注
1. 你有吞咽障碍吗？何时有过？日期：			
2. 你对什么性质的食物存在吞咽障碍：唾液？液体？粥或类似的食物？固体食物？			
3. 你有鼻胃管吗？			
4. 过去的一年你有消瘦吗？如果有,瘦了多少千克？			
5. 总体来说,你的食量有比以前少吗？			
6. 你有得过肺炎吗？多长时间一次和何时得的？			
7. 你有得过慢性呼吸道疾病吗？			
8. 你有过无明显原因的突发性高热吗？			
9. 你有咳嗽变多吗？			
10. 你有经常清嗓子吗？			
11. 你有注意到在你嗓子里有很多痰吗？			
12. 你有不断增多的唾液吗？			
13. 你的嗓音有变化吗？			
14. 你感觉到你的喉咙有肿块或异物吗？			
15. 你害怕吞咽吗？			
16. 当你吞咽的时候觉得疼痛吗？			
17. 你吃饭或喝水的时间有变长吗？			
18. 当你吃饭和喝水时有改变头或身体的姿势吗？			
19. 你咀嚼时有困难吗？			
20. 你有经常觉得口干吗？			
21. 当你吃饭或喝水时有感觉到不一样的冷或者热吗？			
22. 你有嗅觉或味觉改变吗？			
23. 你把咀嚼后的食物送到喉咙的时候有感觉困难吗？			
24. 当你咀嚼或吞咽食物时,食物有从口腔溢出吗？			
25. 当你吞咽完毕时,一些食物或液体遗留在你的口腔内吗？			
26. 当你吞咽时,一些食物或液体进入你的鼻腔吗？			
27. 当你吃固体食物时,有一些固体食物卡在嗓子里吗？			
28. 你吃饭或喝水时有窒息感吗？			
29. 你需要为了让残留的食物或水吞咽而反复多次吞咽吗？			
30. 在吃或喝水时或者之后你有咳嗽吗？			
31. 你通过小口进食或鼻胃管补充食物？			
32. 当你吞咽之后有感觉嗓音听起来不一样吗？			
33. 你有感觉胸部中部有压迫吗？			
34. 你有感觉在你的胸中部或喉部有灼热感吗？			
35. 你有食物反流吗？			

改编自：窦祖林.吞咽障碍评估与治疗[M].2 版.北京:人民卫生出版社,2017.

2. 改良曼恩吞咽能力评定量表(MASA)

该量表包括意识、认知能力、理解能力、语言能力、呼吸功能和吞咽功能等在口咽期的评价,并根据各方面的严重程度进行评分。该量表可用于吞咽困难和误吸的判断,也可以作为患者吞咽能力的长期监测工具。大量临床试验证明,该方法是一种简单、安全、可靠的吞咽功能评价方法(表8-5-5)。

表 8-5-5　改良曼恩吞咽能力评定量表(MASA)

评定内容	分级标准
1. 意识 任务:观察并评定患者对语言、肢体被动活动或疼痛刺激的反应	10分:清醒 8分:嗜睡-波动的觉醒状态 5分:很难被语言或刺激唤醒 2分:昏迷或没有反应
2. 合作度 任务:吸引患者的注意力并尽量促使患者与检查者交流或主动活动	10分:合作(可通过某种语言或非语言的形式交流) 8分:中断合作 5分:不愿合作 2分:不合作/无应答
3. 呼吸 任务:评定患者的呼吸状况	10分:呼吸音清晰,无临床或影像学异常的证据 8分:上呼吸道痰鸣音或其他呼吸系统异常情况(如哮喘、慢性阻塞性肺疾病) 6分:肺底细小湿啰音 4分:肺底粗糙水泡音 2分:可疑肺部感染/需经常吸痰应用呼吸机(器)
4. 表达性言语障碍 任务:评定言语表达受限情况	5分:无异常 4分:找词/表达语义轻度障碍 3分:只能用有限的方式/短语或单词表达自己的意思 2分:无功能性言语声音或无法理解的单词 1分:无法评定
5. 听理解力 任务:评定理解基本语言进行交流的能力	10分:无异常 8分:进行一般对话有轻度困难 6分:对重复性简单言语指令可理解 2分:提示时偶尔作答 1分:无反应
6. 构音障碍 任务:评定言语清晰度	5分:无异常 4分:变慢伴偶尔停顿或急促不清 3分:言语可被理解但讲话的速度与完整性、协调性有明显缺陷 2分:言语不清,无法理解 1分:无法评定

评定内容	分级标准
7. 唾液 任务:观察患者控制唾液的能力;注意观察任何从口角边分泌的唾液	5分:无异常 4分:讲话时唾液飞溅、唾液增多随时需吐出 3分:说话、侧躺或乏力时流涎 2分:有时连续性流涎 1分:严重的不能控制的流涎
8. 舌肌运动 任务:评定舌的活动 前伸运动:让患者尽可能向前伸舌然后缩回 侧方运动:让患者用舌触碰口腔的每个角落,然后重复交替进行侧方运动 抬升运动:嘱患者口张大,抬起舌向上触碰上腭,用这种方式交替上抬和下压舌尖	10分:舌活动范围完整,无异常 8分:运动范围轻微受限 6分:运动范围不完整 4分:只能轻微活动 2分:无活动或不能执行
9. 舌肌力量 任务:评定舌两侧的力量,让患者用舌边向侧方和前方用力	10分:无异常 8分:轻微减弱 5分:明显一侧无力 2分:完全无力或不能执行
10. 咽反射 任务:分别刺激每一侧咽后壁	5分:无异常 4分:两侧减弱 3分:一侧减弱 2分:一侧消失 1分:反射消失
11. 咳嗽反射 任务:让患者用力咳嗽,观察咳嗽时的力量和咳嗽音的清晰度	10分:无异常 8分:可用力咳嗽,但音质沙哑 5分:咳嗽动作完成不充分 2分:不能做咳嗽动作或不能执行命令
12. 软腭 任务:让患者用力发几次"a"的声音,每次持续数秒,观察有无鼻音过强并注意软腭的抬升	10分:无异常 8分:两侧轻微不对称,软腭移动 6分:一侧力量减弱,不能连续保持上抬 4分:活动微弱,鼻腔反流,气体从鼻部漏出 2分:软腭不能上抬或不能执行命令

注:每项总分合计得到总分,总分≥95 分,可经口进食;第一次进食若总分≤95 分,嘱患者暂进食水。

(九)摄食评定

在进行了吞咽功能筛查和口腔、面部功能评定之后,需要进行全面的食物摄入评定,确定咽部动态信息,确定安全食物类别,制订治疗方案。目前,临床常用容积黏度吞咽试验(volume viscosity swallow test,VVST)来评价重症患者的摄入量。容积黏度吞咽试验(VVST)用于检测口腔和咽部吞咽功能障碍的有效性和安全性。患者需要有一定的意识状态配合检测,并具有语音发声功能。

1. 材料准备

室温水 300 mL、增稠剂若干、50 mL 食物注射器 1 支、杯子 3 个、脉搏血氧计 1 个(无创性测量血氧饱和度)、记录表 1 张。

2. 操作流程

该程序简单且安全。血氧饱和度可以通过脉搏血氧仪测量,并且可以检测到没有咳嗽症状(隐藏吸气)的患者。使用 3 种不同稠度的食物球进行测试:糖浆稠度液体(中稠)、液态水(低稠)和布丁状稠度半固体(高稠),体积依次增加至 5 mL、10 mL 和 20 mL。从糖浆稠度液体开始,体积逐渐从 5 mL 增加到 10 mL 到 20 mL。当患者完成糖浆稠度液体部分的测试而没有相关的误吸症状时,可以以相同的逐渐增加的体积来评定测试中相对不安全的液体部分。最后,可以用同样的方法评定最安全的布丁稠度半固体。如果患者在糖浆稠度液体部分存在安全问题,直接停止这部分测试,跳过液态水部分,直接进行布丁稠度测试。如果患者在液态水测试任一容量环节出现安全性问题,也同样停止此阶段测试,直接进入布丁稠度测试。具体操作流程如图 8-5-4。由于重症患者的特异性,可将测试容积进行改良,从原来的 5 mL、10 mL、20 mL 改良为适宜重症患者的 3 mL、5 mL、10 mL,相对而言安全系数更高,风险更小。

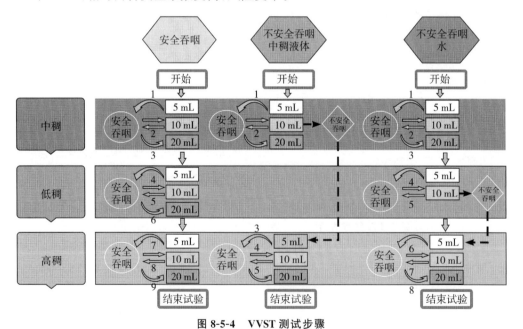

图 8-5-4　VVST 测试步骤

3. 临床征象

临床征象主要包括安全性方面和有效性方面。安全性方面临床征象多表现为咳嗽、声质改变和血氧饱和度降低，且血氧饱和度下降大于 3%；有效性方面临床征象多表现为嘴唇闭合不完全、食物残渣在口中、反复吞咽和食物残渣在咽部。

4. 评定结果

结果分为三类，具体如下：

(1)无有效性受损，无安全性受损：检查结果为阴性，无口咽性吞咽障碍。

(2)有效性受损，无安全性受损：存在口咽性吞咽困难。患者可以安全吞咽，但其有效性受损，这可能会影响其营养和水合状态。

(3)有安全性受损，有或者无相关有效性问题：患者有口咽性吞咽困难。安全性下降表明该患者在吞咽过程中可能发生了误吸。

(十)其他临床评定

重症监护室中大多数获得性吞咽困难是由中枢神经系统的直接损伤引起的，如创伤性脑损伤、中风、出血或炎症性疾病。同时意识水平降低会进一步增加误吸的风险并可能增加吞咽障碍的风险。

重症患者吞咽功能障碍的临床筛查尤为重要，其他常用的评定量表有进食评定问卷调查工具 EAT-10。除认知和心理评定外，患者营养评定也尤为重要，常用的营养评定量表为营养风险筛查 2002(NRS 2002)。颈部听诊筛查可以与饮水试验相结合，可见吞咽音延长、减弱或者消失等异常情况，也可见吞咽启动延迟和多次反复吞咽等情况，均可反映不同程度的吞咽功能障碍。

三、仪器评定

(一)吞咽造影录像检查(video fluoroscopic swallowing study, VFSS)

吞咽造影录像检查是检查和诊断吞咽障碍的"金标准"，也是目前最常用的检查吞咽功能的方法。这种检查在模拟生理性进食时观察是否有异常的病理改变。在 X 线透视下，对口、咽、喉、食管吞咽运动进行特殊 X 线摄影，动态记录视频中看到的图像，进行定性和定量分析。该方法可以对整个吞咽过程进行详细的评价和分析(可扫码观看"正常进食造影"视频)。通过观察侧位和前后位成像，我们可以评定吞咽的不同阶段(包括口腔准备、口腔推入、咽部和食管)，观察舌头、软腭和咽部的解剖结构和食物球的运输过程，还可以从时间和运动学参数方面对吞咽的整个过程进行分析。该方法能准确诊断和评价吞咽障碍，特别是在判断隐性误吸方面，VFSS 起着至关重要的作用，可以准确评定吞咽障碍的原因(可扫码观看"隐性误吸"视频)。在吞咽造影检查过程中，医生可指导患者在不同的体位下进行进食，特别是对头部位置的改变，并观察找出更适合患者进食的体位。若发现患者出现吞咽困难，要及时采取有针对性的措施进行干预，同时观察干预效果。

正常进食造影

隐性误吸

口腔期吞咽障碍

虽然 VFSS 的优点很多,但并不适用于生命体征不平稳的重症患者,只有神志清楚、生命体征平稳的患者,才能进行 VFSS 检查。VFSS 造影可观察吞咽各个阶段的具体情况。口腔期(可扫码观看"口腔期吞咽障碍"视频):患者口唇闭合情况、舌的运动功能(如搅拌)、软腭的运动情况,即有无口腔异物滞留和鼻腔反流等。咽期(可扫码观看"咽期吞咽功能障碍伴显性吸入"视频):吞咽反射开始的触发时间、咽缩肌的收缩和松弛活动情况、咽喉上抬程度、会厌(声门)的闭合情况、会厌谷和梨状窦的异常残留情况,有无误吸入呼吸道、误吸食物的浓度、误吸的量。食管期(可扫码观看"食管期吞咽障碍"视频):患者食管上括约肌能否开放以及开放的程度,观察食管蠕动情况以及食管下括约肌能否开放。

咽期吞咽功能
障碍伴显性吸入

吞咽造影检查异常表现包括舌肌无力、会厌谷残留、梨状窝残留、反流、渗漏、误吸、环咽肌功能障碍、咽缩肌无力、喉上抬不足等。

(二)吞咽纤维内镜检查(fiberoptic endoscopic evaluation of swallowing,FEES)

研究显示,70%的意识障碍患者和50%~75%的气管插管患者存在吞咽障碍,主要的表现是误吸。误吸通常被认为是危重患者肺部感染的主要原因,其导致的临床后果与患者因素(年龄、免疫状态、潜在疾病过程和并发症)及误吸的情况高度相关。监测和检测误吸的非特异性方法通常是主观的,未经标准化或验证,也不准确,而且几乎没有有效的结果数据。

食管期吞咽障碍

VFSS 被认为是评定吞咽障碍的"金标准",可提供全面的吞咽信息。然而对于在 ICU 接受治疗的危重患者来说,如果生命体征不平稳,无法到造影室进行 VFSS 检查。研究证明,FEES 在辅助吞咽评定方面是安全有效的,并且在治疗中可作为视觉显示来帮助患者学习各种吞咽动作。FEES 可以在床边开展,且能评定唾液及口咽部分泌物残留、误吸情况,尤其适合于危重症患者的吞咽评定。

解剖结构

FEES 是指通过软管喉镜进入患者口咽、下咽部位,并观察吞咽相关结构如会厌、会厌谷、喉、咽壁、舌根和梨形隐窝等,同时观察这些结构在发音、呼吸、吞咽时的运动情况。了解食用过程中残留色素食物块的位置和数量,判断是否有渗漏/误吸,进一步确定误吸原因。FEES 评定的主要内容包括:观察咽喉部静态或动态的解剖结构(可扫码观看"解剖结构"视频)、咽喉部分泌物累积水平和感觉情况(可扫码观看"咽部分泌物累积和误吸"视频),以及过早溢出(可扫码观看"过早溢出"视频)、误吸、渗透、残留等吞咽障碍的常用评价指标。

咽部分泌物
累积和误吸

(三)表面肌电图

表面肌电图(surface electromyography,sEMG)是将表面(即皮肤)电极放置在特定肌肉表面,采集、记录单个或一组肌肉活动或动作时的肌电信号,从而反映神经肌肉的活动状态。吞咽时肌肉活动的肌电信号、时间和振幅可以通过肌电图技术记录。针极肌电图也可进行咽喉部肌肉的检查,但由于咽喉部肌肉较细较多,很难通过传统的电针刺方法对肌肉准确定位,所以现多用表面电极粘贴于参与吞咽活动的肌群表面,检测吞咽时肌群的生物电活动。

过早溢出

正常的生理吞咽过程包括口腔准备期、口腔期、咽期和食管期。sEMG 技术所关注的吞咽活动主要在口腔和咽部阶段,因此被测试的肌肉是在这两个阶段参与吞咽活动的肌肉,包括上下口轮匝肌、咬肌、颏下肌(包括二腹肌前腹、下颌舌骨肌、颏舌骨肌)、舌下肌(包括甲状舌骨肌)。吞咽困难患者在吞咽过程中的短期阶段产生过多的肌电活动,参与吞咽的肌肉之间发生协调障碍。因此,表面肌电信号可用于诊断患者是否存在吞咽困难。表面肌电信号技术甚至可以区分正常吞咽和门德尔松手法吞咽、用力吞咽等,表面肌电信号检查结果可以很好地揭示吞咽过程中各部位肌肉活动的时序,即依次启动下、上口轮匝肌,咬肌,颏下肌群,舌骨下肌群。因此可以利用 sEMG 技术发现患者吞咽障碍发生的位置,甚至可以将心理性吞咽障碍与生理性吞咽障碍相区别,避免过度或过失治疗。但是表面肌电图不能反映结构位移或食物流动的信息,sEMG 可以和其他的吞咽仪器检查联合,相互补充,从而提高吞咽障碍的诊断精确度。

(四)超声检查

超声检查作为一种便携、无创、无辐射检查技术,可以重复操作,并可实时动态评定吞咽运动,自 1978 年 Stevens 利用超声对吞咽运动进行评定后,许多学者开始应用超声研究吞咽过程,开拓了超声在吞咽过程中的应用。由于超声检查仪器便携性较好,可应用于床旁评定,尤其适用于危重症患者,其无创、无辐射特性,也使其成为高危人群快速筛查和后续评定的重要工具,是对吞咽造影录像检查的有益补充。

近年来超声在吞咽障碍的评定主要集中于以下领域:舌运动、颏舌骨肌运动和形态学、舌骨运动、喉上抬、咽部残留、误吸和食管上括约肌等,颏下超声能清晰显示颏舌骨肌。总之,超声具有无辐射暴露、无侵入性、设备易于移动、可以使用真正食物进行评定、可以量化与生物力学相关的时间测量等优点,使得超声有望成为吞咽障碍筛查以及系列追踪吞咽功能变化的良好工具。但超声仅能获取吞咽咽期一些浅表的解剖结构和动力学参数,难以实现运动全貌的观测,这种缺陷使其只能成为吞咽障碍检查中的辅助工具。

❈ 综合测试题

1. 患者,男,72 岁,脑梗死后 3 天,神志清醒,可言语,家属反映患者饮水呛咳,进食少,右侧肢体偏瘫,为明确患者是否存在吞咽障碍,首先应采用的检查是(　　)

A.肌电图检查　　　B.咽下内压检查　　　C.X 线造影检查　　　D.洼田饮水试验

E.声门电图检查

2. 患者洼田饮水试验两次以上喝完,有呛咳,该检查结果为(　　)

A.洼田饮水试验Ⅰ级　　　　　　　　B.洼田饮水试验Ⅱ级

C.洼田饮水试验Ⅲ级　　　　　　　　D.洼田饮水试验Ⅳ级

E 洼田饮水试验Ⅴ级

3. 患者,男,72 岁,脑梗死后 3 天,神志清醒,可言语,家属反映患者饮水呛咳,进食少,右侧肢体偏瘫,评定患者是否存在吞咽障碍检查的金标准是(　　)

A.洼田饮水试验　　　B.吞咽造影录像检查　　　C.肌电图检查　　　D.咽下内压检查

E.声门电图检查

4. 令患者尽可能长时间地发"α"音,记录秒数及发音清晰度,目的是(　　　)

A.观察舌的运动　　　　　　　　　　B.观察喉的情况

C 观察有无鼻音或鼻漏音　　　　　　D.观察软腭情况

E.观察唇的情况

5. 询问并观察患者吃饭或饮水时是否有水或食物进入鼻腔,目的是(　　　)

A.观察舌的运动　　　　　　　　　　B.观察喉的情况

C.观察有无鼻音或鼻漏音　　　　　　D.观察软腭情况

E.观察唇的情况

6. 摄食训练时,容易吞咽的食物的特征不包括(　　　)

A.柔软、密度及性状均一　　　　　　B.有适当的黏性、不易松散

C.易于咀嚼,通过咽及食管时容易变形　　D.不需要兼顾食物的色、香、味及温度

E.不易在黏膜上滞留

7. VVST 的测试步骤是(　　　)

A.中稠—高稠—低稠　　　　　　　　B.中稠—低稠—高稠

C.高稠—低稠—中稠　　　　　　　　D.高稠—中稠—低稠

E.低稠—中稠—高稠

8. VVST 检测中,下列哪项不属于安全性受损(　　　)

A.唇部闭合不完全导致部分食团漏出　　B.咳嗽

C.音质变化　　　　　　　　　　　　D.血氧饱和度水平下降

E.声音沙哑

9. 吞咽功能筛查下列哪项步骤正确(　　　)

A.第一步风险筛查,第二步临床评定,第三步仪器检测,第四步问题筛查

B.第一步问题筛查,第二步风险筛查,第三步临床评定,第四步仪器检测

C.第一步仪器检测,第二步问题筛查,第三步风险筛查,第四步临床评定

D.第一步问题筛查,第二步临床评定,第三步风险筛查,第四步仪器检测

E.第一步仪器检测,第二步风险筛查,第三步问题筛查,第四步临床评定

10. 下列哪项是吞咽功能检查的金标准(　　　)

A.吞咽造影录像检查　　　　　　　　B.吞咽纤维内镜检查

C.洼田饮水试验　　　　　　　　　　D.吞咽调查问卷筛查

E.容积-黏度吞咽测试

❋ 参考答案

1.D　2.D　3.B　4.B　5.D　6.D　7.B　8.A　9.B　10.A

（王志勇、张翠翠编,张惠东审定）

第六节　言语障碍评定

一、言语生理

言语的产生需要人体的呼吸、发声和发音系统协调运动,各部分通力协作,密不可分。人在吐字发音的瞬间,一边吸入大量气体,一边保持平稳缓慢的吐气,然后用较小的气流来产生和保持足够的声门下压力。说话产生的振动源是人的发声系统(特别是声带);当气流到达声门后,会造成声带振动,把直流气流转化为交流气流,把气流的动能转换成声学能量,最后转化为一连串的脉冲信号(声门波);构音系统形成的共鸣腔是人的言语产生过程中的必要条件。人的言语相关结构(喉、腭咽和口面区)必须在气流中有效、准确、协调地运动,形成适当的声波,才能产生准确而可令人理解、具有较高语言清晰度的声音。不仅如此,言语的产生还需要听觉反馈和感知觉的协调配合才能精确地完成。

言语的形成是一个相当复杂的过程,这从言语的形成机制就可以看出来,需要各个言语器官的运动协调一致,若其中任何一个环节出现问题,言语都是难以准确形成的。由于重症患者的疾病本身原因及其并发症,重症患者在言语产生过程中比轻症患者更容易出现问题,难以形成正确、清晰、舒适的语音。因此,康复医师及治疗师应尽早对重症患者进行言语障碍评定,在评定过程中需遵循有针对性的、辨证论治的科学分析原则。

二、言语功能障碍产生的原因

(一)神经系统损伤

当大脑受到直接损害或其他疾病的影响,导致患者对言语的感知、理解、识别和接受能力发生障碍,出现与言语有关的肌肉力量减弱(或不协调),从而造成患者的言语交流能力减弱(甚至丧失)。由于脑部疾病直接损伤大脑半球(如脑炎、脑出血、脑外伤、脑梗死等),很容易造成言语功能障碍。

(二)气管切开或插管

气管切开或气管插管是临床处理危重症患者的重要治疗措施,但长期气管切开或气管插管同样也会对言语功能带来极其不良的影响。人工气道(气管切开或插管)建立后,正常的呼吸模式就消失了,患者直接通过气管套管呼吸,气流改道而不通过口鼻进出。没有气流通过声带,造成声带不能振动,从而导致患者出现发声障碍。

(三)呼吸系统及发声系统器质性病变

呼吸系统和喉部的器质性疾病常使有效通气腔变小,说话时不能提供足够的呼吸支持(如肺部肿瘤等),造成患者出现言语功能障碍。另一方面,声带麻痹等器质性喉部疾病也可导致声门关闭或无力,无法建立有效的声门抑制。

(四)呼吸方式异常

胸式呼吸往往不能提供足够的语音功率支持,容易导致语音疲劳和各种语音功能障碍。当患者因疾病的原因导致呼吸方式以胸式呼吸为主时,即呼吸时的肺运动主要是靠胸部前后径的变化来实现的,就会出现抬肩、说话时胸部明显起伏等表现。肋间外肌和横膈膜是参与呼吸过程的重要肌肉:包括生理腹式呼吸(平静时)和言语腹式呼吸。胸腔上下径的扩大主要靠膈肌的收缩(贡献了75%的力量),而胸腔前后径和左径的扩大主要靠肋间外肌的收缩(贡献了25%)。言语呼吸的生理特点是通过腹腔的隆起来增加胸腔的上下直径,以提供声音的力量。但是,当言语呼吸仅仅依靠胸式呼吸来增加胸部前后左右的直径时,就会违反言语呼吸的生理特性,导致呼吸模式异常。同时,由于呼吸运动仅靠胸部的变化来完成,肺运动的幅度和呼出气流都会相应减少,导致说话动力供应不足,从而导致患者出现言语障碍。

(五)呼吸支持不足

各种疾病引起的呼吸系统紊乱,很容易造成呼吸支持不足(无法为言语的产生提供足够的动力),导致言语功能障碍。除了上述的胸式呼吸外,呼吸系统器质性疾病(肺炎、肺部肿瘤等)或参与呼吸运动的肌肉(膈肌或肋间外肌)力量低下也会导致呼气量减少,从而会导致言语交流问题。临床表现为言语呼吸频率快、呼吸深度短、振幅小、言语异常断句、音量小。

(六)呼吸发声不协调

在从呼吸系统到发声系统的过渡过程中,呼吸和发声之间经常会出现不和谐的情况(通常是在说话呼吸的最后阶段),其机制与发声过程密切相关。声音的产生是指声带振动的过程:肺部运动产生的气流通过声道传到喉部,形成的声门凹陷作用于声带,使声带的边缘在两侧都发生一定程度的振动。因此,除了呼吸系统疾病外,器质性喉部疾病、神经和功能问题都可能导致关闭声门的时间与气流到达声门的时间不协调。声带闭合不全等问题可使患者出现发声时间变短、起音软、起音硬、呼吸音加重等症状。

（七）心理和精神异常

该类异常引发的言语功能障碍属于非器质性损伤类型的言语功能障碍。重症患者可能因应激、情绪激动、焦虑或紧张而出现心源性呼吸加速和浅呼吸。由于言语的过程中出现呼出的空气不能与说话长度保持准确一致的现象，导致患者说话过快、断断续续。在重症疾病发生的时候，人体的大脑会成为应激源的"靶器官"，会产生相应的变化（如神经递质、受体、化学和电信号转导的改变），从而导致言语功能障碍的出现；当患者因高热、脑损伤等原因出现意识模糊状态时，患者与外界缺乏互动，思维和记忆失调，也可表现为语言不符合事实，逻辑混乱。

（八）言语功能单元损伤

当重症患者因本身疾病或并发症累及发声的声带、构音器官、共鸣器官、口腔言语运动器官，或支配这些器官的外周神经受到损害，往往也会引起患者口语交流障碍。

三、言语障碍常见类型

（一）机械通气

重症患者因疾病累及呼吸系统造成通气不畅时通常需要机械通气来提供呼吸支持（气管切开、气管插管和呼吸机等）。然而，气管切开术破坏了气道的正常结构，导致气体进出路径发生改变，给患者带来一系列不良影响，特别是下呼吸道与外界直接相连，导致声门下压力消失，患者丧失发声功能。

（二）失语症

失语症（aphasia）是指大脑局灶性器质性病变引起的后天性语言功能障碍综合征，大脑优势语言半球的皮层及皮层下结构网络遭到破坏，使产生语言符号的能力受损或永久丧失。临床失语症患者言语障碍的类型很多（主要表现为听、说、读、写等），主要类型见表8-6-1。

表 8-6-1　失语症的类型

失语症类型	临床表现	病变部位
Broca 失语 （运动性失语症）	自发说话不流利，语量较少，言语产生困难或不能言语，语法词汇缺乏，常有释义障碍、错语和韵律障碍的表现，但理解能力相对正常	左额下回的后部

续表

失语症类型	临床表现	病变部位
Wernicke 失语 (感觉性失语)	经常出现语言障碍、发音错误和韵律问题,但理解能力相对正常。患者的听力和阅读理解能力受损。患者虽然口语流利,但内容空洞,实词不足,语法紊乱。同时,患者存在严重的重复障碍,命名中出现大量错词和生词,属于语义命名无能和书写异常	左颞上回后部
命名性失语 (健忘性失语)	以不能命名为主要症状,而言语的其他方面则保留比较完整	左颞顶枕结合处
完全性失语	由脑损伤引起的最严重的失语症之一,在临床上很难治疗,而且通常反应不佳。表现为所有语言模式(听、说、读、写、算等)严重受损	左额顶颞叶
传导性失语	自发言语,口齿流利,但找词困难、谈话中断、错语等表现突出,复述障碍	左深部白质的弓状束及缘上回
分水岭区 失语综合征	该综合征主要包括运动性失语(经皮质)、感觉性失语(经皮质)和混合性失语(经皮质)三种类型。与其他失语症不同,复述的相对保留是该综合征主要特征	优势半球分水岭区

改编自:张玉梅,王拥军,周筠,等.失语症类型与病变部位之间关系的临床研究[J].中国康复医学杂志,2005(5):352-353.

(三)构音障碍

构音障碍是指以呼吸、共鸣、发声、音调与韵律等方面的异常为主要表现的一种运动性言语障碍,常发生于神经及运动系统疾病后。构音障碍包括广义上的构音障碍和狭义层面的构音障碍两个方面。

广义上的构音障碍包括:①器质性,如唇腭裂(先天性)、舌系带短(先天性)、巨舌症(先天性)等;②功能性,不存在构音器官和运动机能异常,患者常常听力是正常的,但仍存在说话不清晰;③运动性构音障碍,患者会出现呼吸、共鸣、发声、音调和韵律等方面的异常。构音障碍是由于神经系统疾病引起的与构音相关的肌肉麻痹、肌张力异常和运动不协调导致的。患者往往有正常的听和理解能力,但口语表达却不能正常地进行。临床上常见的类型见表 8-6-2。

表 8-6-2　构音障碍常见类型及原因

运动性构音障碍常见类型	发生病因
弛缓性构音障碍	下运动神经元损伤所致

续表

运动性构音障碍常见类型	发生病因
痉挛性构音障碍	上运动神经元损伤所致
运动失调性构音障碍	由于小脑或脑干内部传导束的损伤,导致控制关节肌肉运动范围和方向的能力降低
运动过少性构音障碍	锥体外系统病变所致
运动过多性构音障碍	锥体外系病变所致
混合性构音障碍	上下运动神经元病变所致

改编自:段林茹,郑洁皎,陈秀恩,等.构音障碍治疗的研究进展[J].中国康复,2015,30(3):229-232;朱守娟,屈云,刘珂.运动性构音障碍的评估进展[J].中国康复医学杂志,2012,27(1):92-95.

造成构音障碍的原发疾病常见于脑部的疾病(如脑卒中、多发性硬化性疾病、脑外伤、帕金森病、脑肿瘤等)。因为构音障碍的病理基础是运动障碍,所以构音障碍也称为运动性构音障碍,即所谓狭义层面的构音障碍。

四、无机械通气患者的言语功能障碍评定

言语障碍可表现在多方面,包括发声、语音连接、语音流程、语速、词义表达及口语能力、非语言交流能力。目前,临床上康复医师及治疗师对语言功能障碍的评定通常采用量表法。

(一)评定程序

评定程序主要包括两个部分:一般检查与专项检查。

1. 一般检查

在进行言语功能评定前,应该根据患者的病史、病历资料等基础资料对患者是否有言语障碍以及言语障碍的性质、程度和类型等问题做出初步判断,包括患者的现病史、既往疾病史、个人生活史、家族史、影像学检查(病灶体积、病灶部位)等。

2. 专项检查

可事先将所要检查的项目总结归纳后编成筛查测试表。然后依靠有经验的康复医生或治疗师对患者的呼吸、共鸣、发声器官和构音器官的功能通过筛查测试表以"提问—回答"的方式进行评分,初步判断患者病情严重程度。

(1)活动观察:呼吸是否规则而不费力,能否主动发声,音量是否够大,有无鼻音过重现象,说话时舌头、双唇、下颌动作是否灵活、敏捷、协调一致,等等。

(2)语言理解观察:患者能否对声源进行正确的反应,对日常常见物品及自己的身体部位能否正常指认,对物品能否正确分类等。

(3)口语表达观察:能否模仿声音或语言、能否说出物品名称、能否够复读短语、能否用短句回答问题或表达需求等。

(4)阅读观察：能否辨认自己的姓名、符号，能否读出短句等。

(5)书写观察：能否写自己的名字，能否正确听写数字等。

通过对患者进行多方面(听、说、读、写)测试，确定言语障碍的类型、性质和程度，为制订最佳康复治疗方案提供有利依据，为临床康复提供精准的策略。

(二)评定环境

治疗室应保持清静、采光柔和，场地面积相对充分，配备的座椅或治疗床要求舒适。

(三)评定方法

1. 失语症的评定

在临床实践中，失语症的评定通常包括四个维度：流利度、听力理解、重复和命名。目前，国内外学者认为，听觉系统通过反馈在信息处理和语言控制等方面发挥着重要作用。听、说、读、写相互促进，相互制约，是恢复其他语言功能的前提。对于失语症的检测，主要有三种方法：一是直接翻译应用国际上通用的失语症评定方法；二是应用失语症量表，其设计思路和原则借鉴国外失语症检查方法；三是计算机辅助评定失语症检查方法。专业评定量表可以对言语功能康复的临床实践起到指导作用，为后续的失语康复提供规范和依据。

(1)波士顿诊断性失语检查(Boston diagnostic aphasia examination，BDAE)：是母语为英语的国家最常用的系统评定量表(1972年首次发布)。此外，许多非英语国家根据母语的特点和学习目的，设计了符合本国语言和文化习惯的失语测试。例如，希腊和葡萄牙开发了希腊语和葡萄牙语量表，许多研究都已经表明这些量表在临床有非常好的应用前景。BDAE包括5个主要项目，即自然语言、听觉理解、口头表达、理解和写作(共27个子测试)。它允许对各种语言障碍进行详细和全面的测试，包括口头和非口头语言。通过对患者语言交流水平的定量和定性分析，还可以进一步确定失语症的严重程度和分类。但是，这种测试的主要缺点是测试时间长(2~3 h)和评分困难。

(2)西方失语症成套测验(western aphasia battery，WAB)：以波士顿失语成套测验为基础(1982年开发)，受民族和文化背景的影响较小，在世界范围内得到广泛应用。研究表明该量表具有较高的内部一致性、良好的重测信度和效度，可以对失语症进行分类。定量分析可以反映失语的严重程度，是检查失语的一种不错的方法。较低的分数表示更严重的功能紊乱。WAB与BDAE一样，可评定语言和非语言功能。此外，失语测试结果还可以计算出失语商数(aphasia quotient，AQ)、操作商数(performance quotient，PQ)和皮质商数(cortical quotient，CQ)。AQ是四个主要测试领域的加权组合，包括自发语言、听力理解功能、重复功能和命名功能。可作为判断失语症患者口腔缺损严重程度的功能指标。虽然此量表看似比波士顿量表简单，但执行起来更复杂，并且在需要快速评定和治疗的临床工作中可能不实用。

(3)标记测验(token test)：该测试专为轻度语言障碍(或根本没有失语症)的患者设计。它可用于检测成人、青少年和儿童的语言功能障碍。这种方法在西班牙和许多拉丁美洲国家被广泛使用。标记测验可能是目前使用最广泛的检测失语症患者口语理解轻度障碍的工具。对于有轻度或潜在理解障碍的患者来说,这是一项敏感的测试。测试结果真实可靠,可以区分失语症和非失语症,以及失语症的严重程度,无论其临床类型如何。

(4)日本标准失语症检查(standard language test of aphasia, SLTA):该检查由日本失语症研究会设计,具有多图选一的设计方法,避免了考官对考试内容不熟悉而造成的误差,对患者测试后的康复训练具有指导价值。

(5)双语失语检查法:可对双语患者进行言语功能评定,但不能对失语类型进行分类。

(6)明尼苏达失语鉴别诊断:该检查法可用于失语的判断及分类,但完成测试平均需要 3 h 左右,且使用的指导语不明确。失语症的分类与现在的分类方式并不一致,所以在国际上使用得比较少。

(7)汉语失语成套测验(aphasia battery of Chinese, ABC):它是基于 WAB 设计出来的,是临床实践中使用最广泛的失语症评定量表之一。ABC 适用于不同年龄、性别、利手和文化程度的失语症患者。检查内容主要包括会话、理解、复述、命名、阅读、写作 6 项语言功能和结构与视觉空间功能、运用与计算、失语症总结 3 项非语言功能(表 8-6-3)。完成本次测试的所有考试项目大约需要 1 h。统一测试内容和失语分类标准,让不同的考官得到相同的结果,重复性较好。由于国内的文化背景的因素,相对于其他国外的失语测试而言,该测试编制的关于写作和阅读部分较少,需要研究者自行设计和补充该部分的测试内容。总体而言,该测试具有良好的信度和效度,可用于失语症的诊断分类和严重程度分级。同时,测试有足够的项目来消除因测试时间不同而导致的时间变异性。在计分方面该测验某些部分较为复杂,如对于口语流利则需从语量、语调语法等多方面进行 3级评分,因此需要对参与评定的康复医师及治疗师进行严格的培训。并且,ABC 失语法需计算失语商,该计算方法也较为复杂。由于测试耗费时间长,还需要神经学家或训练有素的语言和语言病理学家进行测试,在需要快速评定和治疗的急性环境中可能不实用。

表 8-6-3　汉语失语症检查表(ABC 法)

口语表达							听理解			阅读					书写			
信息量	流利性	系列语言	复述	命名			是/否题	听辨认	口头指令	字画匹配		读指令执行		填空	姓名地址	抄写	听写	系列书写
				词命名	反应命名	颜色命名				朗读	理解	朗读	理解					

(8)汉语标准失语症检查：又称中国康复研究中心汉语标准失语症检查量表（Chinese rehabilitation research center standard aphasia examination，CRRCAE），是中国康复研究中心听力语言科的工作人员参照日本标准失语症检查（SLTA）设计而成。该评定量表是根据汉语词语的习惯和规律编制的，适合我国的汉语语言环境。从检查范围来看，CRRCAE 只适用于成人失语症的检查，儿童获得性失语不能用该量表进行评价。CRRCAE 考试包括患者的一般情况，以及听力、复述、阅读、口语、抄写、描述、听写和计算 9 个项目，共 30 个小项。完成全部测试项目用时约 1.5 h。采用简单合理的 6 级评分标准进行评分。在记录 CRRCAE 检测结果时，将检测结果绘制成曲线，根据可视化曲线判断不同时期的情况和治疗效果，为进一步的康复治疗提供科学依据。由于考试中的语言形式由易到难，考试结果与失语程度密切相关，因此可根据评价结果初步判断失语的严重程度。CRRCEA 总分能够更好地反映失语的严重程度，在失语患者的临床和言语康复中可以作为准确评价失语严重程度的量化指标，指导治疗。但 CRRCAE 不能诊断失语症的具体分类，也没有进行非语言功能检查，因此内容不全面，结构也比较简单。

(9)汉语语法量表（Chinese agrammatism battery，CAB）：该量表是国内学者根据汉语语法特点、文化背景和语法习惯开发的，具有良好的信度和效度，可以评定患者的语法缺陷程度。在量表标准化过程中，结果表明被试者的受教育程度对测验结果有一定的影响，因此评价结果与受教育程度密切相关。

(10)失语症的相关计算机辅助评定：目前国内开发的计算机辅助汉语失语测评软件有失语电脑测评系统、语言障碍诊疗仪 ZM2.1、语言认知训练测评系统 OTSoft 等。由于神经心理量表的测试常采用人与人对话的方式，费时费力，测试结果容易受到评价者主观观念的影响。而智能诊断采用人机对话方式，可以避免这种影响，同时可以很好地缓解目前我国言语治疗师短缺的问题。目前，语言障碍诊疗仪 ZM2.1 在国内得到广泛应用。该方法通过选择各种相关失语量表的敏感指标，结合中文和计算机的特点，实现病历管理检测评定—残余功能出院—康复建议—康复实施。检测时间方面，正常人完成检测大约需要 11 min，有语言障碍的人大约需要 25 min。总的来说，该系统具有客观、严谨、检测全面、操作方便等特点。但该系统在听力理解、计算和写作等方面存在一些缺陷，精细评价函数诊断不全面，还需要进一步修改和完善。

2. 构音障碍的评定

(1)呼吸功能评定：

呼吸道中的气流是发声的动力源。产生和维持稳定的声门下压力是呼吸系统的主要目标。为了产生清晰的语音，必须有效且精确地移动气流中的喉部、腭咽部和口面部结构。一般谈话响度的声门下压力范围为 5～10 cmH_2O，远小于最大呼气压力。6 岁儿童的最大呼气压力为 50 cmH_2O，成人为 120 cmH_2O。如果患者的呼吸系统能产生 5 cmH_2O 的声门下压力 5 s，则认为发音所需的呼吸功能在正常范围内。目前，临床对患者呼吸功能的评价主要包括：声门下压、肺活量、肺容积、发声时的呼吸控制等。声门下压力可以在患者发声时用压力传感器测量，也可以在患者不发声时用 U 型管压力计和泄漏管测量。肺活量和肺容积可以使用传统的肺活量计或几个电子传感器来测量。呼吸控制可以通过吸气试验来评定,即要求患者吸入最大吸气量的 50％后,以说话时最慢的速度呼气,评定患者控制气流的能力,测量 s/z 比率、最长发声持续时间(maximum phonation time,MPT)和最大计数能力(maximum counting ability,MCA),详见表 8-6-4。一般来说,呼吸功能的评定包括传统的肺功能测试和空气动力学评定。

表 8-6-4 呼吸功能评定

评定内容	评定方式
s/z 比值	患者在深吸气后,屏住呼吸,然后分别持续发/s/音和/z/音(英语发音),分别测量时间,并求得两者最长发音时间的比值。其正常值约等于1,且理论上不受性别及年龄的影响
最长发声持续时间(MPT)	患者深吸气后屏住呼吸,然后测量连续发 5 次单元音/Q/的最大持续时间
最大计数能力(MCA)	患者在深深吸气后,屏住呼吸,然后一口气连续说阿拉伯数字 1 或 5 的最长持续时间,记录该时间

改编自:黄昭鸣,万萍,王衍龙.言语呼吸疾病的定量评估及矫治对策[J].中国听力语言康复科学杂志,2004(5):23-25.

(2)发声功能评定:

发声功能的评定可分为主观评定和客观评定两部分。

目前,主观评价部分主要包括患者自我评价和康复医师/治疗师主观评价两部分。患者管理的测试包括 20 个问题,要求患者如实回答(如果患者太年轻或无法理解问题,则不进行这部分测试)。康复医师/治疗师主观评定还包括两部分:语音质量的一般描述和听觉感知评定的 GRBAS(grade,roughness,breathiness,asthenia,strain)描述。前者要求康复医师/治疗师根据自己的感受描述患者语音质量的一般情况(要求康复医师/治疗师根据对患者声音的主观听觉感受来评价其语音质量)。

(3)构音功能评定:

构音运动功能评定可以分成两个部分,分别是主观评定和客观评定。

构音障碍的主观评定是指康复医师及治疗师对构音器官结构和运动功能的主观评定结果,该结果主要反映构音器官结构和运动功能是否异常。我国较为常用的评价方法主要有两种。一种是中国康复研究中心构音障碍检查法,该方法对构音障碍进行了分类及严重程度的定性诊断,主要目的是找出错误的构音及错误构音的特点,该结果对于构音障碍患者的康复训练方案制订具有明确的指导作用(表 8-6-5)。河北省人民医院构音障碍评定法(表 8-6-6)是另一种评价方式,该方式是根据 Frenchay 构音障碍评价法(Frenchay dysarthria assessment,FDA)改编的。该量表十分细致,评定完成后可清晰地明确患者的构音障碍类型,发现哪些功能受损及受损程度如何,且能够横向比较和分析疗效。

表 8-6-5　构音器官结构与运动功能主观评定表

项目	结构	运动功能
下颌		
唇部		
舌部		
牙齿		
硬腭		
软腭悬雍垂		

注:器官结构和运动功能的主观评定用于记录器官结构和运动功能的观察结果。如果结构和功能正常,则在相应的栏目中打上特殊记号。如有异常,应根据表 8-6-6 提供的内容检查描述。

改编自:庞子建,刘恒鑫,高立群.成人运动性构音障碍言语清晰度评估的研究进展[J].中国康复理论与实践,2019,25(2):140-145.

构音障碍的客观评定部分(表 8-6-7)包括两个分项:①口腔轮替运动速率(DR)的测量:该测量可以反映舌头的运动状态和口腔肌肉的协调水平。衡量标准是每 4 s 患者可以发出的最多的音节总数。例如,每 4 s 能快速发出音节/pata/的总数就是口腔轮替运动/pata/的速率,这里计为 DR(pata)。这些指标对发音能力的评价和训练具有重要意义,是衡量言语清晰度的重要指标。②客观测量参数:主要包括下颌距测量(反映说话过程中下颌的运动能力)、舌距测量(反映说话时舌头的运动能力)和舌域图测量(反映下颌和舌的协调运动能力)这三个方面的指标。测试的环境需要注意:控制噪声在 40 分贝以内,并且在实验工具上采用单向麦克风采集患者的声音数据。

(4)共鸣腔评定:

目前,构音障碍的临床评价还包括共振功能这一重要评价指标。人体的共鸣器官包括鼻及鼻旁窦、口咽腔、咽喉及喉腔、胸及胸腔等。我们的声道是一个一端封闭、另一端开放的闭管共鸣器官。在声带上方,声道延伸到口腔的喇叭状共鸣腔。声道在语音产生的共鸣中起着最大的作用。声道具有多变性和复杂性,其腔壁的大小、形状和硬度都会影响共鸣效果。比如鼻咽癌放疗等,会影响肌肉的硬度,从而引起声音的变化。如果只发喉音,只能发出单调的音高,但经过泛音的共鸣作用后,声音会变得饱满悦耳。因此,口腔和喉腔也称为可调共鸣腔。在发声过程中,共鸣腔的共鸣支配着元音的发音。组织结构的任何异常运动都可能引起声道的变化,从而导致共振功能异常,从而引起言语功能障碍。

自然语音期间喉部和声道的共变与两个声学参数相关:基频和共振峰频率。与元音最相关的声学参数是第一共振峰和第二共振峰。第一或第二共振峰频率的变化会导致声道的三维结构发生变化,从而导致发音发生变化,这些变化是由发音器官的运动功能的改变和发音器官的运动引起的。评价时,应该让患者选择舒适自然的体位,试验环境的噪声应控制在 45 分贝以内。

表 8-6-6　改良的 Frenchay 构音障碍总结表

损伤严重程度	反射			呼吸		唇			颌		软腭			喉				舌						言语			
	咳嗽	吞咽	流涎	静止状态	言语时	外展	闭唇	交替发音	静止状态	言语时	流涎	抬高	言语时	发音时间	音高	音量	言语时	静止状态	伸出	抬高	两侧运动	交替发音	言语时	读字	读句	会话	速度
a																											
b																											
c																											
d																											

注:a 表示正常,由 b 到 d 损伤严重程度逐级加深,d 表示严重损伤。

改编自:BLOCH S, WILKINSON R. Acquired dysarthria in conversation: identifying sources of understandability problems[J]. Int J Lang Commun Disord, 2009, 44(5):769-783.

表 8-6-7　构音器官结构与运动功能客观评定表

日期	DR(pa)	DR(ta)	DR(ka)	DR(pata)	DR(paka)	DR(kata)	DR(pataka)	下颌距	舌距	舌域图	解释

注:测试时,先让患者深呼吸,然后一口气连续发音指定的音节,持续 4 s,音调和音量适中,每个音节必须完整。要求患者尽可能快地发音,康复医师及治疗师记录发音过程,以便在回放时仔细判断患者每 4 s 发出的音节数。每个特定音节测量两次,取较大的值作为口腔轮替运动速率(DR)。

改编自:黄昭鸣,万勤,张蕾,等.试论言语功能评定的标准及方法[J].中国听力语言康复科学杂志,2007(5):35-38.

（5）发声器官功能评定：

发声器官功能评定即康复医师及治疗师对喉的功能进行评定。说话的过程中，声带可以在适当的呼气气流的作用下产生振动，该过程产生的声音即基音（人类进行言语交流的基础）。因此，位于喉部的声带是发声的一个主要器官。在言语产生的过程中，喉部通过声门的大小和刚度变化来产生各种元音和辅音。喉部是言语产生机制的重要组成部分，而声带的神经、肌肉和关节异常引起的声带无力和声带质量改变，包括中枢神经系统（尤其是双侧的皮质—脊髓束和基底神经节等）和外周神经（尤其是迷走神经）受损，都会导致发声功能出现障碍。发声器官的评定也可以分为主观感知评定和客观评定两个部分。

发声器官的主观感受评价：大部分可以通过音调变化、响度大小、音质、语音清晰度等指标来主观评价，包括患者自身的感受以及康复医师/治疗师的感受。

发声器官的客观评定：康复医师和治疗师对喉功能进行仪器评定的主要目的是评定患者喉部的生理功能，客观评价包括声音的客观物理声学分析、电子声门图、喉空气动力学、喉肌电图、喉镜等。

①电声门图：是研究声带振动、测量声音发出时声门接触面积变化的方法。声带接触时的电流高于声门打开时的电流。声带振动时声门的电阻抗发生变化，由电极片测量，使表面电流发生变化。

②喉肌电图：是测量喉部肌肉及其支配的神经肌电活动的重要检查方法。通过检测喉部发声、呼吸、吞咽等不同生理活动时喉后部肌肉的电生理活动，判断喉部神经肌肉的功能状态，为喉运动性发声障碍的诊断、治疗及预后提供科学依据。

③喉镜检查：临床上的喉镜检查分类见表8-6-8。

表 8-6-8 喉镜检查分类表

喉镜类型	优点	缺点
间接喉镜	患者痛苦较小	视野不够清晰，分辨率低
纤维喉镜	操作简单，对喉体刺激小，患者痛苦小	图像容易失真变形，颜色保真度低
电子喉镜	能直接观察到患者的喉部、共鸣腔和发声器官的具体情况	患者存在一定的痛苦，还会诱发恶心，呕吐等症状
直管放大喉镜	直观地了解发声器官的生理及病理状态	患者存在一定的痛苦
动态频闪喉镜	唯一能直接观察到声带黏膜波移动方式的一种检查方式，该方法在检查的时候可以提供清晰的数字与画面，较纤维喉镜提高了自动调焦的功能	患者存在一定的痛苦

（6）语音功能评定：

当患者在言语的过程中出现声母遗漏或错构等现象时，应进一步明确其构音异常的问题所在及所属类型。临床上，康复医师及治疗师可以通过构音语音能力评定词表来全面地了解患者的构音语音能力。构音语音能力评定词表由 21 个声母、13 个韵母和 4 个声调组成，一共包含 50 个单音节词。每一个词都有其相应配套的图片。

（7）社会心理评定：

众所周知，言语功能障碍会对患者的社会心理造成影响。由于无法与别人进行正常沟通和交流，患者常常无法正常地进行社会交往行为。因此，需重视对重症言语功能障碍患者的社会心理状态评定。患者的社会心理状态评定结果也将显著影响到康复医师、治疗师对患者预后的判断以及治疗方法的选择。然而，目前国际上尚无专门用于评定构音障碍患者社会心理状态的专用评定方法，因此主要还是采用常规的社会心理评定方式进行评定。

五、机械通气患者的言语功能障碍评定

机械通气的存在使得重症患者的有效沟通能力下降。许多认知功能完整且无喉或咽功能障碍的机械通气患者可以恢复声音。说话的能力对于改善机械通气患者的生活质量非常重要。对于自主呼吸或依赖呼吸机的患者，使用说话瓣膜可促进其说话。对于依赖机械通气进行呼吸支持（如气管切开、气管插管等）的患者，可采用能够辅助说话的气管切开管，带说话瓣膜的放气式套囊技术，或不带说话瓣膜的放气式套囊技术，以达到功能性使用声门的目的，促使自主呼吸的患者能发声说话。

在重症监护室，用于气管切开术患者的说话瓣膜，也称为语音阀，由 Toremalm 于 1967 年首次引入。目前世界上最常用的说话瓣膜是 Passy 等人改进的 Passy-Muir 吞咽说话瓣膜（PMV）。说话瓣膜一般由硅胶制成，本质上是安装在气管插管入口处的单向闭合通气阀。当患者吸气时，阀门打开，呼吸机或外部气流通过阀门的开口进入气道，完成吸气功能。当患者呼气时，说话瓣膜的阀门将关闭，通过上呼吸道从气管导管和气管空间呼出空气。说话瓣膜最初用于改善气管切开患者的吞咽和说话。根据说话瓣膜的工作原理，患者戴上说话瓣膜后的吸气过程并没有改变，但在呼气时，不再通过气管插管，而是通过气管插管之间的间隙通过上气道呼气。通过声带将空气排出口鼻，使患者声门下压力重塑，从而使上气道气流得以恢复，喉部感觉得以改善，声门闭合反射与咳嗽反射得以重建，咽内压力得以恢复，患者可以恢复发声、说话、吞咽功能，减少漏吸、误吸等危险。说话瓣膜可作为切开闭塞过程的过渡方法，供不能耐受全气管切开闭塞或切开气管后长时间无法拔管者使用。然而，不同瓣膜固有的阻力是存在差异的，这些差异可能会影响患者对瓣膜的耐受性，从而影响到选择和使用瓣膜的能力。

（一）生理参数

患者佩戴说话瓣膜前，康复医师及康复治疗师可先用说话瓣膜评价表进行评定，评定后明确患者是否可以佩戴说话瓣膜及每次佩戴的总时间，根据患者的实际情况书写说话

瓣膜评定建议书并加以运用。呼吸道中的分泌物一定要在患者佩戴前彻底清除干净,必要时可用吸痰机辅助清除。事先向患者及其家属做好充分的解释工作,包括说话瓣膜的作用机理、使用过程中可能出现的问题和产生的原因等等。使用过程中,应根据患者的佩戴耐受度,循序渐进地增加佩戴时间。一般来说,患者首次佩戴时间不超过 30 min,之后可逐步延长,最终患者除了睡觉时间外,说话瓣膜可一直戴着。此外,对患者的表情、血氧饱和度、脉搏、呼吸、主观反应等情况,在使用说话瓣膜时也要注意加强观察和监护。为了避免不适应而出现不良反应,使用前和使用后需要监测的生理病理学参数如表 8-6-9,并做好充分的记录。

表 8-6-9　说话瓣膜佩戴监测表

生理参数	佩戴前	佩戴中	佩戴后
心率(hearth rate,HR)			
呼吸频率(respiratory rate,RR)			
血氧饱和度(oxygen saturation,SO_2)			
动脉血氧分压(arterial partial pressure of oxygen,PaO_2)			
呼气末二氧化碳浓度(fractional concentration of end-tidal carbon dioxide,$FetCO_2$)			
二氧化碳分压(partial pressure of carbon dioxide,PCO_2)			

改编自:HESS D R.Facilitating speech in the patient with a tracheostomy[J].Respiratory Care,2005,50(4):519-525.

(二)发声能力

选择发音参数对患者的语音轮廓进行评定(表 8-6-10)。

表 8-6-10　语音轮廓表

语音轮廓	
语气	假声
	全声
发音类型	刺耳
	微响
	嘶哑
音调	平均
	音阈
	变异性

续表

响度	平均
	音域
	变异性

呼吸支持
声音连续性

改编自：PELL M D.Recognition of prosody following unilateral brain lesion：influence of functional and structural attributes of prosodic contours[J].Neuropsychologia，1998，36(8)：701-715.

(三)语言清晰度

采用语言清晰度测试(speech intelligibility test，SIT)评定佩戴说话瓣膜后患者理解复杂句子的能力。

(四)生活质量评定

目前国内外已有许多研究表明，使用说话瓣膜能提高重症患者的生活质量，提高活动能力，促进身心健康状况改善。可以使用生存质量量表(SF-36)对生活质量进行评价，主要评价的内容包括情感健康、社会功能、躯体功能、心理健康等维度，每个维度满分为100分，将所有维度得分相加，所得分值除以维度总数，所得平均分为生活质量评分，该量表的总体得分越高，则说明患者的生活质量情况越好(表8-6-11)。也可采用语音相关的生活质量评分、机械通气患者的生活质量评分等。

表 8-6-11　SF-36 生存质量量表

1. 总的来讲，您的健康状况是：①非常好 ②很好 ③好 ④一般 ⑤差（权重或得分依次为 5、4、3、2、1）

2. 跟 1 年以前比您觉得自己的健康状况是：
①比 1 年前好多了　②比 1 年前好一些　③跟 1 年前差不多　④比 1 年前差一些　⑤比 1 年前差多了（权重或得分依次为 5、4、3、2、1）

3. 健康和日常活动：以下这些问题都与日常活动有关。您的健康状况是否限制了这些活动？如果限制，程度如何？

在过去一个月里	有很多限制	有点限制	根本没限制
①重体力活动(如跑步、举重物、剧烈运动等)			
②适度活动(如移动桌子、扫地、做操等)			
③手提日杂用品(如买菜、购物等)			
④上多层楼梯			
⑤上一层楼梯			
⑥弯腰、屈膝、下蹲			

续表

⑦步行 1500 m 左右的路程			
⑧步行 800 m 左右的路程			
⑨步行约 100 m 的路程			
⑩自己洗澡、穿衣			

4. 在过去 4 周里,您的工作和日常活动有没有因为身体健康的原因而出现以下问题?

(1)减少了工作或其他活动时间:①是　②不是(权重或得分依次为 1、2;下同)

(2)本来想要做的事情只能完成一部分:①是　②不是

(3)想要干的工作或活动种类受到限制:①是　②不是

(4)完成工作或其他活动困难增多(比如需要额外的努力):①是　②不是

5. 在过去 4 个星期里,您的工作和日常活动有无因为情绪的原因(如压抑或忧虑)而出现以下这些问题?

(1)减少了工作或其他活动时间:①是　②不是(权重或得分依次为 1、2;下同)

(2)本来想要做的事情只能完成一部分:①是　②不是

(3)想要干的工作或活动种类受到限制:①是　②不是

6. 在过去 4 个星期里,您的健康或情绪不好在多大程度上影响了您与家人、朋友、邻居或集体的正常社会交往?

①完全没有影响　②有一点影响　③中等影响　④影响很大　⑤影响非常大

(权重或得分依次为 5、4、3、2、1)

7. 在过去 4 个星期里,您有身体疼痛吗?

①完全没有疼痛　②有很轻微的疼痛　③有轻微疼痛　④中等疼痛　⑤严重疼痛　⑥很严重的疼痛

(权重或得分依次为 6、5.4、4.2、3.1、2.2、1)

8. 在过去 4 个星期里,您的身体疼痛影响了您的工作和家务吗?

①完全没有影响　②有一点影响　③中等影响　④影响很大　⑤影响非常大

(如果 7 无 8 无,权重或得分依次为 6、4.75、3.5、2.25、1.0;如果为 7 有 8 无,则为 5、4、3、2、1)

9. 以下这些问题有关过去的 1 个月里您的感觉如何以及您的情况如何,对每一问题,请选择最接近您感觉的那个答案

在过去 1 个月里	所有的时间	大部分时间	比较多时间	一部分时间	小部分时间	没有此感觉
①您觉得生活充实吗?						
②您是一个精神紧张的人吗?						
③您感到垂头丧气,什么事都不能使您振作起来吗?						
④您觉得平静吗?						
⑤您精力充沛吗?						

⑥您情绪低落吗？				
⑦您筋疲力尽吗？				
⑧您是个快乐的人吗？				
⑨您觉得疲劳吗？				
⑩您的健康限制了您的社交活动(如走亲访友)吗？				

10.总体健康情况:请阅读下列每一句话,选出最符合您情况的答案

	绝对正确	大部分正确	不能肯定	大部分错误	绝对错误
①我好像比别人容易生病					
②我认为我的健康状况在变坏					
③我的健康状况非常好					

性别： 年龄：

计分方法：

换算得分＝(实际得分－该方面的可能最低分)÷(该方面的可能最高分－可能最低分)×100

改编自:陈晶晶,罗莎,韩亮,等.小组治疗对卒中后失语症交流能力与生存质量的影响[J].中国老年保健医学,2019,17(5):21-24.

❋ 综合测试题

1. 感觉性失语的主要言语特征(　　　)

A.理解障碍重于表达障碍　　　　　　B.表达障碍重于理解障碍

C.非流畅性自发言语　　　　　　　　D.电报式言语

E.自发性找词困难

2. 目前国内常用的失语检查法为(　　　)

A.西方失语检查表　　　　　　　　　B.波士顿失语检查法

C.汉语失语检查法　　　　　　　　　D.双语和多语失语检查

E.Wechsler智力表

3. 以下哪一项不是重症患者言语功能障碍产生的原因(　　　)

A.消化系统受累　　B.神经系统损伤　　C.气管切开或插管　　D.呼吸方式异常

E.心理和精神异常

4. 发声器官客观评定不包括以下哪一项(　　　)

A.嗓音客观物理声学分析　　　　　　B.电声门图

C.喉的气流动力学　　　　　　　　　D.喉肌电图

E.声带气流量

5. 不能鉴别完全性失语、Broca 失语、混合性失语的要点是(　　　)

A.听理解的水平　　　B.口语表达　　　　　C.言语的流利度　　　D.阅读能力

E.书写能力

❋ 参考答案

1. A　2. C　3. A　4. E　5. C

（陈建敏编，张惠东审定）

第七节　神经精神评定

【重点难点】

(1)重点:掌握重症患者谵妄状态评定。

(2)难点:熟悉重症患者躁动评定、认知评定。了解重症患者睡眠障碍评定。

一、概述

患者在重症监护室(intensive care unit,ICU)住院期间发生的或者在住 ICU 之前已经发生,且在 ICU 住院期间持续存在的精神障碍称为 ICU 患者精神障碍,表现为意识障碍、睡眠障碍、情绪异常和行为紊乱等。危重症患者因身体和精神受到重大打击,即使在脱离危、急、重的情况之后仍容易发生重大创伤后应激障碍。重症患者的神经精神评定主要包括如下几个方面的内容:ICU 谵妄的评定、镇静和躁动的评定、认知功能评定、睡眠状态评定等。

二、谵妄评定

(一)谵妄的定义和分型

谵妄(delirium)是一种急性、可逆性精神障碍综合征,其特征是精神状态的急性变化和波动。谵妄主要的临床表现为注意力容易发生转移、意识不清、躁动不安、思维逻辑混乱、感觉异常(听幻觉、视幻觉等)和睡眠—觉醒周期障碍、行为改变(活动过度或活动减少)和情绪异常波动,其核心症状是注意力障碍。按临床特征分型,谵妄可分为活动增多型、活动减少型和混合型 3 种。

(二)ICU 患者谵妄的特点

ICU 患者最常见的精神障碍是发生谵妄。分型上单纯表现为活动减少型的仅占所有 ICU 谵妄的 1.6%,而绝大多数的患者表现为活动增多型或混合性谵妄。临床表现为意识模糊,思维混乱,无法准确判断人物、时间、方向、地点,出现精神、感觉、行为的障碍,如出现视、听幻觉和语言功能障碍,自主神经功能障碍如出汗多、体温升高、脉细速、瞳孔扩大等。

谵妄多见于某些特定患者,如艾滋病、癌症、危重症、术后及晚期患者。发生谵妄是使住院患者住院费用增高的独立危险因素。重症监护病房患者发生谵妄会造成其死亡率增高、住院时间延长等不良后果。尤其是 ICU 机械通气患者神志不清的发生率高达 60%～80%,其再插管率是无谵妄患者的 3 倍。并且患者出院 3 个月后出现长期认知功能障碍的概率增加与 ICU 住院期间发生的长时期谵妄相关。

(三)谵妄评定方法

1. 意识模糊评定法

意识迷糊评定法(confusion assessment method,CAM)是一种应用广泛的谵妄评定工具,由 Inouye 等人于 1990 年提出。谵妄的诊断主要取决于四个特征:①病程急剧波动;②注意力障碍;③思维逻辑混乱;④意识水平发生变化。如果特征①和特征②都有,联合特征③或者特征④其中 1 项,就可以诊断为谵妄。CAM 量表(表 8-7-1)耗时短,易于理解和使用,并且它的灵敏度高、特异性好,在临床应用广泛。

表 8-7-1　意识模糊评定法(CAM)

特征	表现
①急性发病和病情波动性变化	与患者基础水平相比,是否有证据表明存在精神状态的急性变化
	在 1 天中,患者的(异常)行为是否存在波动性(症状时有时无或时轻时重)
②注意力不集中	患者注意力是否难以集中,如注意力容易被分散或不能跟上正在谈论的话题
③思维混乱	患者的思维是否混乱或者不连贯,如谈话主题分散或与谈话内容无关,思维不清晰或不合逻辑,或毫无征兆地从一个话题突然转到另一个话题
④意识水平的改变	患者当前的意识水平是否存在异常,如过度警觉(对环境刺激过度敏感、易惊吓)、嗜睡(瞌睡、易叫醒)或昏迷(不易叫醒)

评分标准:
谵妄诊断为特征①加②和特征③或④阳性为 CAM 阳性

表源:倪莹莹,王首红.神经重症康复中国专家共识(中)[J].中国康复医学杂志,2018,33(2):130-136.

2. ICU 谵妄诊断的意识状态评定法

针对重症监护室住院患者最常用的谵妄诊断工具之一是 ICU 谵妄诊断的意识状态

评定法(CAM-ICU)。CAM-ICU 量表是依靠通气呼吸支持的患者可使用的一种可靠的谵妄评价工具,是专供因病情危重、气管插管、使用镇静药物等无法进行沟通的患者使用的。相较于其他评定方法,其诊断结果具有可靠、有效的优点。CAM-ICU 量表评定应首先评价患者镇静水平,通常先使用 Richmond 躁动-镇静评分(RASS)来评定。如果受试者已经处于深度镇静或无法醒来的状态则不能诊断为谵妄;如果患者能够被唤醒,则进行CAM-ICU 的下一步评定(见表 8-7-2)。

表 8-7-2 CAM-ICU 诊断流程

特征	表现	
①精神状态突然改变或波动(任一问题回答"是",该特征为阳性)	与患者基础水平相比,是否有证据表明存在精神状态的急性变化	
	与基础水平相比,患者的精神状态是否有突然变化 患者的精神状态(如 RASS 评分、GCS 评分或以往的谵妄评定)在过去的 24 h 内有无起伏波动	
②注意力不集中(错误≥3 个则该特征为阳性)	跟患者说:"我要给您读 10 个数字,任何时候当您听到数字'8',就捏一下我的手表示。"然后用正常的语调朗读下列数字,每个间隔 3 s 6 8 5 9 8 3 8 8 4 7 当读到数字"8"患者没有捏手或读到其他数字时患者做出捏手动作均计为错误	
③意识水平的改变	采用 RASS 标准,RASS 不为 0,该特征为阳性,停止,患者有谵妄;如 RASS 为 0,则该特征为阴性,进行下一项	
④思维无序(4 个问题,1 个指令,错误 2 根该特征即为阳性)	是否有证据表明患者不能正确回答以下 3 个及以上问题,或者不能遵从如下命令 问题(问题分 A、B 两套,连续测试时交替使用):	
	A 组问题: (1)石头会漂在水面上吗? (2)海里有鱼吗? (3)1 斤比 2 斤重吗? (4)你能用锤子钉钉子吗?	B 组问题: (1)树叶会漂在水面上吗? (2)海里有大象吗? (3)2 斤比 1 斤重吗? (4)你能用锤子劈开木头吗?
	对患者说:"举起这么多手指"(在患者面前举起 2 个手指),"现在用另一只手做同样的事"(不重复手指的数目)	

评分标准:
谵妄诊断为特征①加②和特征③或④阳性为 CAM-ICU 阳性,患者存在谵妄

表源:倪莹莹,王首红,宋为群,等.神经重症康复中国专家共识(中)[J].中国康复医学杂志,2018,33(2):130-136.

第一步:先使用 RASS 评定患者镇静深度,如果评分为－4 分或－5 分则停止谵妄评定,若评分≥－3 分则继续进行谵妄评定。

第二步：使用 CAM-ICU 评定患者有无发生谵妄。

如果评定患者的临床症状还达不到上述谵妄的诊断标准时，可以依照患者所发生的临床症状条目的数量来诊断是否为亚谵妄综合征。其中如果只有一个核心症状出现诊断为偶发的亚谵妄综合征；如果患者出现了两个核心症状，诊断为持续的亚谵妄综合征。

3. 4A 测试

此方法评价的条目一共包含 4 个 A 项目：①Alertness：警觉性的评定；②Abbreviated Mental Test-4（AMT-4）：简化版心理测试-4；③ Attention：注意力的评定；④ Acute Change or Fluctuating Course：病程的急性改变或者波动。

以下是具体的评价内容：

（1）评定人员观察被评定者的临床表现。0 分表示正常，4 分表示异常。

（2）要求被评定者准确地说出出生的日期、本人年龄、当时年份和所在地点。全部正确则计为 0 分，其中有 1 个错误则计为 1 分，如果＞1 个错误则计为 2 分。

（3）要求受试者使用倒序的方式背出 12 个月份（从 12 月开始背），根据受试者完成倒数月份的数量计分。如果能够准确倒数的月份数≥7 个则计为 0 分，如果能够准确倒数的月份＜7 个则计为 1 分，如果完全不能倒数或者无法理解则计为 2 分。

（4）根据被评定者的家属、照料者或病史回顾而获取患者的临床状况。完全正常计为 0 分，表现异常者计为 4 分。总的分值为 0～12 分，0 分代表完全正常，1～3 分提示存在认知功能障碍，≥4 分就提示受试者存在谵妄。

4. 重症监护谵妄筛查检查表

重症监护谵妄筛查检查表（intensive care delirium screening checklist，ICDSC）为 Bergeron 团队开发的谵妄检查工具，不仅可以诊断患者是否发生谵妄，并且能够对谵妄的严重程度进行判断，一共包括 8 个项目的内容，最高分 8 分。若患者的总分≥4 分则诊断为谵妄，1～3 分是亚临床谵妄，0 分是无谵妄（表 8-7-3）。

表 8-7-3　重症监护谵妄筛查检查表内容及评判标准（ICDSC）

1. 意识水平变化（如果评价为 A 或 B，则此期间暂停评价） A.患者无任何反应：0 分 B.患者对强化的和重复的刺激有反应：0 分 C.患者对轻或中等程度刺激有反应：1 分 D.患者正常清醒：0 分 E.患者对正常程度的刺激产生夸大的反应：1 分	0	1
2. 注意力不集中	0	1
3. 定向力障碍	0	1
4. 幻觉-幻想性精神病状态	0	1
5. 精神运动型激越或者阻滞	0	1
6. 不恰当的言语和情绪	0	1
7. 睡眠-觉醒周期失调	0	1

续表

8. 症状波动	0	1
总分(0~8 分)		

表源:中国成人 ICU 镇痛和镇静治疗指南[J].中华重症医学电子杂志(网络版),2018,4(2):90-113.

三、躁动评定

重症监护患者经常感到焦虑和躁动,ICU 患者躁动的发生率为 $50\%\sim70\%$,发生在入院时或入院后数天。躁动的原因有很多,戒断药物或酒精、谵妄或潜在的精神障碍是常见的致病因素,潜在的颅脑疾病(如颅脑外伤、脑炎和脑膜炎等)也会导致患者躁动和不安。ICU 的环境会加重患者的焦虑,因为患者被限制在一个陌生的环境中,面对陌生的面孔,痛苦和不愉快的刺激(如噪声、监视器警报和强光)会干扰和扰乱睡眠,从而加重焦虑。其他压力源可能包括经济方面的担忧、家庭方面的担忧或对严重疾病、康复和死亡有关的恐惧。

目前有许多工具可用于监测床边镇静水平,可用于跟踪镇静波动随时间的变化,并指导干预措施,以达到最佳镇静水平。评定镇静水平的理想工具应该是易于使用、易于解释并且准确可靠的。Richmond 躁动-镇静评分(Richmond agitation and sedation scale,RASS)、Ramsay 镇静量表(Ramsay sedation scale,RSS)、Riker 镇静-躁动评分(sedation-agitation scale,SAS)、肌肉活动评分法(motor activity assessment method,MAAS)等属主观镇静评分工具,客观的镇静评定工具有脑电双频指数(BIS)等。其中 RASS 和 SAS 为 ICU 成年患者最常用且真实可靠的镇静程度评定量表,可评定患者镇静的质量和程度,而 RSS 较少应用于临床。

(一)量表评定

1. Ramsay 镇静量表(RSS)

RSS 分为 6 个级别,分别反映清醒状态的 3 个级别和睡眠状态的 3 个级别(表 8-7-4),但是缺少区分不同镇静深度的特征性指标。

表 8-7-4　Ramsay 镇静量表(RSS)

分数	描述
1	焦虑、躁动不安
2	患者配合,有定向力、安静
3	患者对指令有反应
4	嗜睡,轻叩患者眉间、大声听觉刺激时患者反应敏捷
5	嗜睡,轻叩患者眉间、大声听觉刺激时患者反应迟钝
6	嗜睡,无任何反应

表源:中国成人 ICU 镇痛和镇静治疗指南[J].中华重症医学电子杂志(网络版),2018,4(2):90-113.

2. Riker 镇静躁动评分 (SAS)

SAS 量表可根据受试者 7 种不同的行为表现对其意识状态和躁动的程度进行评分,该评定工具是用于成年危重症患者可靠、有效的评价体系 (表 8-7-5)。

表 8-7-5　Riker 镇静和躁动评分 (SAS)

分值	定义	描述
7	危险躁动	拉拽气管内插管,试图拔除各种导管,翻越床栏,攻击医护人员,在床上辗转挣扎
6	非常躁动	需要保护性束缚并反复语言提示劝阻,咬气管插管
5	躁动	焦虑或身体躁动,经言语提示劝阻可安静
4	安静合作	安静,容易唤醒,服从指令
3	镇静	嗜睡,语言刺激或轻轻摇动可唤醒并能服从简单指令,但又迅即入睡
2	非常镇静	对躯体刺激有反应,不能交流及服从指令,有自主运动
1	不能唤醒	对恶性刺激无或仅有轻微反应,不能交流及服从指令

注:恶性刺激指的是吸痰或者用力按压患者眼眶处、胸骨处或者甲床 5 s。
表源:中国成人 ICU 镇痛和镇静治疗指南[J].中华重症医学电子杂志(网络版),2018,4(2):90-113.

3. Richmond 躁动-镇静评分 (RASS)

RASS 是具有心理测评性质的躁动与镇静评定方式(详见本章第一节)。

4. 肌肉活动评分法 (MAAS)

由 SAS 发展而来的 MAAS 依靠 7 个指标(表 8-7-6)评价患者面对外界刺激的行为反应,在 ICU 使用具有较高的安全性和可信度。

表 8-7-6　肌肉活动评分法 (MAAS)

分值	定义	描述
7	危险躁动	无外界刺激就有活动,不配合,拉扯气管插管及各种导管,在床上翻来覆去,攻击医务人员试图翻越床栏,不能按要求安静下来
6	躁动	无外界刺激就有活动,试图坐起或将肢体伸出床沿。不能始终服从指令(如能按要求躺下,但很快又坐起来或将肢体伸出床沿)
5	烦躁但能配合	无外界刺激就有活动,摆弄床单或插管,不能盖好被子,能服从指令
4	安静、配合	无外界刺激就有活动,有目的地整理床单或衣服,能服从指令
3	触摸、叫姓名有反应	可睁眼、抬眉,向刺激方向转头,触摸或大声叫名字时有肢体运动
2	仅对恶性刺激有反应	可睁眼抬眉向刺激方向转头,恶性刺激时有肢体运动
1	无反应	恶性刺激时无运动

表源:中国成人 ICU 镇痛和镇静治疗指南[J].中华重症医学电子杂志(网络版),2018,4(2):90-113.

(二)客观评定方法

除了床边镇静措施,其他客观地评定镇静深度的措施包括诱发电位、食道压力监测器、心率变异性监测器和脑电图评定。经过处理的脑电图,如脑电双频指数(bispectral index,BIS)监测,可以提高对识别脑缺氧、癫痫发作、脑耗氧和脑灌注变化的诊断价值。研究发现,BIS 的结果和 RASS 评价结果之间存在良好的一致性。但由于其易受肌电图的潜在干扰、危重疾病的病理生理改变、中心体温变化、儿茶酚胺、氯胺酮等的影响,应慎用。这种探测器的使用并不普遍,但它们可能在特定的患者群体中有用,如在疼痛性床边操作中出现神经肌肉阻滞的患者或在麻醉中需要深度镇静的患者。

四、认知功能评定

目前,谵妄是研究最深入的与 ICU 相关的认知障碍,但其仅仅是 ICU 患者认知功能障碍当中的一种,我们对患者认知功能障碍的认识仍然不足,上述的各种量表无法评定患者的整体认知功能,所以有待开发更加适用于重症患者的认知功能评定工具。

(一)量表评定

1. 简易精神状态检查量表

简易精神状态检查量表(mini mental states examination,MMSE)是一种临床和社区常见的用于筛查老年人认知障碍的评定工具,也是目前影响力较大的一种认知障碍评定方法(详见本章第五节)。但是它不适用于某些 ICU 患者,特别是气管切开或气管插管的患者,因为不能排除年龄、受教育程度、患病时间等相关因素的影响,而且其中部分测试项目需要语言交流。

2. 简短精神状态检查量表

简短精神状态检查量表(abbreviated mental status examination,AMSE)的评定内容主要包含 10 个方面,每一项得分是 0 分或者 1 分,回答正确获得 1 分,回答错误获得 0 分,总分是 10 分。受试者 8 分以上表示认知功能正常。该量表(表 8-7-7)十分简洁,在临床上使用十分方便,较相较于 MMSE,AMSE 更加适合于危急重症患者的认知功能初步筛查,AMSE 耗时短,一般评定人员在 5 min 左右即可完成。该量表与格拉斯哥昏迷量表(Glasgow coma scale,GCS)有很高的相关性,但它筛查认知障碍比 GCS 更敏感。

表 8-7-7　简短精神状态检查(AMSE)

现在几点钟?(精确时间 2 h 内)	对	错
今天是哪一天?(正确的星期儿)	对	错
现在是哪一个月?(正确的月份)	对	错
我们在哪个城市?(正确的城市)	对	错
25-7=?(18)	对	错
10-2=?(8)	对	错
这是什么?(笔)	对	错
这是什么?(手表)	对	错

续表

遵循三个阶段命令：	
右手示指到鼻尖	对　　错
左手示指到右耳	对　　错

表源：吴野环，张一，姚秋近，等.重症监护病房患者认知功能评定工具的研究进展［J］.中国康复理论与实践，2015（11）：1287-1289.

3. 约翰霍普金斯改良认知评价量表

约翰霍普金斯改良认知评价量表（the Johns Hopkins adapted cognitive exam，ACE）是研究者在MMSE和Addenbrooke认知测试（the Addenbrooke's cognitive examination）的基础上开发的认知障碍筛查工具，中文版的ACE（表8-7-8）不需要语言沟通就能实现全面量化ICU患者的认知障碍程度。量表评分≥56分表示受试者是轻度认知功能障碍或者是认知功能正常，29～55分表示受试者存在中度认知功能障碍，≤28分表示受试者存在重度认知功能障碍。

表 8-7-8　中文版约翰霍普金斯改良认知评价量表

以下问题提供四个选项，患者可以回答是或否。如果起初没有反应，再重复一遍问题等待患者回答。0分表示答非所问；1分表示完全错误的答案；2分表示有关联的答案；3分表示正确答案。

定向力	得分
今年是哪一年？（0）蓝色　（1）1842　（2）2003　（3）2015	
现在是什么季节？（1）星期二　（2）冬季　（3）夏季　（0）铅笔	
现在是几月份？（2）5月　（3）准确月份　（0）苹果　（1）12月	
今天是几号？（3）准确日期　（0）学校　（1）1号　（2）22号	
今天是星期几？（1）星期六　（2）星期三　（3）准确日期　（0）铅笔	
我们在哪个国家？（2）加拿大　（3）中国　（0）打火机　（1）非洲	
我们在哪个省？（3）江苏省　（0）香蕉　（1）美国　（2）浙江省	
我们在哪个城市？（1）杭州　（2）苏州　（3）常州　（0）熊猫	
我们现在哪个建筑物？（0）雪山小屋　（1）你家　（2）护士站　（3）医院	
我们现在哪个房间？（0）笛子　（3）重症监护室（ICU）　（1）咖啡馆　（2）手术室	
言语能力	得分
我手指的是什么？（指钢笔）（0）微笑　（3）钢笔　（1）文件　（2）记号笔	
它是用来干吗的？（0）长颈鹿　（2）橡皮擦　（1）做饭　（3）书写	
我手指的是什么？（指手表）（1）帆船　（3）腕表　（0）美食　（2）手铐	
它是用来干吗的？（3）提示时间　（1）跳舞　（0）鳄鱼　（2）显示年份	

续表

执行力	得分
让患者依次做以下三个指令(例如:左手拿起钢笔,将笔套打开,放在床上)	
评分标准:没有反应得 0 分;完成一个指令得 1 分;完成连续两个指令加 2 分;完成连续三个指令加 3 分;总分 6 分	
(也可以设计其他相似三个步骤,每进一步加相应的分数)	
让患者读出这句话"举起你的双手",然后按照这个指令完成相应的动作。评分标准:0 分,没有反应;1 分,不相关的反应;2 分,错误反应(例如抬起一只手或抬起腿);3 分,举起双手(如患者肢体活动障碍,可换其他方式进行,如抬腿或眨眼等)	

模仿能力	得分
治疗师用自己手指按顺序完成以下三个动作:举起治疗师的两个手指,再举起治疗师的 1 个手指,然后举起治疗师的 4 个手指。让患者按顺序重复治疗师的动作	
评分标准:0 分,错误动作;完成一个对的动作得 1 分;完成两个动作加 2 分;完成三个动作加 3 分	

注意力和计算力	得分
用后面的卡片和三个选项让患者选出正确的答案	
评分标准:1+1=(1,2,11),2 分;13+21=(15,8,34),5 分;6×4=(10,2,24),7 分	
根据后面给出的图片选出相应的名称 评分标准: 叶子图片:奶牛 0 分;鸟 2 分;叶子 4 分 椅子图片:蛇 0 分;桌子 2 分;椅子 4 分	

记忆力	得分
让患者回忆和演示刚刚用手指完成的三个动作	
评分标准:回答错误得 0 分,每完成一个动作则得 2 分,所有顺序都对了得 2 分,总分 12 分	
让患者回忆和演示言语中做过的三个指令。评分标准:同上,总分 6 分	
让患者按治疗师书写的"举起你的双手"的指令,回忆和演示。评分标准:同上,总分 3 分	
总分	

表源:张瑜,姚秋近,张一,等.中文版约翰霍普金斯改良认知评价量表在神经系统重症监护室患者认知功能测评中的效度[J].中国康复理论与实践,2016,22(5):514-517.

(二)其他评定方法

其他认知功能评价方法包括脑电生理学评价法、脑功能成像评价法。其中,事件相关电位检查作为认知功能评定的脑电生理方法之一,具有无创性、科学性、低成本的优势。

五、睡眠障碍评定

多导睡眠图(polysomnography,PSG)可以用来记录 ICU 患者睡眠中断(觉醒与觉醒)以及不同睡眠阶段的持续时长比(N1 期、N2 期、N3 期分别与 R 期的时间比值)、发生睡眠呼吸障碍的次数和时间等情况,从睡眠的时长和睡眠的质量两个维度上对受试者的睡眠状态进行评价。但是,在 ICU 实施标准的 PSG 监控却难以实现,而便携式的 PSG、脑电双频指数、体动仪以及患者自我报告等方法更适合 ICU 患者的睡眠障碍评定。

(一)客观评定

1. 标准多导睡眠图

标准 PSG 是临床上最可信度最高的睡眠及睡眠呼吸障碍评定方法,是诊断睡眠障碍的"金标准",它能记录患者睡眠时的肌电图、脑电图、心电图、血氧饱和度、鼾声情况、口鼻气流、胸腹运动及呼吸活动度等多项内容,整合出患者睡眠时间、觉醒时间及不同阶段微觉醒的次数、睡眠效率指数等不同参数,其辨别睡眠的分期需要有脑电图信号 3 路,眼电信号 2 路,颏下肌电信号 1 路和额部导联 2 对,中央导联 2 对,枕部导联 2 对等集成信号。不过,PSG 的使用对技术、成本和耗时的要求都很高,可能改变脑电图波形的镇静、镇痛、急病、仪器干扰等,使 PSG 在重症患者中的应用受到限制。

2. 便携式 PSG

便携式 24 h PSG 无须人为监视,其可获取完整的脑电图数据、睡眠时长、睡眠效率以及觉醒指数等,便携式 PSG 有助于危重患者睡眠障碍的研究,因为其在更加简易的操作条件下同时可以获取受试者详细的睡眠信息。

3. 其他客观评定方法

(1)体动监测仪:是用来观察受试者身体活动程度的仪器,由传感器、存储器和数据分析系统三个部分组成,体动监测仪能够较好地识别受试者的睡眠期和清醒期,但是由于其基于"睡眠-觉醒周期"与"休息-运动周期"相匹配的原理而间接获得患者的睡眠和清醒的数据,因此,该检测方法无法对受试者睡眠的深度进行检测。

(2)脑电双频指数:脑电双频指数(bispectral index,BIS)是收集脑电图功率和频率综合信息通过双频整合分析后得到的最佳数值,用 0~100 来表示。在临床操作方便,应用广泛,适用于麻醉程度的监测和意识水平的评定,主要用于麻醉时的镇静程度监测,可连续进行脑电图模式分析。BIS 值越高,说明意识水平越高。BIS 也可以评价睡眠深度,但其无法准确确定睡眠阶段,并且反应缓慢、需要一定的时间进行解读。

(3)心肺耦合:心肺耦合(cardiopulmonary coupling,CPC)的工作原理是依据受试者心率的变异程度来评定自主神经的功能,将其结果与从心电信号中获取的呼吸信号(ECG-derived raspiratory,EDR)相结合经过整合形成睡眠图谱。心电图包含以 R 波波幅波动来测量的一组实时(动态)信号,用以提取变异性的心率及潮量波动。在睡眠期间通过判断它们的耦连强度对呼吸运动进行量化和评价,可以通过高频能量、低频能量以及极低频能量反映出睡眠深度的差异,并且判断是否发生呼吸障碍。临床上 CPC 可用于筛查睡眠呼吸暂停综合征,其结果与呼吸相关事件的发生密切相关。

(二)主观评定方法

主观评定方法包括两种方式:受试者自我评定和 ICU 护士评定,常用的量表有理查兹-坎贝尔睡眠量表(Richards-Campbell sleep questionnaire,RCSQ)、ICU 睡眠问卷调查表(sleep in the intensive care unit questionnaire,SICUQ)、VSH 睡眠量表(Verran and Snyder-Halpern sleep scale,VSH),以及视觉模拟评分法(visual analogue scale,VAS)。其他睡眠评定量表还有睡眠障碍评定量表(sleep dysfunction rating scale,SDRS)、睡眠状况自评量表(self-rating scale of sleep,SRSS)和斯坦福嗜睡量表(Stanford sleepiness scale,SSS)。在 ICU 患者出院以后,还可以采用匹兹堡睡眠质量指数(Pittsburgh sleep quality index,PSQI)和睡眠日记对受试者的睡眠状态进行动态评定。

1. RCSQ 量表

该表采取视觉模拟的评分法,即评定人员使用一条长为 100 mm 的横直线,要求受试者在符合自己睡眠障碍程度的位置用笔打叉作标记,一共从 5 个维度对受试者的睡眠情况进行评分,包括睡眠深度、入睡时间、醒后次数、醒后入睡情况、整体睡眠状况,标记的分值越高表示对应睡眠项目越好,量表的总分是这 5 个项目的平均分。修订版的 RCSQ 量表还加入了另外一项评价,即睡眠环境的噪声度,计分的规则与其他项目相同,详见表 8-7-9。

表 8-7-9　修订版理查兹-坎贝尔睡眠量表(修订版 RCSQ)

一般资料
1. 姓名:　　　　　2. 您的性别:男　女　　　　　3. 住院号
4. 患者的氧疗方式:机械通气　　　非机械通气
注:得分细则,视觉模拟评分量表评分基线范围为 0(表示可能出现的最差睡眠)至 100(表示最佳睡眠),受试者在最能够描述您昨晚睡眠状态的位置打叉标记,总的 RCSQ 睡眠得分为 5～9 总共 5 个项目的总分的平均值,第 10 项测定噪声水平可单独计分
5. 昨晚我的睡眠是(100 代表深度睡眠,0 代表浅睡眠)   0　　　　　　　　　　　　　　　　　　100
6. 昨晚我开始入睡时,我(100 代表立即入睡,0 代表无法入睡)   0　　　　　　　　　　　　　　　　　　100
7. 昨晚我是(100 代表很少醒过来,0 代表整夜醒着)   0　　　　　　　　　　　　　　　　　　100
8. 昨晚,当我醒来或者被唤醒时,我(100 代表立即入睡,0 代表无法再入睡)   0　　　　　　　　　　　　　　　　　　100
9. 我描述我的睡眠是(100 代表很好,0 代表很差)   0　　　　　　　　　　　　　　　　　　100
10. 我描述昨晚噪声水平时(100 代表非常安静,0 代表非常吵)   0　　　　　　　　　　　　　　　　　　100
11. 夜间睡眠被打断次数:
12. 夜间睡眠被打断的原因:(昨晚是什么活动让你醒了或者让你睡不着?)
13. 什么策略或干预措施帮助您昨晚入睡:

表源:覃丽霞,刘建红.危重症患者睡眠和睡眠呼吸障碍的评估研究进展[J].世界睡眠医学杂志,2020,7(1):176-179.

2. VSH 睡眠量表

VSH 睡眠量表是判断测量睡眠特征的测评工具。由睡眠中断、睡眠时长、睡眠深度、延迟睡眠的时间等 4 大特征共 10 个词条组成。前 8 条对患者睡眠特点进行测量，后两条则对患者夜间做梦次数和清晰度进行调查。前 8 项采用了 100 mm 视觉模拟评分法（VAS），要求患者在 VAS 标尺上标出最能表示其睡眠深度的位置，每项的 0 点表示缺乏睡眠特征，得分越高说明每个特定睡眠特征的数值越大；后两个词条均为描述性词条。计算总成绩时，其中有 3 项使用反向计分，包括夜间觉醒次数、夜间活动次数和延迟睡眠时间，其余 5 项均为正向计分，相加计入总成绩的 8 项。分数越高的人，睡眠质量越好。

3. ICU 睡眠问卷调查表（SICUQ）

SICUQ 是 1999 年由 Freedman 等编写的，主要用于评定 ICU 患者的睡眠质量和影响睡眠障碍的因素。由睡眠质量（5 项）、日间睡眠（4 项）、医疗或护理干预相关影响因素（7 项）、噪声相关影响因素（11 项）等 4 个特征共 27 个条目组成。使用 1～10 分进行评价，在评定睡眠质量时，1 分代表最差的睡眠质量，10 分代表最好的睡眠质量；在对日间睡眠进行评定时，1 分代表无法维持醒着的状态，10 分代表完全醒着；在评定影响因素时，1 分代表完全不受干扰，10 分代表明显受到干扰。SICUQ 不仅能对 ICU 患者的睡眠质量进行分析，还能对睡眠障碍的影响因素进行调查。

❀ 综合测试题

1. 谵妄的核心症状是（　　　）

A.意识障碍　　　　　B.定向力障碍　　　　C.感觉异常　　　　　D.注意力障碍

E.情绪、行为异常

2. 最适合需要通气支持的重症患者的谵妄评定量表是（　　　）

A.CAM　　　　　　B.CAM-ICU　　　　C.4A 测试　　　　　D.ICDSC

E.RASS

3. CAM 诊断谵妄的主要特征包括（　　　）

A.急性波动性病程　　　　　　　　　B.注意力障碍

C.思维紊乱　　　　　　　　　　　　D.意识水平改变

E.以上都是

4. CAM-ICU 量表诊断谵妄若 RASS 评分小于（　　　）分则终止谵妄评定

A.0　　　　　　　　B.−1　　　　　　　C.−2　　　　　　　D.−3

E.−4

5. 以下哪两种工具是成人 ICU 患者测量镇静质量与深度的最真实与可靠的镇静评定工具（　　　）

A.RASS 和 SAS　　　　　　　　　　B.RASS 和 RSS

C.SAS 和 RSS　　　　　　　　　　D.RSS 和 MAAS

E.RASS 和 MAAS

6. 使用 AMSE 评价患者的认知功能时,其总分小于( )分提示患者存在认知功能障碍

A.4　　　　　　　　B.5　　　　　　　　C.6　　　　　　　　D.7　　　　　　　E.8

7. 被认为是测量睡眠的"金标准"的是( )

A.体动监测仪　　　　B.PSG　　　　　　C.便携式 PSG　　　　D.BIS　　　　　E.CPC

❈ 参考答案

1.C　2.B　3.E　4.D　5.A　6.E　7.B

(林俊含编,张惠东审定)

第八节　心理评定

【重点难点】
(1)重点:掌握重症患者常用心理评定工具的使用。
(2)难点:熟悉常用心理评定方法。了解重症患者常见心理特征。

一、概述

(一)心理健康的概念

心理健康(mental health)是指通过积极的、有益的教育和措施,保持和改善人们的心理状态,以适应当前和发展中的社会环境。心理健康的目标是提高人们适应和改造社会生活的能力,正确评价人们的心理状态,帮助预防精神疾病。当个体的心理过程和心理特征发生异常变化时,称为异常心理现象,如焦虑、抑郁等。

(二)重症患者常见的心理特征

ICU 是一个封闭的病房,在这里主要对重症或昏迷的患者进行全面的治疗和护理。由于患者病情严重,加上插管等一系列侵入性手术,导致沟通受阻、说话受限。患者不能准确表达自己内心的需要、想法和愿望,容易产生焦虑、抑郁、孤独、紧张、恐惧、焦虑等不良情绪反应,影响患者的康复以及预后。

(三)心理评定的定义

心理评定是指测评人员通过应用观察法、访谈法、心理测验等方法,系统、全面、深入地客观地描述被测评人员的心理现象。心理评定技术可用于不同的目的,在临床医学中应用时为临床心理评定。

(四)心理评定的主要目的

心理评定的主要目的是对患者在疾病发生、发展过程中的心理进行评定,发现存在或潜在的心理卫生问题,提供科学的心理卫生护理依据。

(五)心理评定方法介绍

1. 观察法

(1)自然情境观察:指在生活环境中观察。观察内容包括仪表与行为、言语与交流过程、思想内容、感觉与认知功能、情感、自我认知与判断。

(2)特定情境观察:每一位受评者在医院或诊所等控制情境中观察,所接受的接待和刺激都是一样的。观察的内容和自然情境观察相同。

2. 会谈法

会谈法是心理评定中最常用的一种方法。

(1)自由式会谈:开放式的自由交流,气氛轻松。缺点是费时、效率低。

(2)结构式会谈:预先设计了一定的结构和程序,并根据评定的目的对会谈的内容进行了限制,或对大纲问题进行了评定。与自由式会谈相比,它省时又高效。

3. 调查法

调查法是从相关人员或资料中获得信息的间接评价方法。

4. 心理测量法

心理测量法是指用定量的方法,按照一定的规律测定心理现象或行为。

二、重症患者常用的心理评定工具

下面我们将重症患者心理评定工具根据单维度心理评定和多维度心理评定进行分类,分别进行介绍。

(一)单维度心理评定量表

1. 贝克焦虑量表(Beck anxiety inventory,BAI)

贝克焦虑量表(BAI)是由 Beck 等研制的一种自评工具(表 8-8-1),是当今被广泛用于临床患者心理评定的焦虑量表,能有效区分出患者的焦虑症状。中文版 BAI 的克龙巴赫 α 系数(Cronbach's α coefficient,α 系数)为 0.95,内部一致性较好,具有良好的信度。

表 8-8-1　贝克焦虑量表（BAI）

题目	选项	选择
身体麻木或刺痛	0-1-2-3	（　　）
感到发热	0-1-2-3	（　　）
腿部颤抖	0-1-2-3	（　　）
不能放松	0-1-2-3	（　　）
害怕要发生不好的事情	0-1-2-3	（　　）
感到头晕目眩	0-1-2-3	（　　）
心悸或心率加快	0-1-2-3	（　　）
心神不宁	0-1-2-3	（　　）
感到惊吓	0-1-2-3	（　　）
紧张	0-1-2-3	（　　）
有窒息感	0-1-2-3	（　　）
手发抖	0-1-2-3	（　　）
摇晃	0-1-2-3	（　　）
害怕失控	0-1-2-3	（　　）
呼吸困难	0-1-2-3	（　　）
害怕快要死去	0-1-2-3	（　　）
感到恐慌	0-1-2-3	（　　）
消化不良或腹部不适	0-1-2-3	（　　）
昏厥	0-1-2-3	（　　）
脸发红	0-1-2-3	（　　）
出汗（不是因为天气热）	0-1-2-3	（　　）

指导语：此量表中包含了 21 个问题，涉及焦虑症状。请仔细阅读每一道题，指出自己对症状的困扰程度，包括在最近 1 周内。然后按照以下标准进行选择：选择 0 代表"没有"，选择 1 代表"轻微，不会太麻烦"，选择 2 代表"中等，感觉不舒服但还能忍受"，选择 3 代表"严重，只能忍受"，请在后面的括号里填上分值。

改编自：BECK A T，EPSTEIN N，BROWN G，et al. An inventory for measuring clinical anxiety：psychometric properties[J]. J Consult Clini Psychol，1988，56(6)：893-897；郑健荣，黄炽荣，黄洁晶，等.贝克焦虑量表的心理测量学特性、常模分数及因子结构的研究[J].中国临床心理学杂志，2002，10(1)：4-6.

（1）评分标准：

BAI 由 21 个自评项目组成，其中 13 项测量生理症状、5 项测量认知、3 项为躯体和认知症状。采用 Likert4 级评分法，计分范围为 0～3 分，表示"没有影响"到"影响严重"。

（2）程度分级：

将 21 个条目相加计算得到 BAI 总得分，得分范围为 0～63 分，0～7 分为基本没有焦虑症状，8～15 分为轻度焦虑，16～25 分为中度焦虑，26 分以上为重度焦虑。得分越高焦虑越严重。

（3）优缺点：

BAI 在 ICU 患者中应用的优点如下：①内容精练，通俗易懂，便于在 ICU 患者中操作；②与汉密尔顿焦虑量表（Hamilton anxiey scale，HAMA）和焦虑自评量表（self-rating anxiety scale，SAS）相比，BAI 对治疗前后的变化更为敏感，可用于了解 ICU 患者治疗期间焦虑症状的变化；③以测定惊恐发作为重点，可作为区分 ICU 患者有无惊恐症状的有效评定工具。不足之处在于：①BAI 的维度和因子结构还需要继续摸索；②评定量表要求被测对象自填，共 21 项，内容比较多，填写起来有一定难度。

2. 表情焦虑评定量表（face anxiety assessment scale，FAS）

表情焦虑评定量表（FAS）于 2004 年发展形成，是测量 ICU 患者焦虑程度的有效方法，通常用来评定 ICU 患者的迁移应激，对评定 ICU 机械通气的患者具有一定的价值。目前该量表尚未应用到国内，亦未见到应用报告，文化适用性有待进一步验证。

（1）评分标准：

该量表只有一个条目，由不同的表情组成，让被试者选择一个能表达此刻内心焦虑程度的表情。

（2）程度分级：

该量表分为 5 个等级，焦虑程度从"不焦虑"到"极度焦虑"，分别计 1～5 分，一般≥3 分判断患者处于焦虑状态。

（3）优缺点：

ICU 患者使用该量表的优势如下：①与其他量表不同，该量表以表达形式进行评定，易于掌握，非常简洁，适用于 ICU 中的老年患者；②对患者语言表达能力不作要求，适用于机械通气患者等无法用言语沟通者的焦虑评价；③它能快速、准确地筛选焦虑患者，便于临床应用。缺点：①ICU 患者的主观体验对其评分有很大影响；②两个相邻图片之间的表达差异较小，不适合 ICU 视力受损患者。

3. 状态-特质焦虑量表（state-trait anxiety inventory，STAI）

状态-特质焦虑量表（STAI）是国内外测量焦虑情绪的"金标准"，最早由 Spielberger 等开始编制，此量表用来评定患者在一段时间内经常性的心理感受。

（1）评分标准：

它由 40 个项目组成，分为状态焦虑量表（SAI，见表 8-8-2）和特质焦虑量表（TAI，见表 8-8-3）两个分量表。第 1～20 项为 SAI，第 21～40 项为 TAI，每个量表中正性情绪的条目和负性情绪的条目各 10 项。患者凭第一感觉打分，每个项目分为 4 级，分数 1～4 分表示"完全没有"到"非常明显"，正性情绪条目均为反向计分，分量表分别计分。

表 8-8-2　状态焦虑量表(SAI)

指导语:以下是人们经常用来描述自己的陈述列表。阅读每个陈述,然后勾选右边的适当圆圈,以表明您的感受。没有正确或错误的答案,不要花太多时间思考任何一种说法,但答案应该是你通常的感觉。

	完全没有	有些	中等程度	非常明显
1. 我感到心神平静*	①	②	③	④
2. 我感到安全*	①	②	③	④
3. 我是紧张的	①	②	③	④
4. 我感到紧张束缚	①	②	③	④
5. 我感到安逸*	①	②	③	④
6. 我感到烦乱	①	②	③	④
7. 我现在很烦恼,感到这种烦恼超过了可能的不幸	①	②	③	④
8. 我感到满意*	①	②	③	④
9. 我感到害怕	①	②	③	④
10. 我感到舒适*	①	②	③	④
11. 我有自信心*	①	②	③	④
12. 我感到神经过敏	①	②	③	④
13. 我极度紧张不安	①	②	③	④
14. 我优柔寡断	①	②	③	④
15. 我是轻松的*	①	②	③	④
16. 我感到心满意足*	①	②	③	④
17. 我是烦恼的	①	②	③	④
18. 我感到慌乱	①	②	③	④
19. 我感到镇定*	①	②	③	④
20. 我感到愉快*	①	②	③	④

注:标注 * 的条目为反向计分。表 8-8-3 同。

表 8-8-3　特质焦虑量表(TAI)

	完全没有	有些	中等程度	非常明显
21. 我感到愉快*	①	②	③	④
22. 我感到神经过敏和不安	①	②	③	④
23. 我感到自我满足*	①	②	③	④
24. 我希望能像别人那样高兴*	①	②	③	④

续表

	完全没有	有些	中等程度	非常明显
25. 我感到我像衰竭了一样	①	②	③	④
26. 我感到很宁静*	①	②	③	④
27. 我是平静的、冷静的和泰然自若的*	①	②	③	④
28. 我感到困难——堆积起来,因此无法克服	①	②	③	④
29. 我过分忧虑一些事,实际这些事无关紧要	①	②	③	④
30. 我是高兴的*	①	②	③	④
31. 我的思想处于混乱状态	①	②	③	④
32. 我缺乏自信心	①	②	③	④
33. 我感到安全*	①	②	③	④
34. 我容易做出决断*	①	②	③	④
35. 我感到不合适	①	②	③	④
36. 我是满足的*	①	②	③	④
37. 一些不重要的思想总缠绕着我,并打扰我	①	②	③	④
38. 我产生的沮丧是如此强烈,以致我不能从思想中排除它们	①	②	③	④
39. 我是一个镇定的人*	①	②	③	④
40. 当我考虑我目前的事情和利益时,我就陷入紧张状态	①	②	③	④

改编自:汪向东,王希林,马弘.心理卫生评定量表手册[M].增订版.北京:中国心理卫生杂志社,1999;CHLAN L,SAVIK K.Development of a shortened state anxiety scale from the Spielberger State-Trait Anxiety Inventory(STAI)for patients receiving mechanical ventilatory support[J].J Nurs Meas,2003,11(3):283-293.

(2)程度分级:

单个量表最低得分为 20 分,最高得分为 80 分,评分越低表明个体的状态性焦虑水平越低,或焦虑特质越不明显。

(3)优缺点:

应用于 ICU 患者的优点如下:①子量表包含 20 个语句,易于实现,具有较高的信度和效度;②它能直接反映 ICU 患者的主观焦虑,测量 ICU 患者情绪状态和人格特征,可作为区分状态焦虑和特质焦虑的有效工具;③状态焦虑和特质焦虑是评价个体焦虑的两个维度,包括积极情绪和消极情绪,评价更全面。缺点:①项目众多、耗时长、患者依从性差,项目太多,让测试人员在 ICU 环境中感到疲惫;②对患者文化水平要求高,需要初中及以上学历,使用范围有限;③特质焦虑量表(TAI)用于描述相对稳定的人格特质,短期ICU 患者的 TAI 变化不明显;④积极情绪项目的评定可能不适用于机械通气患者,这可能会让患者感觉到项目没有意义。

4. 焦虑视觉模拟量表(visual analog scale for anxiety,VAS-A)

焦虑视觉模拟量表(VAS-A)用于评价患者的主观焦虑状况,可有效地测量机械通气患者的焦虑状态。

(1)评分标准:

通过患者的自我感觉进行打分或者以访谈的方式完成,评定时间一般在 1 min 内完成。VAS-A 是一条 10 cm 的比例尺,比例尺的一端为 0,表示镇定,另一端为 10,表示严重焦虑,评分越高表明焦虑程度越高。

(2)程度分级:

1~4 cm 指轻度焦虑,5~6 cm 指中度焦虑,7~10 cm 指重度焦虑。

(3)优缺点:

应用于 ICU 患者的优点如下:①形式简单,评定时间短,ICU 患者合作度高,不会增加患者的疲劳感;② 对患者的文化水平没有要求,应用群体广泛;③ 该记录简单直观,可作为状态焦虑量表的补充。ICU 医务人员对该评定工具有良好的接受度。缺点:①信度低,需要大样本临床研究来证明其信度和效度;② 对 ICU 患者的主观体验敏感;③老年患者可能难以理解 VAS-A 的抽象性质,导致结果不可靠。

5. UCLA 孤独量表(Univesity of California at Los Angels loneliness scale)

UCLA 孤独量表由 Russell 等于 1978 年编制而成,并于 20 世纪 80 年代两次进行修订。该量表为自评量表(表 8-8-4),主要反映因渴望与实际水平之间的差距而出现孤独的程度。该量表主要应用于老年人、大学生、护士群体,应用于 ICU 患者的 α 系数为 0.85。

表 8-8-4　UCLA 孤独感测试

测试指导语:本测试采用的是作者为非大学生成人所设计的第 3 版,它含有 11 个"孤独"正序条目与 9 个"非孤独"反序条目,此版亦可用于大学生。

每个条目采用 4 级评分:(1)从不;(2)很少;(3)有时;(4)一直

本次测试共 20 题 孤独正序条目:Y 表示计分,A=1;B=2;C=3;D=4

反序条目:N 表示计分,A=4 ;B=3;C=2;D=1

其中正序条目有:4、5、7、8、9、11、12、15、17、19、20

反序条目有:1、2、3、6、10、13、14、16、18

1. 你觉得如果你想,就一定能找个伴儿

A.从不　　　　B.很少　　　　C.有时　　　　D.经常

2. 你觉得还是有人真正理解你

A.从不　　　　B.很少　　　　C.有时　　　　D.经常

3. 你觉得还是有人可以求助、分享,或依靠

A.从不　　　　B.很少　　　　C.有时　　　　D.经常

4. 你觉得孤单

A.从不　　　　B.很少　　　　C.有时　　　　D.经常

5. 你觉得自己和别人的交往没有意义

A.从不　　　　　B.很少　　　　　C.有时　　　　　D.经常

6. 你觉得还是有人可以说说话

A.从不　　　　　B.很少　　　　　C.有时　　　　　D.经常

7. 你觉得没人可以求助、分享或依靠

A.从不　　　　　B.很少　　　　　C.有时　　　　　D.经常

8. 你觉得和任何人都不再亲近了

A.从不　　　　　B.很少　　　　　C.有时　　　　　D.经常

9. 你觉得自己与他人隔绝了

A.从不　　　　　B.很少　　　　　C.有时　　　　　D.经常

10. 你觉得和周围的人相处融洽,有"物以类聚"之感

A.从不　　　　　B.很少　　　　　C.有时　　　　　D.经常

11. 你觉得你身边虽然有人,但他们却没真正和你在一起

A.从不　　　　　B.很少　　　　　C.有时　　　　　D.经常

12. 你觉得缺个伴儿

A.从不　　　　　B.很少　　　　　C.有时　　　　　D.经常

13. 你觉得和别人很亲近

A.从不　　　　　B.很少　　　　　C.有时　　　　　D.经常

14. 你觉得和身边的人有很多共同点

A.从不　　　　　B.很少　　　　　C.有时　　　　　D.经常

15. 你觉得没人真的了解你

A.从不　　　　　B.很少　　　　　C.有时　　　　　D.经常

16. 你觉得你是朋友群中的一员

A.从不　　　　　B.很少　　　　　C.有时　　　　　D.经常

17. 你觉得自己遭人冷落

A.从不　　　　　B.很少　　　　　C.有时　　　　　D.经常

18. 你觉得自己外向而友好

A.从不　　　　　B.很少　　　　　C.有时　　　　　D.经常

19. 你觉得害羞

A.从不　　　　　B.很少　　　　　C.有时　　　　　D.经常

20. 你觉得你不能和周遭的人分享自己的兴趣和想法

A.从不　　　　　B.很少　　　　　C.有时　　　　　D.经常

（1）评分标准:

　　共 20 个条目,其中 11 个正项计分条目,9 项条目反项计分,每个条目分为 4 级,1～4 级分别为"从不""很少""有时""经常"。

（2）程度分级：

得分在 45 分及以上为高水平孤独感,39～44 分为中上水平孤独感,33～38 分为中等水平孤独感,28～32 分为中下水平孤独感,27 分及以下为低水平孤独感。总分越高表明孤独程度越重。

（3）优缺点：

应用于 ICU 患者的优点如下:①从受试者的经验、感知和人际沟通缺乏的多维度综合评价孤独情绪;②简化版项目较少,减轻了测试负担,但仍具有良好的敏感性和特异性,可能更适合 ICU 临床实践;③有些项目的得分是反向的,这对受试者来说很容易阅读,可以帮助他们知道自己是否真正理解了问题。缺点:①简化版主要用于老年人和学生,适用人群有限;②UCLA 主要是一种特质量表,无法区分 ICU 患者的孤独特质和状态。

（二）多维度心理评定量表

1. 医院焦虑抑郁量表（hospital anxiety and depression scale,HADS）

医院焦虑抑郁量表（HADS）最初由 Zigmond 等于 1983 年设计,包含两个分量表,即焦虑状态（HADS-A）评分量表和抑郁状态（HADS-D）评分量表,各有 7 个条目,其中单号问题评分相加总得分为焦虑状态（HADS-A）评分,双号问题评分相加总得分为抑郁状态（HADS-D）评分（见表 8-8-5）。

表 8-8-5　医院焦虑抑郁量表（HADS）

姓名	性别	职业	年龄

指导语:情绪在大多数疾病中起着重要作用,如果医生了解您的情绪变化,他们就能给您更多的帮助。请您阅读以下各个项目,根据您 1 周以来的情绪状态,选择最适当的答案。对这些问题的回答不要做过多的考虑,立即做出的回答会比考虑后再回答更切合实际。

1. 我感到紧张（或痛苦）

①几乎所有时候　　　　②大多数时候　　　　③有时　　　　④根本没有

2. 我对以往感兴趣的事情还是有兴趣

①肯定一样　　　　　　　　　　　②不像以前那样多

③只有一点儿　　　　　　　　　　④基本上没有

3. 我感到有点害怕,好像预感到有什么可怕事情要发生

①非常肯定和十分严重　　　　　　②是有,但并不太严重

③有一点,但并不使我苦恼　　　　④根本没有

4. 我能够哈哈大笑,并看到事物好的一面

①我经常这样　　　　　　　　　　②现在已经不大这样了

③现在肯定是不太多了　　　　　　④根本没有

5. 我的心中充满烦恼

①大多数时间　　　　　　　　　　②常常如此

③时时,但并不经常　　　　　　　④偶然如此

6. 我感到愉快

①根本没有　　　　　②并不经常　　　　　③有时　　　　　④大多数

7. 我能够安闲而轻松地坐着

①肯定　　　　　②经常　　　　　③并不经常　　　　　④根本没有

8. 我对自己的仪容(打扮自己)失去兴趣

①肯定　　　　　　　　　　　②并不像我应该做到的那样关心

③我可能不是非常关心　　　　④我仍像以往一样关心

9. 我有点坐立不安,好像感到非要活动不可

①确实非常多　　　　　②是不少　　　　　③并不很多　　　　　④根本没有

10. 我对一切都是乐观地向前看

①差不多是这样做的　　　　　②并不完全是这样做的

③很少这样做　　　　　　　　④几乎从来不这样做

11. 我突然发现恐慌感

①确实很经常　　　　　②时常　　　　　③并非经常　　　　　④根本没有

12. 我好像感到情绪在渐渐低落

①几乎所有的时间　　　　　②很经常

③有时　　　　　　　　　　④根本没有

13. 我感到有点害怕,好像某个内脏器官变坏了

①根本没有　　　　　②有时　　　　　③很经常　　　　　①非常经常

14. 我能欣赏一本好书或一项好的广播或电视节目

①常常　　　　　②有时　　　　　③并非经常　　　　　④很少

改编自:ZIGMOND A S,SNAITH R P.The hospital anxiety and depression scale[J].Acta Psychiatr Scand,1983,67(6):361-370;台瑞,方芳,杨富,等.综合重症监护室患者过渡期护理方案的构建与应用[J].解放军护理杂志,2021,38(3):10-13.

(1)评分标准:

每一项的评分范围从 0～3 分,分量表总分为 0～21 分。

(2)程度等级:

分量表得分 0～7 分为无症状;8～10 分为可疑症状;11～21 分为存在症状。分数越高,表示患者焦虑或抑郁的可能性越大。

(3)优缺点:

在 ICU 患者中应用的优点是:①操作简便,无须语言交流,时间短,ICU 患者可以完成,不易产生焦虑和无聊感;② 针对综合医院的量表能够更好地区分焦虑障碍和抑郁,对筛查疑似焦虑或抑郁的 ICU 患者有良好的效果;③由于 ICU 患者常伴有头晕、头痛等身体疼痛,故适用于 ICU 患者。缺点:①与汉密尔顿焦虑量表(HAMA)相比,HADS 不进行因子分析,无法区分身体焦虑和心理焦虑;②每个项目的不同选项会增加患者的阅读负担并干扰评分;③HADS 反映的是过去一段时间的情绪特征,因此它不适合在 ICU 短期住院的患者。

2. Zung 自评量表

Zung 自评量表包含抑郁自评量表(self-rating depression scale,SDS,见表 8-8-6)和焦虑自评量表(self-rating anxiety scale,SAS,见表 8-8-7)。这两个量表由美国 William W.K.Zung 教授分别于 1965 年和 1971 年编制,是最早引入中国的情绪评定量表。该量表一般在 10 min 左右完成,主要用于评定患者的主观抑郁或焦虑,应用范围广泛。

表 8-8-6　Zung 氏抑郁自评量表(SDS)

评定项目	很少有	有时有	大部分时间有	绝大多数时间有	得分
1. 我觉得闷闷不乐,情绪低沉	1	2	3	4	
2. 我觉得一天中早晨最好	4	3	2	1	
3. 我一阵阵哭出来或觉得想哭	1	2	3	4	
4. 我晚上睡眠不好	1	2	3	4	
5. 我吃得跟平常一样多	4	3	2	1	
6. 我与异性密切接触时和以往一样感到愉快	4	3	2	1	
7. 我发觉我的体重在下降	1	2	3	4	
8. 我有便秘的苦恼	1	2	3	4	
9. 我心跳比平常快	1	2	3	4	
10. 我无缘无故地感到疲乏	1	2	3	4	
11. 我的头脑跟平常一样清楚	4	3	2	1	
12. 我觉得经常做的事情并没有困难	4	3	2	1	
13. 我觉得不安而平静不下来	1	2	3	4	
14. 我对将来抱有希望	4	3	2	1	
15. 我比平常容易生气激动	1	2	3	4	
16. 我觉得作出决定是容易的	4	3	2	1	
17. 我觉得自己是个有用的人,有人需要我	4	3	2	1	
18. 我的生活过得很有意思	4	3	2	1	
19. 我认为如果我死了,别人会生活得好些	1	2	3	4	
20. 平常感兴趣的事我仍然照样感兴趣	4	3	2	1	
合计总分:					

(评定的时间为最近的 1 周)

计分与解释:

1. 评定采用 1～4 制计分,读者应根据过去 1 周内自身的情况作答。

2. 把 20 题的得分相加得总分,把总分乘以 1.25,四舍五入取整数,即得标准分。

3. 抑郁评定的分界值为 50 分,50 分以下为正常,50 分以上就可诊断为有抑郁倾向。50～59 分提示轻度抑郁,60～69 分提示中度抑郁,70 分以上提示重度抑郁。

表 8-8-7 Zung 氏焦虑自评量表(SAS)

患者姓名   性别   年龄   病案号   第   次评定

临床诊断   评定编号   日期   年   月   日

内容	没有或很少时间	小部分时间	相当多时间	绝大部分或全部时间
1. 我觉得比平常容易紧张和着急				
2. 我无缘无故地感到害怕				
3. 我容易心里烦乱或觉得惊恐				
4. 我觉得我可能将要发疯				
5. 我觉得一切都很好,也不会发生什么不幸*				
6. 我手脚发抖打战				
7. 我因为头痛、颈痛和背痛而苦恼				
8. 我感觉容易衰弱和疲劳				
9. 我觉得心平气和,并且容易安静坐着*				
10. 我觉得心跳得很快				
11. 我因为一阵阵头晕而苦恼				
12. 我有晕倒发作,或觉得要晕倒似的				
13. 我呼气吸气都感到很容易*				
14. 我的手脚麻木和刺痛				
15. 我因为胃痛和消化不良而苦恼				
16. 我常常要小便				
17. 我的手脚常常是干燥温暖的*				
18. 我脸红发热				
19. 我容易入睡且一夜睡得很好*				
20. 我做噩梦				
粗分				
指数(粗分除以满分80)				

    填表注意事项:表中有二十条文字,请仔细阅读每一条,把意思弄明白,然后根据您最近一星期的实际感觉,在适当的空格里画一个"√",每一条文后有四个空格,分别表示:没有或很少时间(1分);小部分时间(2分);相当多时间(3分);绝大部分或全部时间(4分)。*条目反向计分。

    改编自:ZUNG W W.A self-rating depression scale[J].Arch Gen Psychiatry,1965,12:63-70;ZUNG W W.A rating instrument for anxiety disorders[J].Psychosomatics,1971,12(6):371-379.

    (1)评分标准:

    Zung 自评量表各由 20 个条目组成。结果按 1~4 级评分,"没有或很少时间"计为

1 分,"小部分时间"计为 2 分,"相当多时间"计为 3 分,"绝大部分或全部时间"计为 4 分。

(2)程度分级:

SAS 与 SDS 得分计算方式不同,SAS 将 20 个条目相加后总分除以满分(80)得到指数,指数 0.5～0.59 为轻度抑郁,0.6～0.69 为中度抑郁,0.7 以上为重度抑郁。

(3)优缺点:

应用于 ICU 患者的优点如下:①能全面、准确地反映重症患者的焦虑、抑郁状况及其严重程度。②焦虑自评量表主要由焦虑和恐慌、前庭感觉、躯体症状和胃肠/肌肉感觉四部分组成。躯体症状是量表中最重要的部分,它能很好地反映 ICU 患者的常见躯体症状。非精神科临床医生不需要掌握专业的心理测量学知识,在评定患者心理状态和评价治疗效果方面具有较高的实用价值和适用性。缺点:① 低学历 ICU 患者的评价效果不好。② 该量表的评分阈值和分级标准基于正常人群的标准,不够严格,无法直接解释 ICU 患者的临床严重程度。

3. 重症监护心理评定工具(intensive care psychological assessment tool,IPAT)

重症监护心理评定工具(IPAT)由 Wade 等研发,用于 ICU 住院时间超过 48 h、意识清醒的患者,主要用于评定其负性情绪体验。目前尚未有适合我国本土文化的 IPAT 版本,文化适用性有待进一步验证。

(1)评分标准:

该量表共有 4 个维度、10 个条目,焦虑维度包括紧张、恐慌;抑郁维度包括悲伤、绝望;谵妄维度包括迷失方向、幻觉、幻想;生理压力维度包括交流困难、睡眠困难、痛苦回忆。采用 Likert 3 级评分法,0～2 分分别代表"从不""偶尔""经常"。

(2)程度分级:

总分为 0～20 分,分数越高,表示重症监护负性体验越严重。

(3)优缺点:

在 ICU 患者中的应用优点如下:①该量表是专门针对 ICU 患者的多维度心理评定量表,用简短的 10 个条目评定了患者的焦虑、抑郁、谵妄、生理压力四方面的负性情绪,相比普适性焦虑、抑郁、谵妄、生理压力量表,大大减轻了受试者的测试负担,且内容全面、实用性强;②对患者文化水平要求不高且语言沟通非必需;③既可以检测 ICU 患者急性心理困扰,还可以预测患者未来精神疾病的风险。缺点:个别条目如"你是否总是想起重症监护室的痛苦回忆"可能会让 ICU 患者产生消极的情绪。

4. 创伤后应激症状量表(post-traumatic stress symptom scale,PTSS-10)

PTSS-10 是一种经过验证的、可自评的筛查工具,主要用于评定危重患者创伤后应激的症状。该问卷记录了 10 种创伤后应激症状的存在和强度:睡眠障碍、噩梦、抑郁、高度警觉性、退缩(情绪麻木和无法照顾他人)、全身性烦躁、情绪频繁变化、内疚、避免回忆可能的创伤性事件的活动和肌肉紧张加剧(表 8-8-8)。

表 8-8-8　创伤后应激症状量表(PTSS-10)

	目前(过去几天)我经历的							
1	睡眠问题	1	2	3	4	5	6	7
2	噩梦	1	2	3	4	5	6	7
3	抑郁,我感到沮丧/受压迫	1	2	3	4	5	6	7
4	我很容易被突然的声音或动作吓到	1	2	3	4	5	6	7
5	需要远离他人	1	2	3	4	5	6	7
6	易怒,也就是说我很容易激动/烦恼和生气	1	2	3	4	5	6	7
7	频繁的情绪波动	1	2	3	4	5	6	7
8	内疚,责备自己,有罪恶感	1	2	3	4	5	6	7
9	对某些让我想起重症监护室地方或情况恐惧	1	2	3	4	5	6	7
10	肌肉紧张	1	2	3	4	5	6	7

改编自:WADE D M,HANKINS M,SMYTH D,et al.Detecting acute distress and risk of future psychological morbidity in critically ill patients:validation of the intensive care psychological assessment tool[J].Crit Care,2014,18(5):519.

(1)评分标准:

患者使用从 1(从不)到 7(总是)的量表对自己的症状进行评分(从 1 到 7 程度逐渐增强),并计算出从 10 到 70 分的总分。

(2)程度分级:

满分为 70 分,总分超过 35 分表明患有创伤后应激障碍。

(3)优缺点:

在 ICU 患者中的应用优点如下:①该量表使用比较方便,可以由非专业人员管理;②能够识别出有很大可能发展或已经患有创伤后应激障碍的患者;③这种评定量表也可以作为重症监护幸存者随访的有价值的研究工具。缺点:目前该量表在不同的、更大的重症监护幸存者样本的效度和信度还有待确定。

❋ 综合测试题

1. 重症患者有哪些心理问题(　　　)

A.焦虑　　　　　　　B.恐惧　　　　　　C.急躁　　　　　　　D.孤独和担忧

E.以上都是

2. 哪个量表不是单维度心理评定量表(　　　)

A.贝克焦虑量表(BAI)　　　　　　　B.状态焦虑量表(SAI)

C.医院焦虑抑郁量表(HADS)　　　　D.焦虑视觉模拟量表(VAS-A)

E.以上都不是

3. 关于 BAI 下面哪项描述是错误的(　　)

A.0～7 分为基本没有焦虑症　　　　　　　　B.8～15 分为轻度焦虑

C.16～25 分为中度焦虑　　　　　　　　　　D.25 分以上表示重度抑郁

E.26 分以上为重度焦虑

4. 状态焦虑量表(SAI)分级描述错误的是(　　)

A.完全没有　　　　　　B.有些　　　　　　C.中等程度　　　　　　D.总是

E.非常明显

5. STAI 缺点主要包括以下哪些(　　)

A.项目众多,耗时长,患者依从性差,项目太多,让测试人员在 ICU 环境中感到疲惫

B.对患者文化水平要求高,需要初中及以上学历,使用范围有限

C.特质焦虑量表(TAI)用于描述相对稳定的人格特质,短期 ICU 患者的 TAI 变化不明显

D.积极情绪项目的评定可能不适用于机械通气患者,这可能会让患者感觉项目无意义

E.以上全部都是

6. 焦虑视觉模拟量表(VAS-A)程度分级正确的是(　　)

A.1～4 cm 代表轻度焦虑　　　　　　　　B.1～3 cm 代表轻度焦虑

C.4～6 cm 表示中度焦虑　　　　　　　　D.6～8 cm 表示中度焦虑

E.8～10 cm 表示重度焦虑

7. 下列对 Zung 自评量表的描述错误的是(　　)

A.它能全面、准确地反映 ICU 患者的焦虑抑郁状态及其严重程度

B.它能很好地反映 ICU 患者的常见躯体症状

C.对评定患者的心理状态和评价治疗效果具有很高的实用价值和适用性

D.低学历 ICU 患者的评价效果不好

E.它不适合在 ICU 短期住院的患者

8. 下列哪项不是创伤后应激症状量表(PTSS-10)评定内容(　　)

A.睡眠障碍　　　　　　　　　　　　　　B.迷失方向、幻觉、幻想

C.高度警觉性　　　　　　　　　　　　　D.退缩(情绪麻木和无法照顾他人)

E.避免回忆可能的创伤性事件的活动

❋ 参考答案

1.E　2.C　3.D　4.D　5.E　6.A　7.E　8.B

参考文献

[1]CLAUDIO F,NICOLINO A,ROGER S.呼吸康复学:第 2 版[M].席家宁,姜宏英,译.北京:中国科学技术出版社,2021.

[2]GOSSELINK R.物理治疗和重症康复工作手册[M].喻鹏鸣,赵红梅,译.北京：北京科学技术出版社,2019.

[3]ALEXANDRA H.霍夫心肺管理：基于循证和问题解决的方法[M].黄怀,喻鹏鸣,潘化平,译.5版.北京：北京大学医学出版社,2022.

[4]倪莹莹,王首红,宋为群,等.神经重症康复中国专家共识(中)[J].中国康复医学杂志,2018,33(2):130-136.

[5]中华医学会物理医学与康复学分会.物理医学与康复学指南与共识[M].北京：人民卫生出版社,2019.

[6]世界卫生组织.国际功能、残疾和健康分类(ICF)[S].日内瓦：世界卫生组织,2001.

[7]王玉龙.康复功能评定学[M].北京：人民卫生出版社,2018.

[8]倪莹莹,王首红,宋为群,等.神经重症康复中国专家共识(上)[J].中国康复医学杂志,2018,33(1):7-14.

[9]吴国豪.实用临床营养学[M].上海：复旦大学出版社,2006.

[10]于康.临床营养治疗学[M].北京：中国协和医科大学出版社,2008.

[11]沈岳,蒋耀光.实用创伤救治[M].北京：人民军医出版社,2005.

[12]朱建英,韩文军.现代临床外科护理学[M].北京：人民军医出版社,2008.

[13]张思源,于康.临床胃肠内营养[M].北京：人民军医出版社,2009.

[14]石汉平,李薇.营养筛查与评估[M].北京：人民卫生出版社,2021.

[15]蔡学联.成人重症护理专科实践[M].北京：人民卫生出版社,2020.

[16]刘中华.普外科住院患者营养状况评价及与预后关系分析[D].上海：复旦大学,2003.

[17]兰小磊.重度颅脑损伤的营养支持治疗[D].青岛：青岛大学,2004.

[18]林靖,阿斯楞,王婧超,等.NUTRIC评分与改良NUTRIC评分在成人重症患者营养评估中的应用进展[J].临床和实验医学杂志,2020,19(15):1674-1676.

[19]何玲英,黄丽华.危重患者活动评估工具的研究进展[J].护理与康复,2017,16(4):329-332.

[20]张川林,张泽菊,米洁,等.ICU活动量表的汉化及信效度研究[J].护理学杂志,2019,34(10):46-48.

[21]程洁.基于佩尔梅量表的ICU机械通气患者早期主动活动方案构建[D].兰州：兰州大学,2022.

[22]吴雨晨.切尔西物理功能评估量表的汉化与临床应用[D].兰州：兰州大学,2019.

[23]王玉龙.康复功能评定学[M].3版.北京：人民卫生出版社,2018.

[24]窦祖林.吞咽障碍评估与治疗[M].2版.北京：人民卫生出版社,2017.

[25]窦祖林.吞咽障碍的规范化评估与治疗中值得注意的几个问题[J].中国康复医学杂志,2020,35(3):257-259.

[26]何月月,刘欢,田永明,等.危重患者气管插管拔管后吞咽功能障碍研究新进展[J].中国全科医学,2022,25(6):760-765.

[27]潘晓虹,张红,艾红珍.ICU气管插管患者拔管后吞咽障碍的研究进展[J].中国

医学文摘(耳鼻咽喉科学),2021,36(1):169-172.

[28]嵇泽胜.ICU 气管插管患者拔管后吞咽障碍的危险因素分析及预测模型构建[D].湖州:湖州师范学院,2020.

[29]魏亚倩.GuSS-ICU 床边吞咽评估量表的汉化及信效度评价[D].湖州:湖州师范学院,2020.

[30]刘祚燕,龙纳,王凤英,等.吞咽困难康复的跨学科合作现状及展望[J].护理研究,2016,30(30):3719-3722.

[31]李冰洁,张通,李芳.神经肌肉电刺激对卒中后吞咽障碍治疗作用的研究[J].中国卒中杂志,2017,12(3):207-213.

[32]中国吞咽障碍康复评估与治疗专家共识组.中国吞咽障碍康复评估与治疗专家共识(2013 年版)[J].中华物理医学与康复杂志,2013,35(12):916-929.

[33]卢媚媛,崔玉梅,莫小冠.声门下吸引染色测试法在神经重症人工气道患者早期吞咽障碍评估中的应用研究[J].护理实践与研究,2020,17(1):3.

[34]张新颜,朱慧敏,刘莉,等.超声在吞咽咽期评价中的研究进展[J].中国康复,2022,37(9):568-571.

[35]王莉,纪美芳,朱毅,等.纤维内窥镜吞咽功能检查在吞咽障碍诊疗中的临床应用进展[J].中国康复理论与实践,2019,25(11):1309-1314.

[36]庄罡,方罡,贺颖超,等.表面肌电图技术在脑卒中后吞咽障碍评估中的应用[J].中国临床研究,2019,32(4):493-496.

[37]中国吞咽障碍康复评估与治疗专家共识组.中国吞咽障碍评定与治疗专家共识(2017 年版)[J].中华物理医学与康复杂志,2017,39(12):881-892.

[38]戴萌,窦祖林,卫小梅,等.吞咽造影的分析及应用进展[J].中国康复医学杂志,2016,31(11):1269-1272.

[39]李昶田,李俊来.超声评估吞咽运动的应用现状[J].中华医学超声杂志(电子版),2015,12(7):507-509.

[40]李益飞,周玫.表面肌电图技术在吞咽障碍诊疗中的应用进展[J].东南国防医药,2013,15(1):55-57.

[41]朱守娟,屈云,刘珂.运动性构音障碍的评估进展[J].中国康复医学杂志,2012,27(1):92-95.

[42]滕丽婷,邬迪,张柳.痉挛型脑性瘫痪儿童言语呼吸功能的评估进展[J].中华物理医学与康复杂志,2021,43(7):668-670.

[43]范顺娟,胡瑞萍,吴军发,等.言语参数测量在脑损伤后神经性言语障碍患者中的应用[J].中华物理医学与康复杂志,2020,42(9):787-791.

[44]段昱,孙伟铭,冯珍.说话瓣膜在气管切开患者康复中的应用进展[J].中华物理医学与康复杂志,2020,42(10):948-952.

[45]庞子建,刘恒鑫,高立群.成人运动性构音障碍言语清晰度评估的研究进展[J].中国康复理论与实践,2019,25(2):140-145.

[46]李思奇,张玉梅.构音障碍的评定与康复治疗进展[J].中国医师进修杂志,2021,44(1):88-92.

[47]张奕雯,HUANG L,邱卓英,等.基于世界卫生组织国际分类家族构建言语嗓音功能障碍的诊断、评估和康复体系[J].中国康复理论与实践,2020,26(1):37-44.

[48]王爱英,张茜,张世禹,等.说话瓣膜在脑损伤气管切开患者康复中的临床应用及研究进展[J].中国医学创新,2022,19(19):170-173.

[49]黄昭鸣,万萍,王衍龙.言语呼吸疾病的定量评估及矫治对策[J].中国听力语言康复科学杂志,2004(5):23-25.

[50]张海平,付婧,肖军,等.卒中后失语症的评估及进展[J].阿尔茨海默病及相关病杂志,2022,5(3):248-252.

[51]中华医学会神经病学分会神经心理与行为神经病学学组.综合医院谵妄诊治中国专家共识(2021)[J].中华老年医学杂志,2021,40(10):1226-1233.

[52]董碧蓉,岳冀蓉.老年患者术后谵妄防治中国专家共识[J].中华老年医学杂志,2016,35(12):1257-1262.

[53]中华医学会重症医学分会.重症中国成人ICU镇痛和镇静治疗指南[J].中华重症医学电子杂志,2018,4(2):90-113.

[54]吴野环,张一,姚秋近,等.重症监护病房患者认知功能评定工具的研究进展[J].中国康复理论与实践,2015(11):1287-1289.

[55]张瑜,姚秋近,张一,等.中文版约翰霍普金斯改良认知评价量表在神经系统重症监护室患者认知功能测评中的效度[J].中国康复理论与实践,2016,22(5):514-517.

[56]覃丽霞,刘建红.危重症患者睡眠和睡眠呼吸障碍的评估研究进展[J].世界睡眠医学杂志,2020,7(1):176-179.

[57]汪向东,王希林,马弘.心理卫生评定量表手册[M].增订版.北京:中国心理卫生杂志社,1999.

[58]MENGES D,SEILER B,TOMONAGA Y,et al.Systematic early versus late mobilization or standard early mobilization in mechanically ventilated adult ICU patients:systematic review and meta-analysis[J].Crit Care,2021,25(1):16.

[59]HODGSON C L,STILLER K,NEEDHAM D M,et al.Expert consensus and recommendations on safety criteria for active mobilization of mechanically ventilated critically ill adults[J].Crit Care,2014,18(6):658.

[60]BLACK J,EDSBERG L,TALER G.National Pressure Ulcer Advisory Panel's updated pressure ulcer staging system[J].Urologic Nursing,2007,27(2):144-150.

[61]JANSEN R,SILVA K,MOURA M.Braden Scale in pressure ulcer risk

assessment[J].Rev Bras Enferm,2020,73(6):e20190413.

[62]GOSSELINK R,NEEDHAM D,HERMANS G.ICU-based rehabilitation and its appropriate metrics[J].Curr Opin Crit Care,2012,18(5):533-539.

[63]MORTON N,DAVIDSON M,KEATING J.The development of the de Morton mobility index(DEMMI)in an older acute medical population:item reduction using the Rasch model(part 1)[J].Appl Meas,2013,14(2):159-178.

[64]GUIDET B,DYLAN W, BOUMENDIL A,et al.The contribution of frailty, cognition, activity of daily life and comorbidities on outcome in acutely admitted patients over 80 years in European ICUs:the VIP$_2$ study[J].Intensive Care Med,2020,46:57-69.

[65]WILCHES L, PERME C, GASTALDI A. Relationship between potential barriers to early mobilization in adult patients during intensive care stay using the Perme ICU Mobility score[J].Can J Respir Ther,2021,57:148-153.

[66]DOGGETT D L,TAPPE K,MITCHELL M D,et al.Prevention of pneumonia in elderly stroke patients by systematic diagnosis and treatment of dysphagia: an evidence-based comprehensive analysis of the literature[J].Dysphagia,2001, 16(4):279-295.

[67]MAAMAR A,PARENT V,BERNEAU P,et al.Accuracy of a bedside swallow test After extubation in ICU:an assessment of a clinical test compared to a fiberoptic endoscopy[J]. American Journal of Respiratory and Critical Care Medicine,2020,201:A4318.

[68]MAHMOOD S,FENG X,CULLOUGH G.482:Evaluation of speech swallow function in post icu clinic patients[J].Critical Care Medicine,2020,48(1):222.

[69]STEVEN B,LEDER,HEATHER L,et al.Evaluation of swallow function post-extubation:Is it necessary to wait 24 hours? [J].Ann Otol Rhinol Laryngol, 2019,128(7):619-624.

[70]GATTO A R,COLA P C,SILVA R G D,et al.Sour taste and cold temperature in the oral phase of swallowing in patients after stroke[J].Codas,2013,25(2): 164-168.

[71]LANGEARD A,BIGOT L,CHASTAN N,et al.Does neuromuscular electrical stimulation training of the lower limb have functional effects on the elderly?:A systematic review[J].Experimental Gerontology,2017,91:88-98.

[72]FOLSTEIN M F,FOLSTEIN S,MCHUGH P R.Mini-mental state:A practical method for grading the cognitive state of patients for the clinician[J].Psychiatr Res,1975,12:189-198.

[73]NASREDDINE Z S,PHILLIPS N,BEDIRIAN V,et al.The Montreal cognitive assessment,MoCA:a brief screening tool for mild cognitive impairment[J].Am

Geriatr Soc,2005,53:695-699.

[74]MURRAY J T,LANGMORE S,GINSBERG S,et al.The significance of accumulated oropharyngeal secretions and swallowing frequency in pre-dicting aspiration [J].Dysphagia,1996,11(2):99-103.

[75]ZUERCHER P,MORET C S,DZIEWAS R,et al.Dysphagia in the intensive care unit:epidemiology,mechanisms,and clinical management[J].Crit Care,2019,23(1):103.

[76]MANN G.MASA,the Mann assessment of swallowing ability[M].New York:Cengage Learning,2002.

[77]ROSENBEK J C,ROBBINS J,ROECKER E,et al.A penetration-aspiration scale[J].Dysphagia,1996,11(2):93-98.

[78]PANDIAN V,COIE T,KILONSKY D,et al.Voice-related quality of life increases with a talking tracheostomy tube:a randomized controlled trial[J].Laryngoscope,2020,130(5):1249-1255.

[79]CERON C,OTTO D,SIGNORINI A,et al.The effect of speaking valves on ICU mobility of individuals with tracheostomy[J].Respir Care,2020,65(2):144-149.

[80]MERIGIAN K S,HEDGES J R,ROBERTS J R,et al.Use of abbreviated mental status examination in the initial assessment of overdose patients [J].Arch Emergency Med,1988,5(3):139-145.

[81]BECK A T,EPSTEIN N,BROWN G,et al.An inventory for measuring clinical anxiety:psychometric properties[J].J Consult Clini Psychol,1988,56(6):893-897.

[82]MCKINLEY S,STEIN-PARBURY J,CHEHELNSBI A,et al.Assessment of anxiety in intensive care patients by using the faces anxiety scale[J].Am J Crit Care,2004,13(2):146-152.

[83]GULLICK J G,KWAN X X.Patient-directed music therapy reduces anxiety and sedation exposure in mechanically ventilated patients:a research critique[J].Aust Crit Care,2015,28(2):103-105.

[84]RUSSELL D,PEPLAU L A,FERGUSON M L.Developing a measure of loneliness[J].J of Pers Assess,1978,42(3):290-294.

[85]ZIGMOND A S,SNAITH R P.The hospital anxiety and depression scale[J].Acta Psychiatr Scand,1983,67(6):361-370.

[86]ZUNG W W.A self-rating depression scale[J].Arch Gen Psychiatry,1965,12:63-70.

[87]ZUNG W W.A rating instrument for anxiety disorders[J].Psychosomatics,1971,12(6):371-379.

［88］WADE D M,HANKINS M,SMYTH D,et al.Detecting acute distress and risk of future psychological morbidity in critically ill patients:validation of the intensive care psychological assessment tool［J］.Crit Care,2014,18(5):519.

（李玉编,张惠东审定）

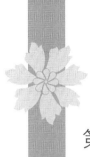

第九章｜实践教学

+·+

第一节　病史采集

+·+

一、教学目标

掌握病史采集的基本方法。

二、教学内容

四种常见病的病史采集训练(COPD,脑卒中,第 4~5 颈椎脊髓损伤,胸部外伤)。

三、教学方法

基于标准化患者的病史采集。

四、教学要求

(1)学习自我介绍和了解对方身份。

(2)熟悉一般项目的采集。

(3)根据患者或其家属提供的线索展开病史采集工作,提炼出主诉。

(4)现病史。

①根据主诉及相关鉴别询问:××症状的发病诱因(着凉、淋雨、劳累、饮食、药物、外伤、情绪等);××症状的特点(强度、类型、部位、形状、次数、缓急、时间、加重或缓解的因素等);伴随症状(与症状相关的变化部分,与鉴别诊断有关的主要阳性症状和阴性症状)。

②诊疗经过:是否曾到医院就诊,做过哪些检查;治疗情况。

③一般情况:发病以来饮食、睡眠、大小便、体重、精神状态等。

(5)其他相关病史:既往史;个人史;过敏史;婚育史和月经史;家族史。

五、评分标准

病史采集评分标准见表 9-1-1。

表 9-1-1　病史采集评分标准

考核内容		分值	得分
一、礼仪和介绍	向患者及其家属做自我介绍,包括身份和目的	5	
	了解家属和患者的关系,对病史的熟悉程度和接受病史采集的可行性	5	
二、一般状况	包括患者姓名、年龄、籍贯、职业、民族、婚姻、现住址、联系人和电话	10	
三、提炼主诉	就诊的主要症状与持续时间。要求简明扼要,不超过 20 个字	10	
四、现病史	发病时间、诱因	10	
	主要症状特点、伴随症状	10	
	是否曾到医院就诊,做过哪些检查,治疗情况,疗效如何	10	
	近期饮食、睡眠、大小便及体重变化情况	10	
五、既往史	以往健康状况、疾病史、传染病史、预防接种史、手术外伤史、输血史、药物过敏史	5	
六、个人史	生活和居住情况,出生地和曾居住地,有无疫地、疫水居住史,有无烟酒嗜好,有无毒品使用史	5	
七、月经史和婚育史	包括初潮年龄、月经周期及持续时间、经量、经期伴随症状。婚次及每次结婚年龄,孕产次数	5	
八、家族史	家族成员有无遗传性疾病	5	
九、能力展示	条理性和流畅程度,表现能力	10	

(洪晓琼编,吴秀文审定)

第二节　体格检查评定

一、教学目标

掌握体格检查评定的基本方法。

二、教学内容

各器官系统体格检查,尤其是结合疾病的重点部位和项目的检查。

三、教学方法

应用模拟人进行体格检查评定。

四、教学要求

(1)检查前向患者及其家属介绍检查目的。
(2)检查前准备:物品准备和手卫生,是否需要穿隔离衣。
(3)按照查体顺序查体。
(4)检查结束致谢和礼仪。

五、评分标准

体格检查评分见表 9-2-1。

表 9-2-1　体格检查评分

评分内容		分数	得分
一、准备(5分)	1. 准备和清点器械:消毒盘、体温计、血压计、听诊器、画线笔、直尺、压舌板、手电筒、叩诊锤、一次性纸巾、棉签、弯盘、查体车	1	
	2. 洗手	2	
	3. 自我介绍(说明职务、姓名,并进行简短交谈以使医患关系更融洽)	1	
	4. 确定患者身份,了解患者年龄	1	
二、一般状况检查(10分)	1. 体温、血压、脉搏、呼吸	2	
	2. 神志、发育、营养、面容与表情、体位,检查是否合作、对答是否切题	4	
	3. 皮肤黏膜状况	2	
	4. 浅表淋巴结有无肿大	2	
三、头颅(5分)	头眼耳鼻口部位无遗漏,每部位1分	5	
四、颈部(5分)	双侧是否对称,有无抵抗感;颈动脉搏动有无增强或减弱,颈静脉有无怒张;有无肝颈静脉回流征;气管是否居中;甲状腺有无肿大	5	

续表

评分内容		分数	得分
五、胸部(20分)	1. 肺脏 (1)视:呼吸运动、呼吸频率、呼吸节律,有无桶状胸,有无畸形 (2)触:双侧呼吸活动度、胸膜摩擦感 (3)叩:有无过清音、标记肺肝界 (4)听:呼吸音是否对称,有无增强或减弱,有无管状呼吸音和干湿性啰音、有无胸膜摩擦音	10	
	2. 心脏 (1)视:心尖部有无异常搏动 (2)触:心尖部有无震颤和震荡、心包摩擦感 (3)叩:叩诊心脏相对浊音界 (4)听:心率、心律、心音(强度、性质、分裂、额外心音)、杂音、瓣膜听诊区(二尖瓣区→肺动脉瓣→主动脉瓣第一听诊区→主动脉瓣第二听诊区→三尖瓣区)、心包摩擦音(胸骨左缘第3~4肋间)	10	
六、腹部(20分)	1. 视:腹部外形,有无胃型、肠型及蠕动波,有无腹壁静脉曲张、皮疹、色素、手术疤痕、条纹,有无疝及上腹部搏动	5	
	2. 触:腹部软硬度,有无压痛及反跳痛,有无液波震颤,腹部有无包块,肝、脾、胆囊有无肿大,有无墨菲征(Murphy sign),双肾能否触及,季肋点和上、中输尿管点有无压痛,肋脊点及肋腰点有无压痛。麦氏点有无压痛及反跳痛	5	
	3. 叩:肝浊音界位置,肝上下径长度,有无肝区叩击痛、移动性浊音,双肾区有无叩痛	5	
	4. 听诊:肠鸣音次数,能否闻及振水音和血管杂音	5	
七、四肢与关节(5分)	脊柱有无畸形,棘突有无压痛、叩痛,脊柱四肢活动度,关节有无红肿、强直,有无杵状指(趾),肌肉有无萎缩、压痛,下肢静脉有无曲张	5	
八、神经系统(10分)	肌张力情况,肌力分级。角膜反射、腹壁反射是否存在。双侧肱二头肌反射、肱三头肌反射、桡骨膜反射、膝腱反射、跟腱反射是否正常对称,有无增强或减弱。双侧巴宾斯基征(Babinski sign)、奥本海姆征(Oppenheim sign)、戈登征(Gordon sign)是否阴性。有无颈强直,克尼格征(Kernig sign)、布鲁津斯基征(Brudzinski sign)是否阴性	10	
九、描述(10分)	选择一个疾病,对检查侧重点简要描述	10	
表现分(10分)	检查熟练程度,表达流畅程度,检查礼仪,是否向受检者的良好合作表示感谢	10	

(洪晓琼编,吴秀文审定)

第三节　床旁简易肺功能测试

一、教学目标

掌握床旁简易肺功能测试的基本方法。

二、教学内容

床旁肺功能测试的使用。

三、教学方法

基于标准化患者进行床旁简易肺功能测试。

四、教学要求

(1)掌握床旁简易肺功能的适应证与禁忌证。

(2)学会与患者有效沟通。

(3)掌握 6 分钟步行试验的操作方法：

①开机。

②打开手机微信小程序。

③将简易肺功能仪与手机蓝牙连接。

④连接成功后,打开小程序,右下角点击"我的"→"账号管理"→"添加成员"→根据要求输入患者的信息→"确定"。

⑤点击"首页"→呼吸检测→点击"吸气测试",根据语音提示完成操作→点击"呼气测试"根据语音提示完成操作。

⑥点击"首页"→"呼吸报告"→显示患者的呼吸雷达图。

五、评分标准

床旁简易肺功能测试考核评分标准见表 9-3-1。

表 9-3-1　床旁简易肺功能测试考核评分标准

评定内容	分数	得分	备注
1. 治疗前准备:能说出或执行下列各项(35 分)			
1.1 检查医嘱	3		
1.2 能说出治疗目的	2		
1.3 确认治疗适应证、禁忌证、并发症	10		
1.4 准备用物	5		
1.5 确认患者,向患者解释操作目的、方法、注意事项,简要介绍配合要点,取得患者合作	15		
2. 执行治疗:能执行下列各项(35 分)			
2.1 洗手	3		
2.2 协助患者取舒适体位	2		尽量取坐位或半卧位
2.3 肺部听诊,评定呼吸情况	5		
2.4 组装训练器	5		
2.5 参数设置及调整	20		
3. 检测患者:能说出或执行下列各项(5 分)			
3.1 观察生命体征	2		
3.3 观察患者有无不适反应	3		
4. 结束治疗(25 分)			
4.1 协助患者取舒适体位,整理环境及用物	2		
4.2 做好正确记录及使用中的注意事项	3		
4.3 追踪患者的结果,如:肺功能结果分析、听诊呼吸音、生命体征、血气分析、影像学检查等	20		
总分	100		
评语			

(洪晓琼编,吴秀文审定)

第四节　6分钟步行试验

一、教学目标

掌握6分钟步行试验方法。

二、教学内容

6分钟步行试验的操作。

三、教学方法

基于标准化患者的进行6分钟步行试验。

四、教学要求

(1)掌握6分钟步行试验的适应证、禁忌证、终止条件。

(2)学会与患者进行有效沟通。

(3)掌握6分钟步行试验的操作流程。

①操作前准备:

场地:一条长度30 m且少有人经过的平直走廊,可每3 m做一个标记。起点应用色彩鲜艳的胶带在地板上标出。两端的折返点可用圆锥体(如橙色圆锥体)标记。

工具及设备:6MWT记录单(见第六章第一节附录附表A),计时器(或秒表),计数器,椅子,血压计,Borg自觉疲劳评分量表(0~10级或6~20级,见第六章第一节附录附表B),可穿戴式心电、血压、血氧饱和度监测设备(视情况选用),抢救设备:抢救车(含抢救药物,如硝酸甘油、阿司匹林、肾上腺素等)、除颤仪、供氧设备等。

患者的准备:患者应病情稳定,近期无治疗药物的调整。测试当天规律饮食,餐后2~3 h测试为宜。测试前2 h内应避免剧烈活动,穿着舒适的衣物以及适宜步行的鞋子进行测试。如受试者平时步行时需要使用辅助器械,如拐杖、助步器等,测试过程中应继续使用。

②操作流程见表9-4-1。

五、评分标准

6分钟步行试验考核标准见表9-4-1。

表 9-4-1　6 分钟步行试验考核标准

考核内容		分值	得分
一、礼仪和介绍	1. 向患者及其家属做自我介绍,包括身份和目的	2	
	2. 采集患者病史、排除禁忌证及告知终止条件	6	
二、用物准备	6MWT 记录单,计时器(或秒表),计数器,椅子,血压计,Borg 自觉疲劳评分量表(0~10 级或 6~20 级),可穿戴式心电、血压,SpO_2 监测设备(视情况选用),抢救设备:抢救车(含抢救药物,如硝酸甘油、阿司匹林、肾上腺素等)、除颤仪、供氧设备等	4	
三、测试开始前一般准备	1. 患者应在靠近起始位置的椅子上休息 5~10 min 2. 其间收集患者以下信息: (1)测量心率、血压和 SpO_2 (2)询问近期的病情及服药情况 (3)检查患者衣服和鞋子是否合适 (4)为患者佩戴可穿戴设备,调整至合适的位置 (5)确认设备工作正常、读数稳定	12	
四、向患者介绍测试过程和注意事项	1. 将患者带至测试起点处 2. 采用 Borg 自觉疲劳评分量表(0~10 级或 6~20 级)评定患者的呼吸困难和疲劳程度 3. 记录其心率、血压、SpO_2 指标 4. 将计数器设置为零,将计时器设置为 6 min 5. 向患者介绍以下内容: (1)测试的目标 (2)过程中需尽可能快地沿着测试带来回走动,转弯时不要犹豫及停留 (3)如果感到呼吸困难或疲劳,可以减速或停止,也可以靠墙或要求坐下来休息;一旦症状好转,则尽可能地恢复行走 (4)测试过程中如果有任何不适,比如胸痛、胸闷、呼吸困难、心悸、头晕等,随时告知工作人员	24	

考核内容		分值	得分
五、测试过程实施	1. 工作人员和患者一起站在起点处,待患者准备好后开始 2. 在患者开始走路的即刻计时。当其每次返回起点时,单击一次计数器(或在记录单上标记次数) 3. 过程中,工作人员以均匀的语速及平和的语气说出下列标准短语,不要使用其他鼓励的话语(或肢体语言),如: 1 min 后:"您做得很好,还有 5 min" 2 min 后:"您做得很好,继续保持,还有 4 min" 3 min 后:"您做得很好,您已经完成一半了" 4 min 后:"您做得很好,继续保持,只剩 2 min 了" 5 min 后:"您做得很好,还有 1 min 了" 最后 15 s 时:"测试即将结束。当我说'时间到'的时候,您不要突然停下来,而是放慢速度继续向前走"	16	
六、测试结束时记录	1. 在试验最后 15 s 时,工作人员需紧跟患者,在其 6 min 时间到达的地方做一个标记,并嘱咐患者放慢速度继续步行,以免运动突然停止导致心率及血压快速下降,诱发心血管不良事件 2. 测试结束时测量并记录受试者的心率、血压、SpO_2指标 3. 询问受试者目前是否有任何不适,以及影响其行走距离的主要原因是什么 4. 采用 Borg 自觉疲劳评分量表(0～10 级或 6～20 级)评定其呼吸困难和疲劳程度	16	
七、测试过程注意事项	1. 该试验要求患者尽全力步行最长距离,过程中可根据自身情况调整步行速度 2. 如果患者在测试过程中停止行走或示意需要休息时,需告诉受试者:"如果您愿意,可以靠在墙上或坐在椅子上休息;当您觉得体力恢复后,请继续行走。"这期间不停止计时 3. 如果受试者在 6 min 前停止并拒绝继续(或测试者决定不继续),则让受试者在椅子上坐下,并在 6MWT 记录单上记录步行距离、停止的时间和提前停止的原因	6	

续表

考核内容		分值	得分
八、测试终止指标	在测试过程中需密切观察患者的步态、反应及生命体征等情况。出现下述情况时需停止测试,而不应让受试者继续勉强坚持行走: (1)受试者出现胸痛、不能忍受的呼吸困难、肌挛缩、步态不稳、面色苍白等 (2)心电监护提示频发室性早搏、短阵室性心动过速等严重心律失常 (3)外周 SpO_2 下降,低于 85% (4)血压下降$\geqslant 10$ mmHg(1 mmHg$=0.133$ kPa) 工作人员必须对上述情况做出及时的判断和适当的应对。应尽快安排受试者坐位或卧位,获取生命体征,酌情给予吸氧,或采取进一步的医学处置	8	
九、结果计算	1. 到达 6 min 时,在患者所在位置做一个标记。 2. 以走廊上的 3 m 标记作为距离指南,根据行走的圈数及 6MWT 结束时标记的位置,以米(m)为单位,计算步行的总距离	4	
十、能力展示	条理性和流畅程度,表现能力	2	

(洪晓琼编,吴秀文审定)

第五节　吞咽障碍评定

一、教学目标

掌握吞咽障碍评定的基本方法。

二、教学内容

吞咽障碍的筛查、吞咽障碍的综合评定。

三、教学方法

基于标准化患者的吞咽障碍筛查与评定。

四、教学要求

(1)掌握主观评定：

主要包括主诉、病史查询、既往病史、营养状况、心理状态等。

(2)掌握临床常见的吞咽筛查方法：

①问卷调查法：饮食评定问卷 EAT-10。

②反复唾液吞咽试验。

③饮水试验：洼田饮水试验。

④染料测试。

(3)掌握吞咽障碍的综合评定：

①认知功能评定。

②吞咽器官功能评定：口腔及面部直视检查；口颜面运动功能检查；吞咽反射评定；喉功能评定。

③呼吸功能评定。

④心理评定。

五、评分标准

吞咽障碍评分标准见表 9-5-1。

表 9-5-1　吞咽障碍评分标准

考核内容		分值	得分
一、礼仪和介绍	向患者及其家属做自我介绍,包括身份和目的	5	
二、主观评定	1. 主要包括主诉、病史查询、既往病史、营养状况、心理状态等 2. 在进行评定时要关注相关细节,主观判断是否存在吞咽困难	10	
三、吞咽筛查	根据患者特点选择以下筛查方法中的 2 个进行考核 (1)问卷调查法:饮食评定问卷 EAT-10 (2)反复唾液吞咽试验 (3)饮水试验:洼田饮水试验 (4)染料测试	20	
四、确定吞咽功能障碍主要原因和程度	认知功能评定	10	
	吞咽器官功能评定	20	
	呼吸功能评定	10	
	心理评定	10	
	患者存在吞咽障碍的问题	10	
九、能力展示	条理性和流畅程度,表现能力	5	

（洪晓琼编,刘玉琪审定）

第六节　康复治疗综合实践

一、教学目标

将康复治疗综合实践的各项基本方法融会贯通。

二、教学内容

包含 8 项评定内容(疾病严重程度评定、物理治疗评定、营养状态评定、生活能力评定、吞咽功能障碍评定、言语障碍评定、神经精神评定、心理评定)。

三、教学方法

基于标准化患者(模拟脑卒中后遗症患者)的康复治疗综合实践。

四、教学要求

(1)掌握主观评定:

包括主诉、病史查询、既往病史、营养状况、生活能力、言语状态、神经精神状态、心理状态等。

(2)了解临床常见的评定表格:

①日常生活活动量表(ADL)(应用 Barthel 指数计分法)。

②功能独立性评定量表(FIM)。

③Borg 气促量表。

④改良英国 MRC 呼吸困难分级量表(mMRC)。

⑤广泛性焦虑自评量表(generalized anxiety disorder,GAD-7)。

⑥汉密尔顿抑郁量表(Hamilton depression scale,HAMD)。

⑦洼田饮水试验。

(3)掌握快速综合评定能力:

通过上述评定结果,快速分析患者的康复问题和严重程度。

(4)制定相应的初期康复处方和康复目标。

五、评分标准

康复治疗综合实践评分标准见表 9-6-1。

表 9-6-1 康复治疗综合实践评分标准

考核内容		分值	得分
一、礼仪和介绍	向患者及其家属做自我介绍,包括身份和目的	5	
二、主观评定	包括主诉、病史查询、既往病史、营养状况、生活能力、言语状态、神经精神状态、心理状态等	10	
三、量表评定	1. 日常生活活动量表(ADL)(应用 Barthel 指数计分法) 2. 功能独立性评定量表(FIM) 3. Borg 气促量表 4. 改良英国 MRC 呼吸困难分级量表(mMRC) 5. 广泛性焦虑自评量表(GAD-7) 6. 汉密尔顿抑郁量表(HAMD) 7. 洼田饮水试验	35	
四、确定康复问题和严重程度	康复问题	10	
	严重程度	10	
五、制定初期康复处方和康复目标	初期康复处方	10	
	康复目标	10	
六、整体表现分	条理性和流畅程度,表现能力	10	

（洪晓琼编,刘玉琪审定）